まんが

めざせっ! 総合診療専門医

GENERAL PRACTITIONER

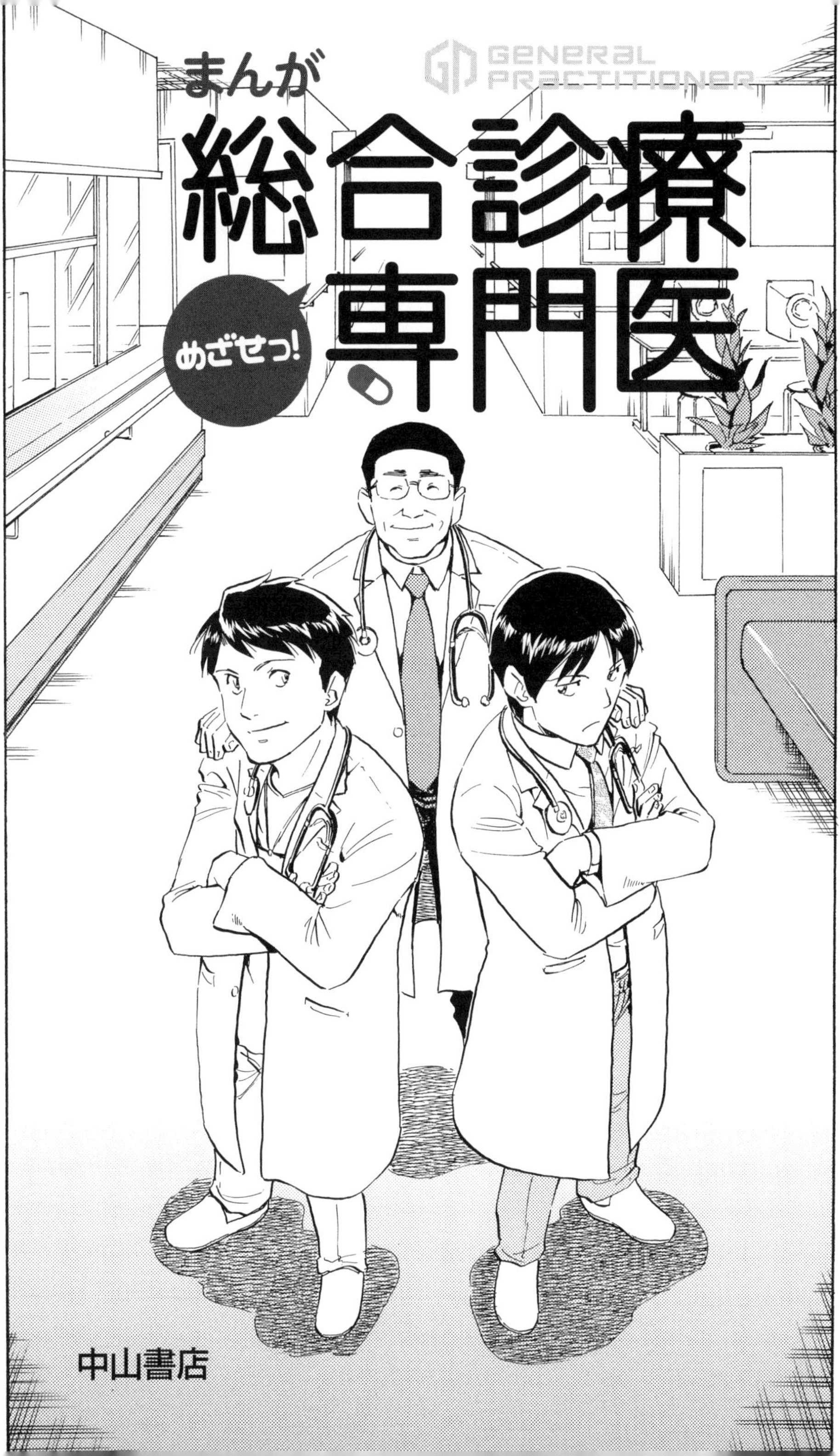

中山書店

監修　草場鉄周（北海道家庭医療学センター）
編集　西村真紀（あさお診療所）
作画　かぢばあたる

シナリオ作成
Chapter1　西村真紀（あさお診療所），横林賢一（広島大学病院）
Chapter2　西村真紀（あさお診療所）
Chapter3　西村真紀（あさお診療所）
Chapter4　西村真紀（あさお診療所）
Chapter5　一瀬直日（赤穂市民病院）
Chapter6　金井伸行（金井病院 / 関西家庭医療学センター）
Chapter7　金井伸行（金井病院 / 関西家庭医療学センター）
Chapter8　一瀬直日（赤穂市民病院）
Chapter9　川越正平（あおぞら診療所）
Chapter10　草場鉄周（北海道家庭医療学センター）
Chapter11　松村真司（松村医院）

もくじ

Chapter1　夏期セミナー …………………… 5

Chapter2　オリエンテーション ………… 19

Chapter3　病棟研修① …………………… 25

Chapter4　病棟研修② …………………… 31

Chapter5　小児科研修 …………………… 43

Chapter6　救急研修① …………………… 55

Chapter7　救急研修② …………………… 71

Chapter8　診療所研修① ………………… 83

Chapter9　在宅診療研修 ………………… 97

Chapter10　診療所研修② ……………… 119

Chapter11　専門医試験 ………………… 141

主な登場人物

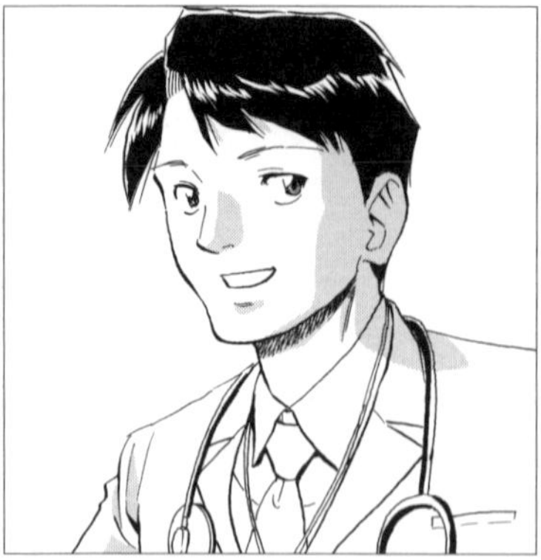

若宮《わかみや》健太《けんた》

西三河大学医学科５年生のとき夏期セミナーに参加して，総合診療医の道へ進むことを決意する．卒業後，初期研修を終えてから専攻医として各科を回って経験を積み，総合診療専門医の取得を目指す．

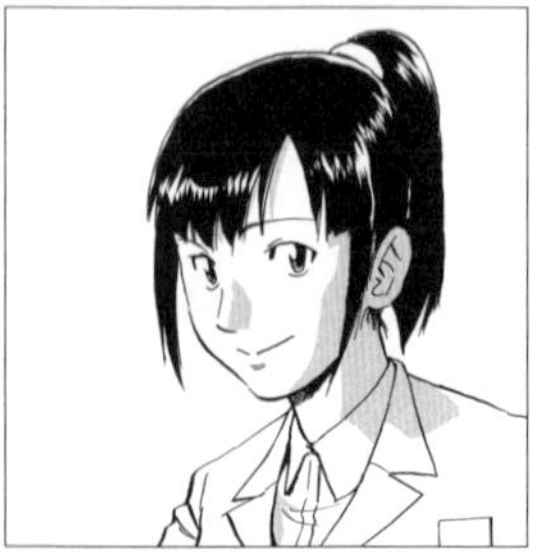

後藤《ごとう》ルミ

小児科指導医
Chapter5に登場

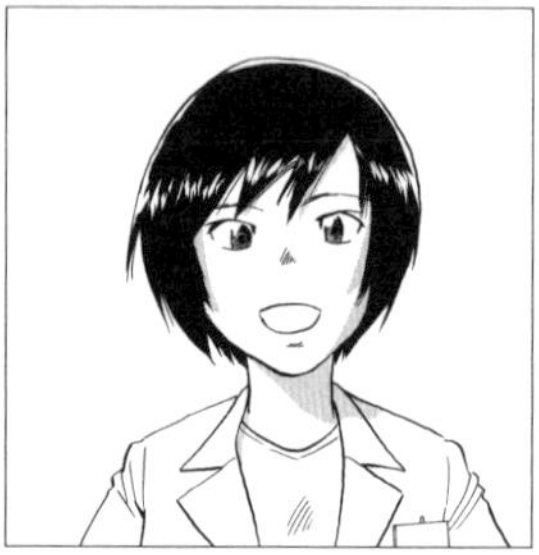

橋本《はしもと》智子《ともこ》

総合診療指導医
Chapter3と4に登場

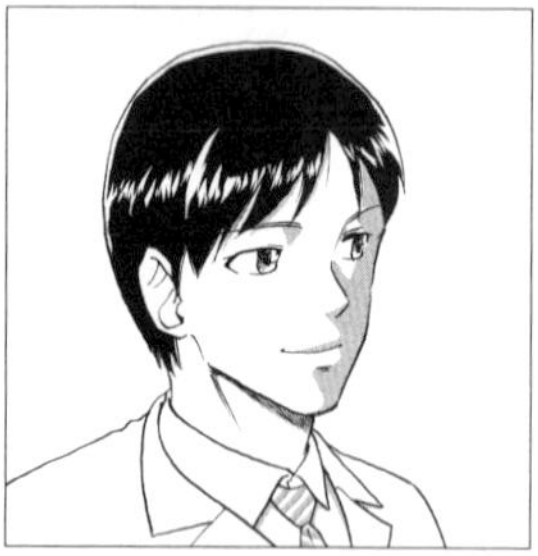

山口《やまぐち》　拓《たく》

若宮健太と大学の同期
Chapter1と11に登場

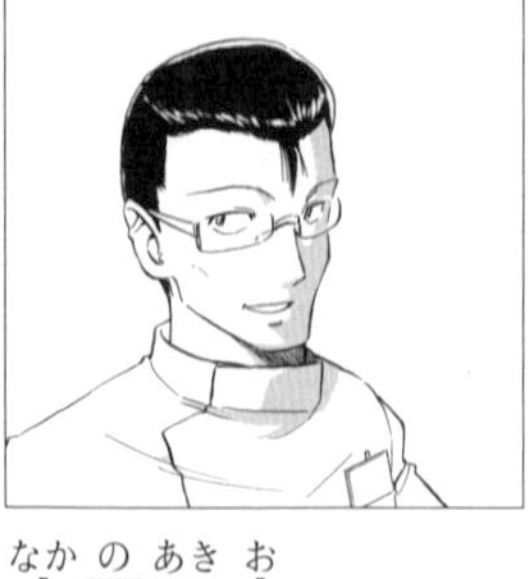

中野《なかの》昭夫《あきお》

在宅診療指導医
Chapter9に登場

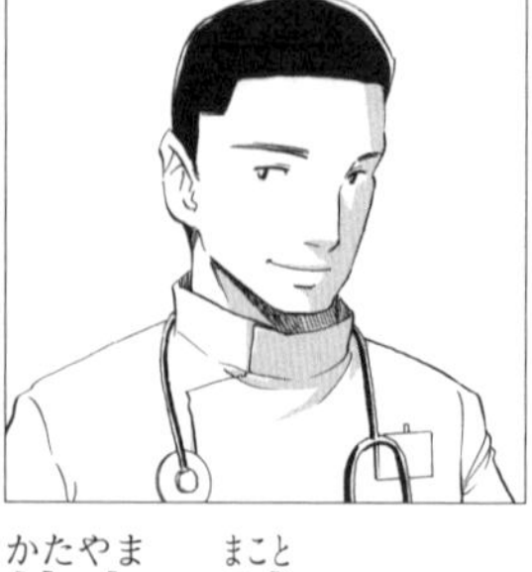

片山《かたやま》　誠《まこと》

診療所指導医
Chapter8と10に登場

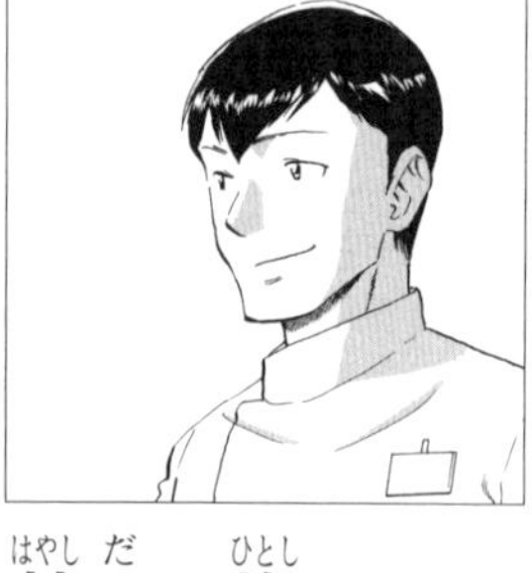

林田《はやしだ》　均《ひとし》

救急外来指導医
Chapter6と7に登場

Chapter 1

夏期セミナー

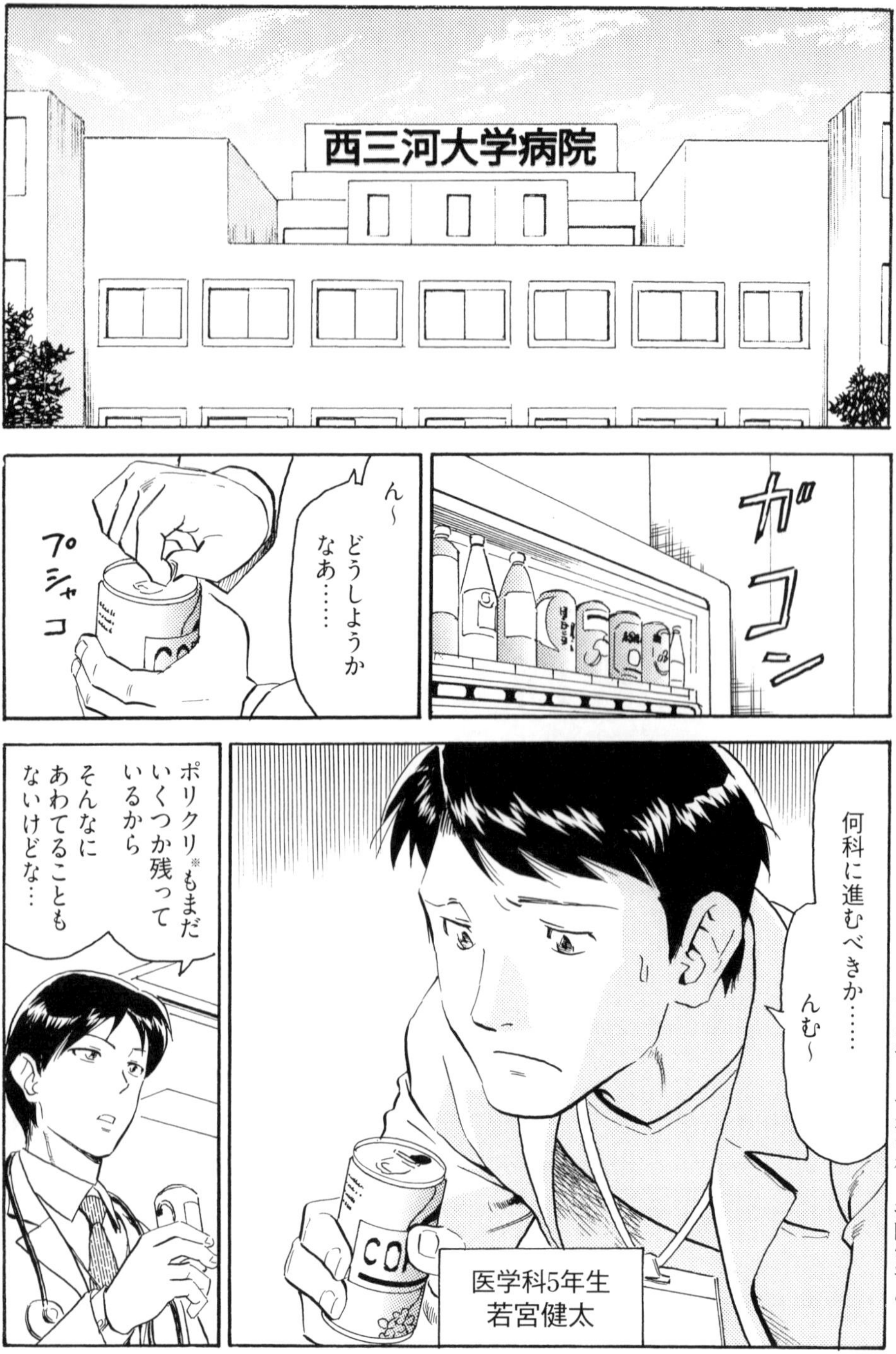
西三河大学病院
ガゴン
ん～
どうしようかなあ……
プシャコ
何科に進むべきか……
んむ～
医学科5年生
若宮健太
ポリクリ※もまだいくつか残っているから
そんなにあわてることもないけどな…

※ 医学部5年生が行う病院実習のこと

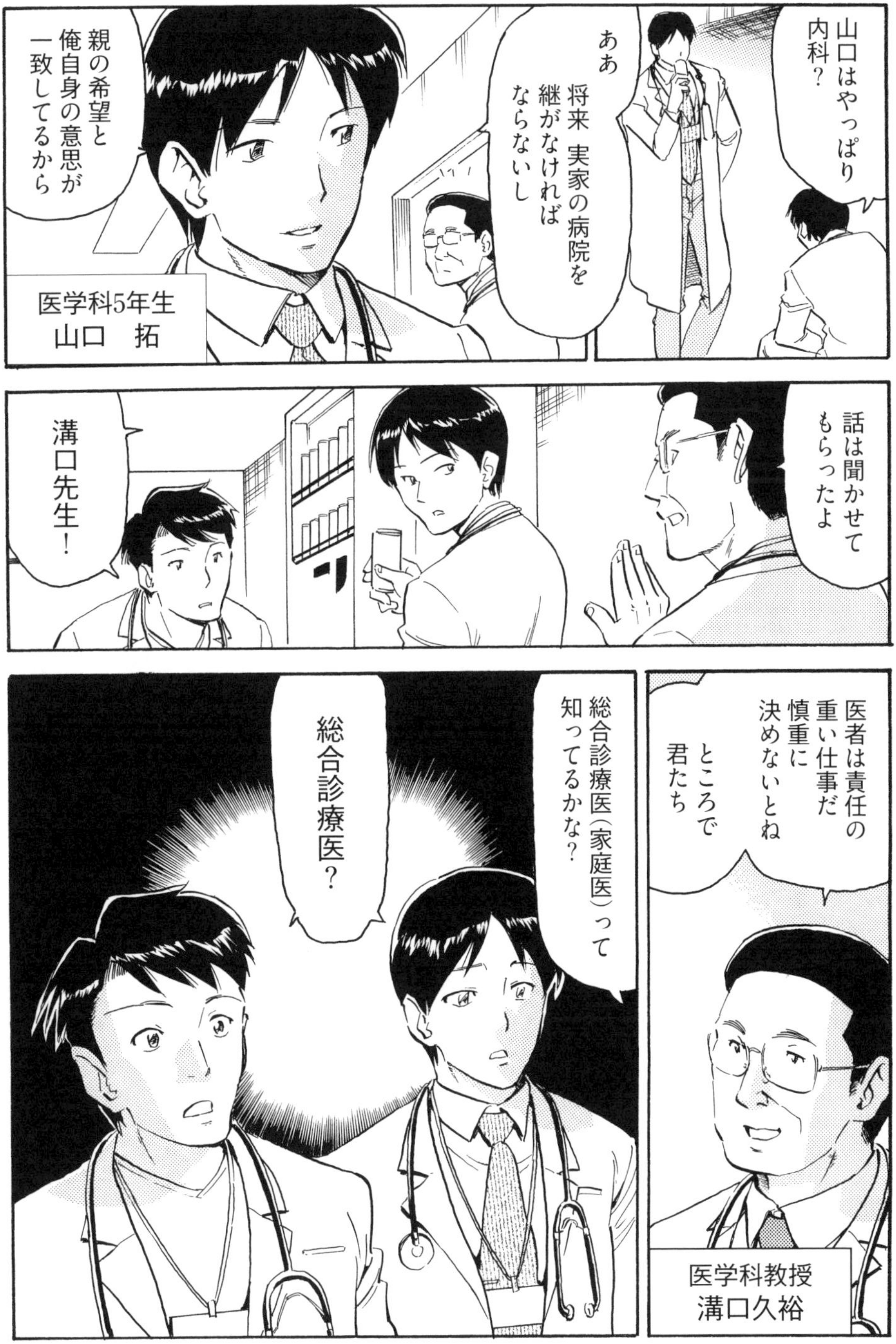
山口はやっぱり内科？
ああ　将来　実家の病院を継がなければならないし
親の希望と俺自身の意思が一致してるから
医学科5年生
山口　拓
話は聞かせてもらったよ
溝口先生！
医者は責任の重い仕事だ慎重に決めないとね
ところで君たち
総合診療医（家庭医）って知ってるかな？
総合診療医？
医学科教授
溝口久裕

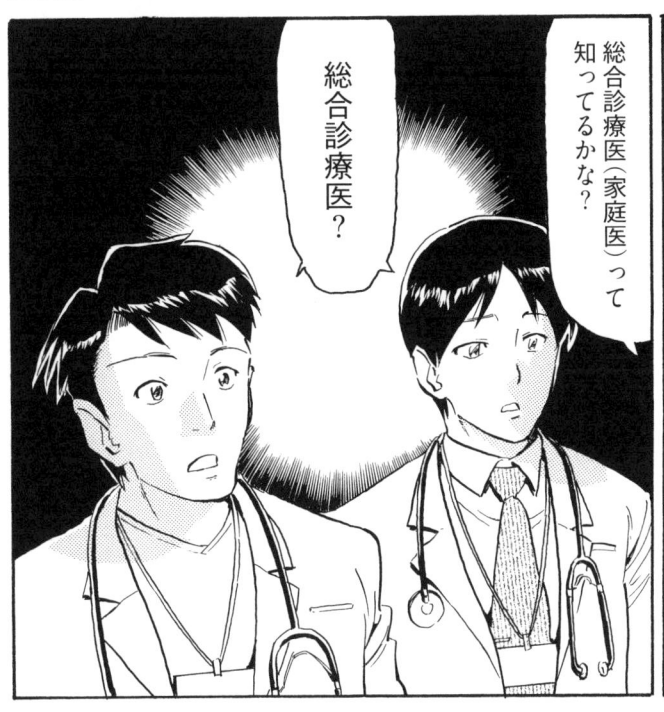

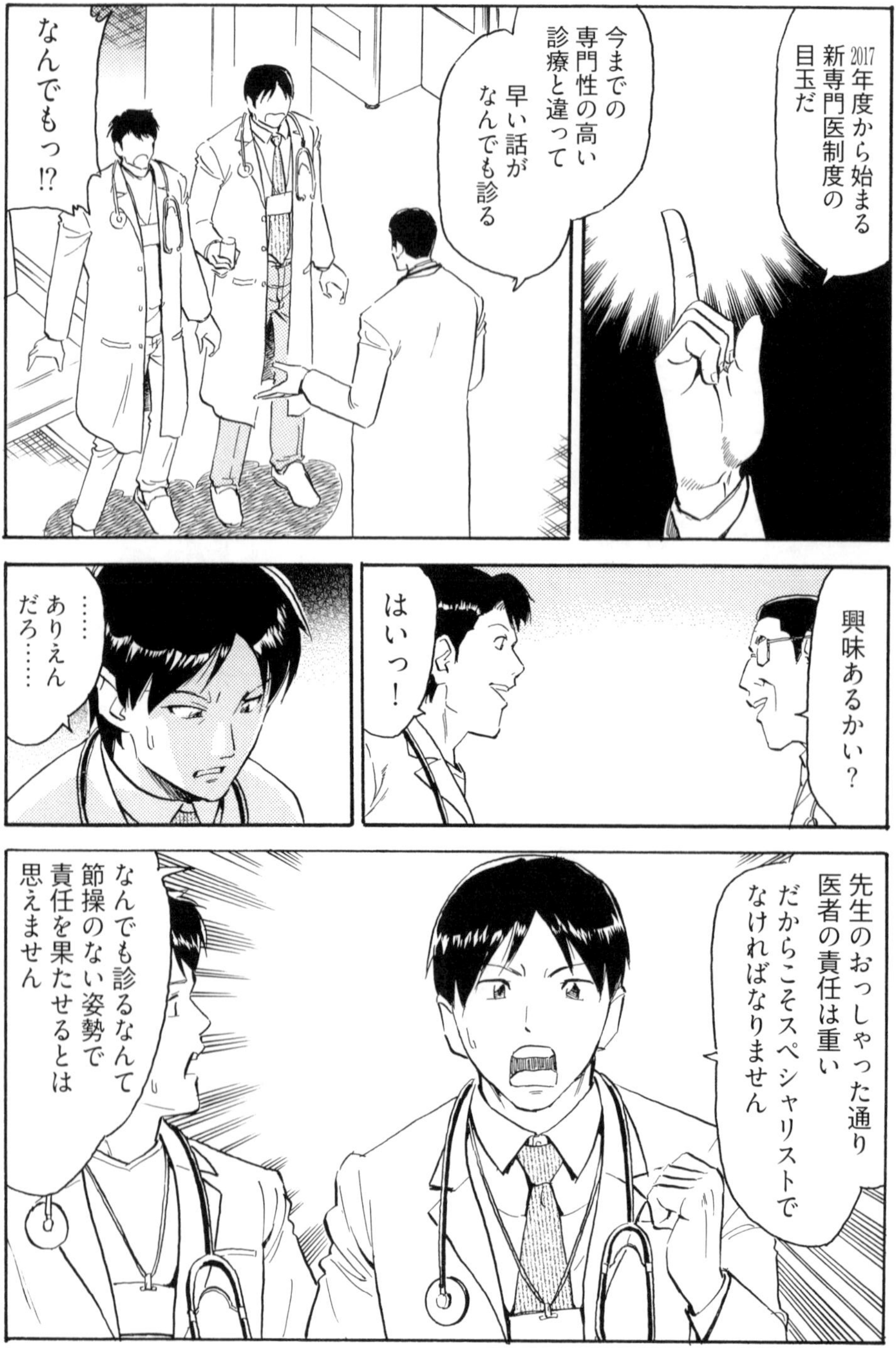

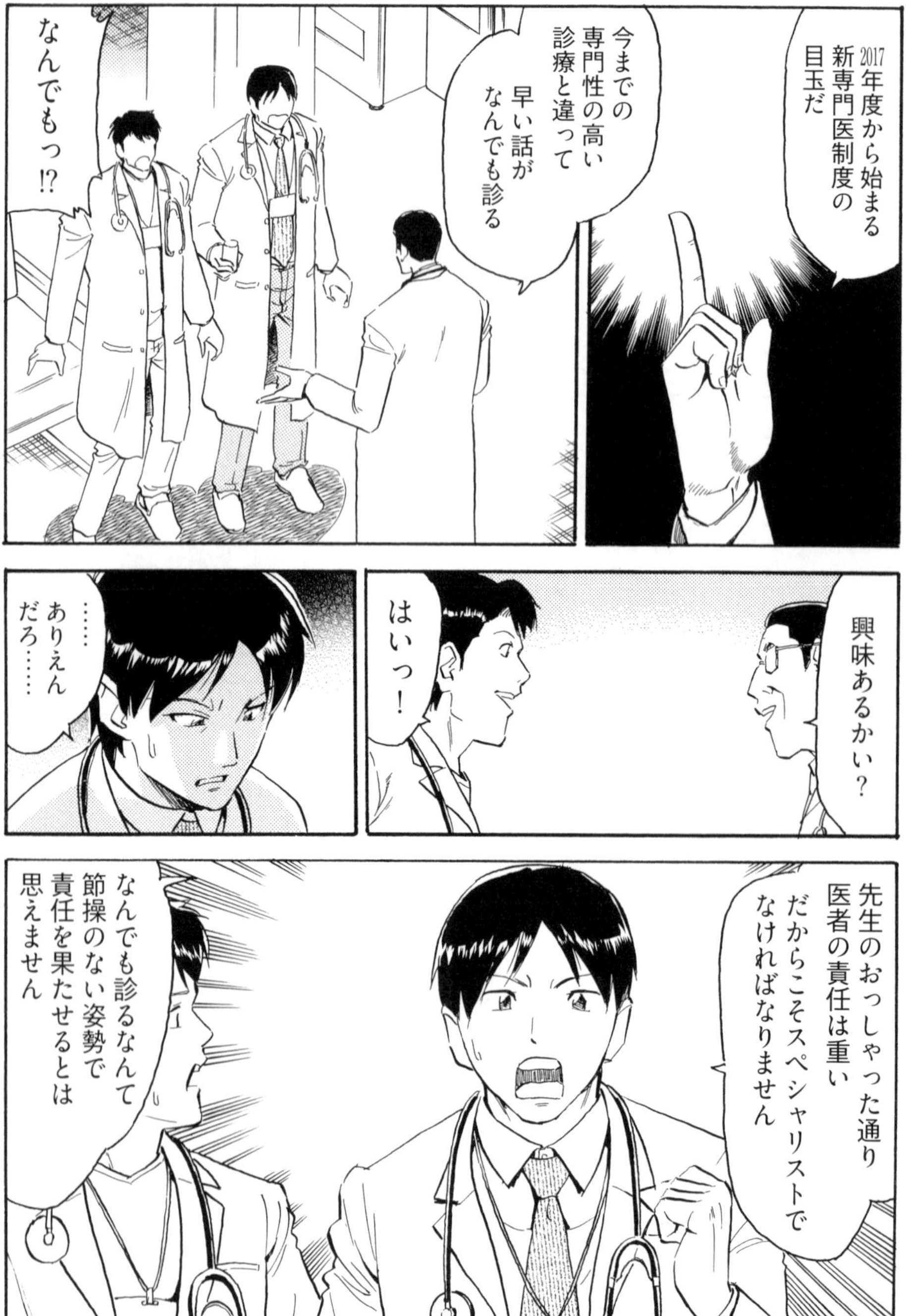

2017年度から始まる新専門医制度の目玉だ
今までの専門性の高い診療と違って
早い話がなんでも診る
なんでもっ!?
興味あるかい？
はいっ！
……ありえんだろ……
先生のおっしゃった通り医者の責任は重い
だからこそスペシャリストでなければなりません
なんでも診るなんて節操のない姿勢で責任を果たせるとは思えません

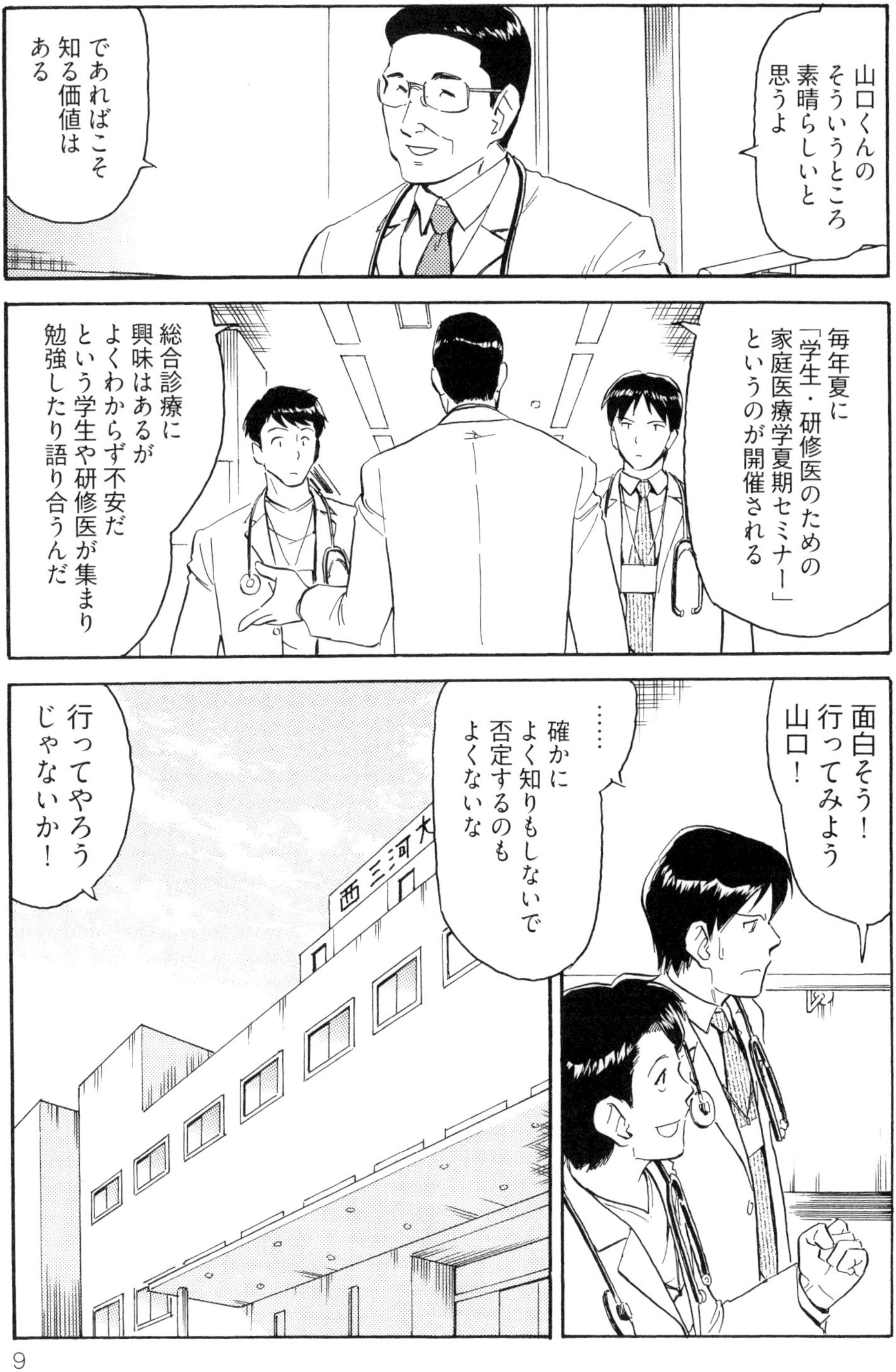
山口くんのそういうところ素晴らしいと思うよ
であればこそ知る価値はある
毎年夏に「学生・研修医のための家庭医療学夏期セミナー」というのが開催される
総合診療に興味はあるがよくわからず不安だという学生や研修医が集まり勉強したり語り合うんだ
面白そう！行ってみよう山口！
……確かによく知りもしないで否定するのもよくないいな
西三河大
行ってやろうじゃないか！

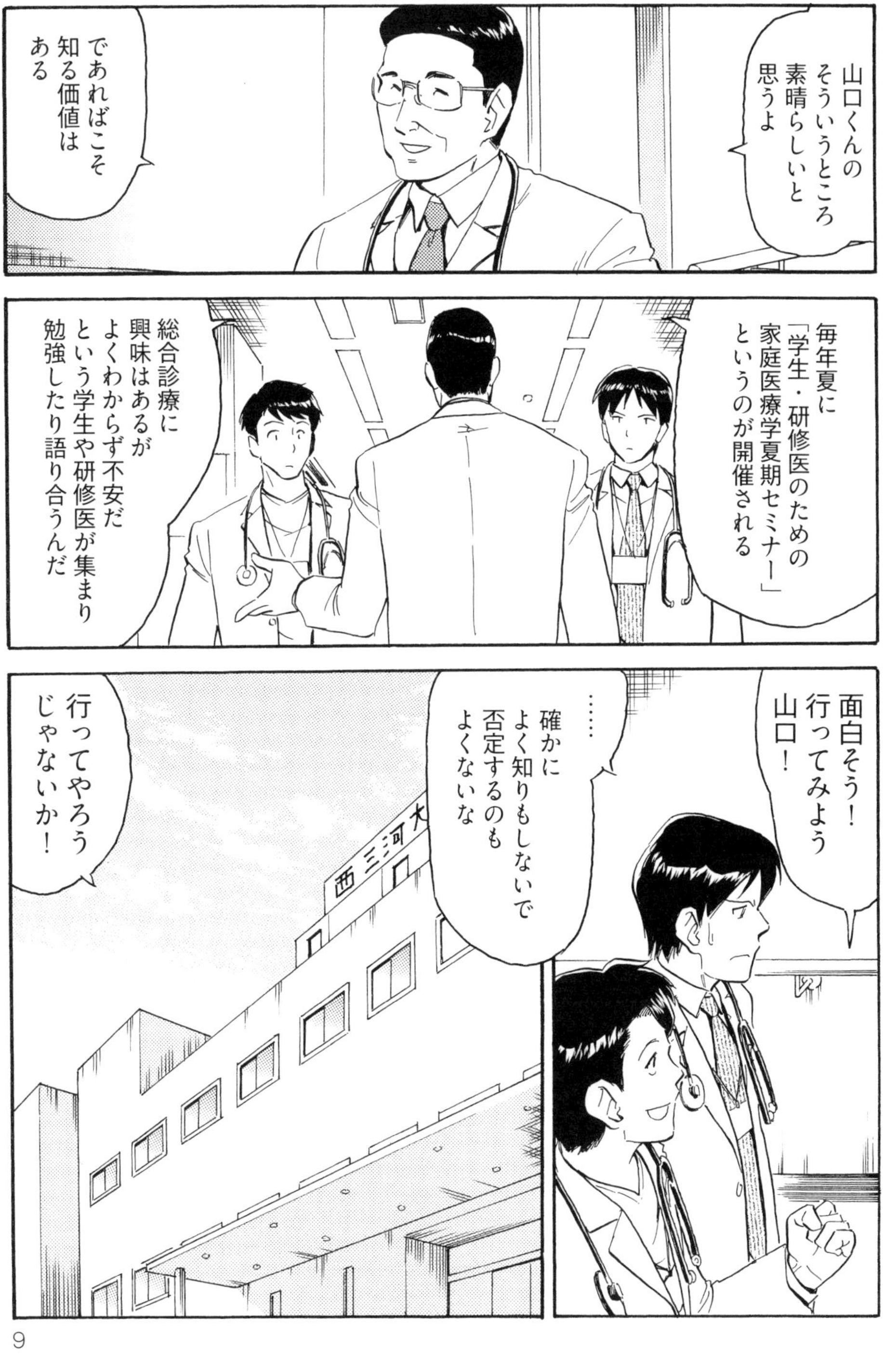

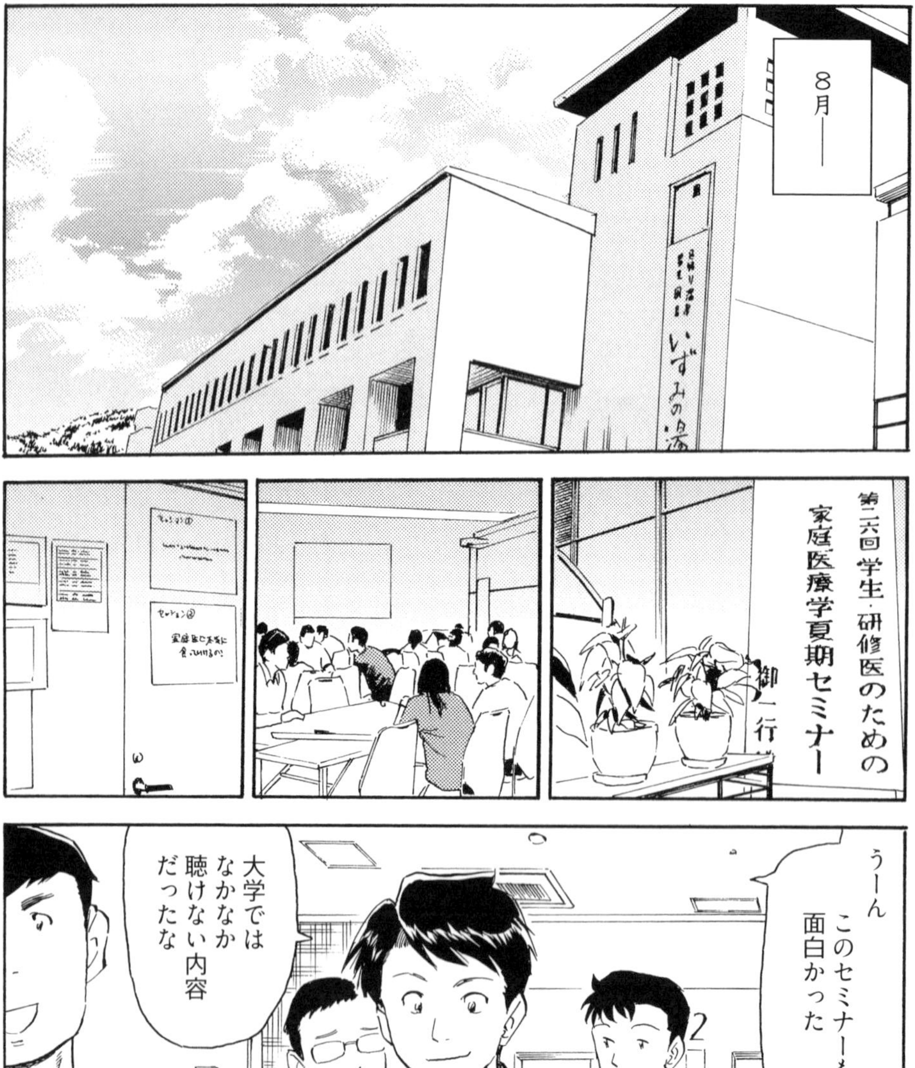
8月――
いずみの
第二六回 学生・研修医のための
家庭医療学夏期セミナー
御一行
セッション②
うーん
このセミナーも
面白かった
大学では
なかなか
聴けない内容
だったな

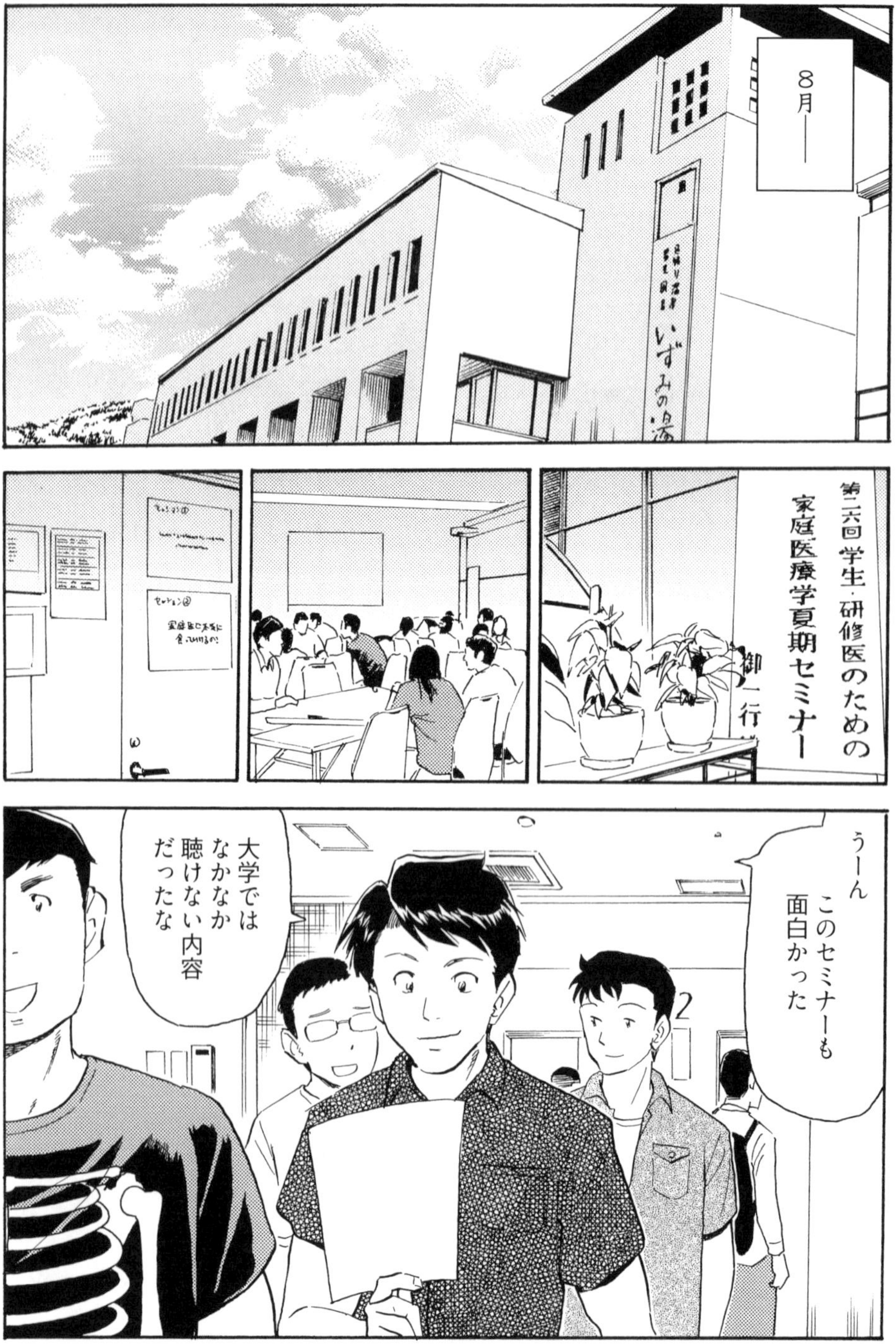

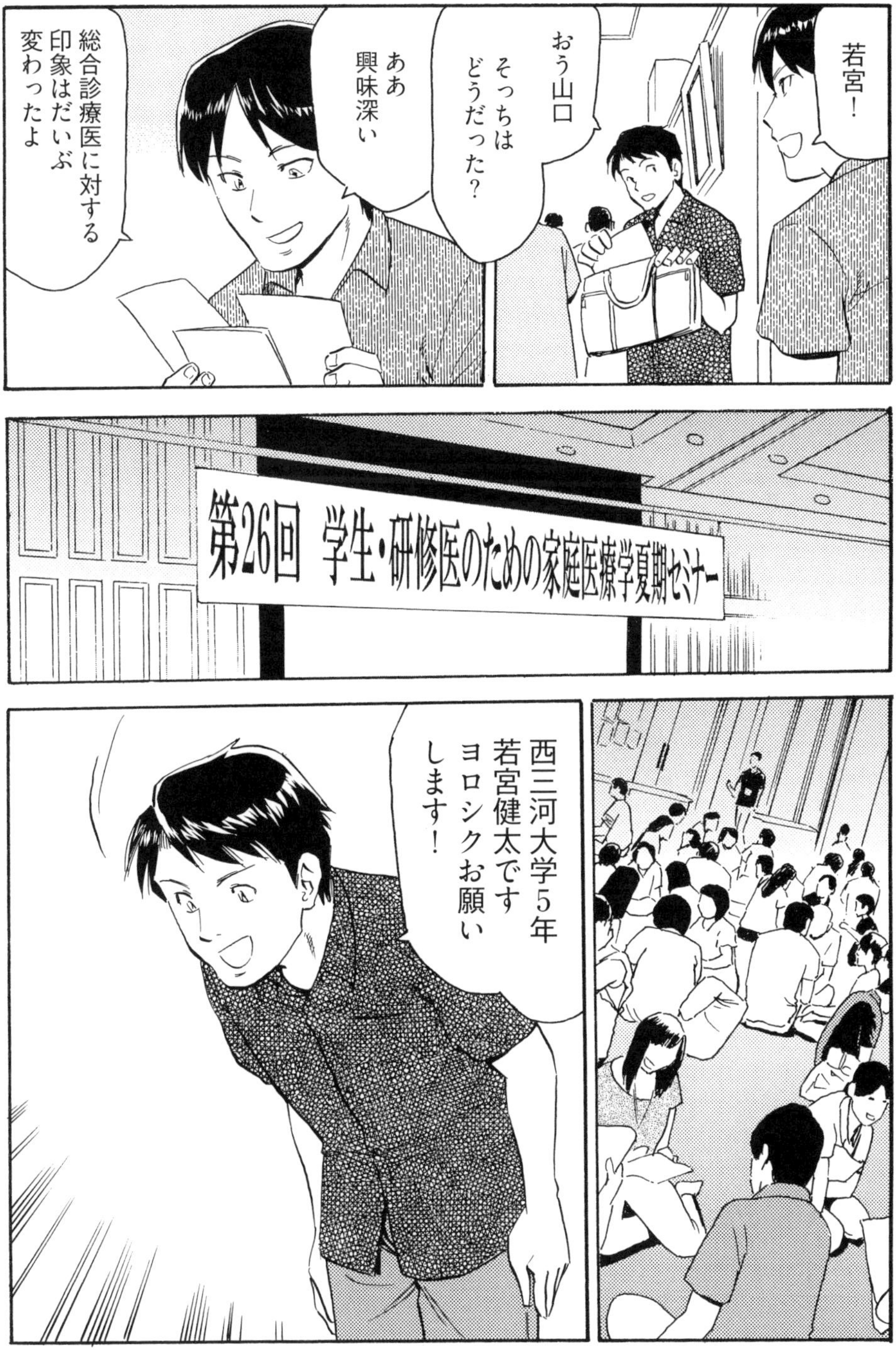
若宮！
おう山口
そっちはどうだった？
ああ
興味深い
総合診療医に対する印象はだいぶ変わったよ
第26回　学生・研修医のための家庭医療学夏期セミナー
西三河大学5年
若宮健太です
ヨロシクお願いします！

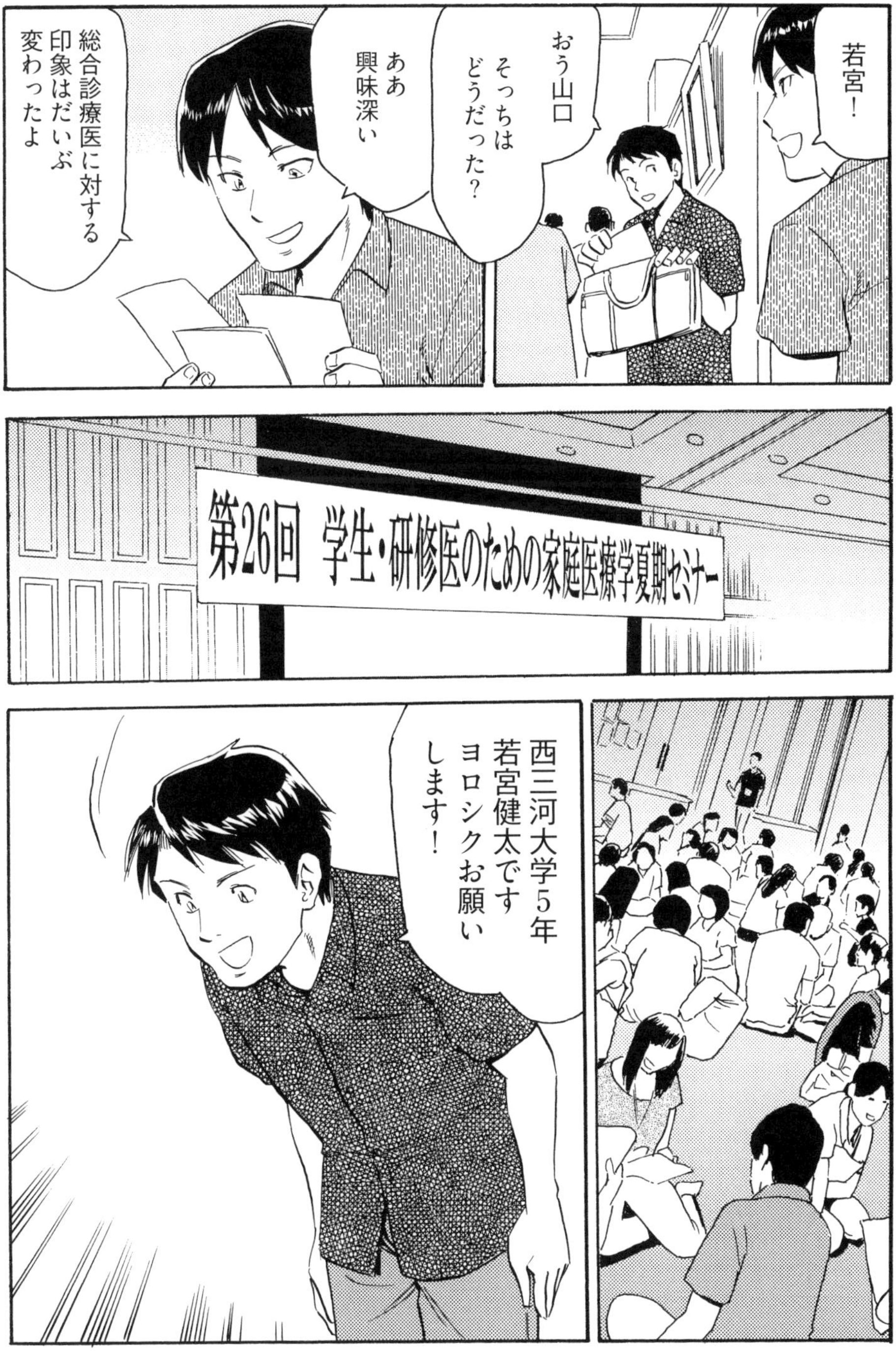

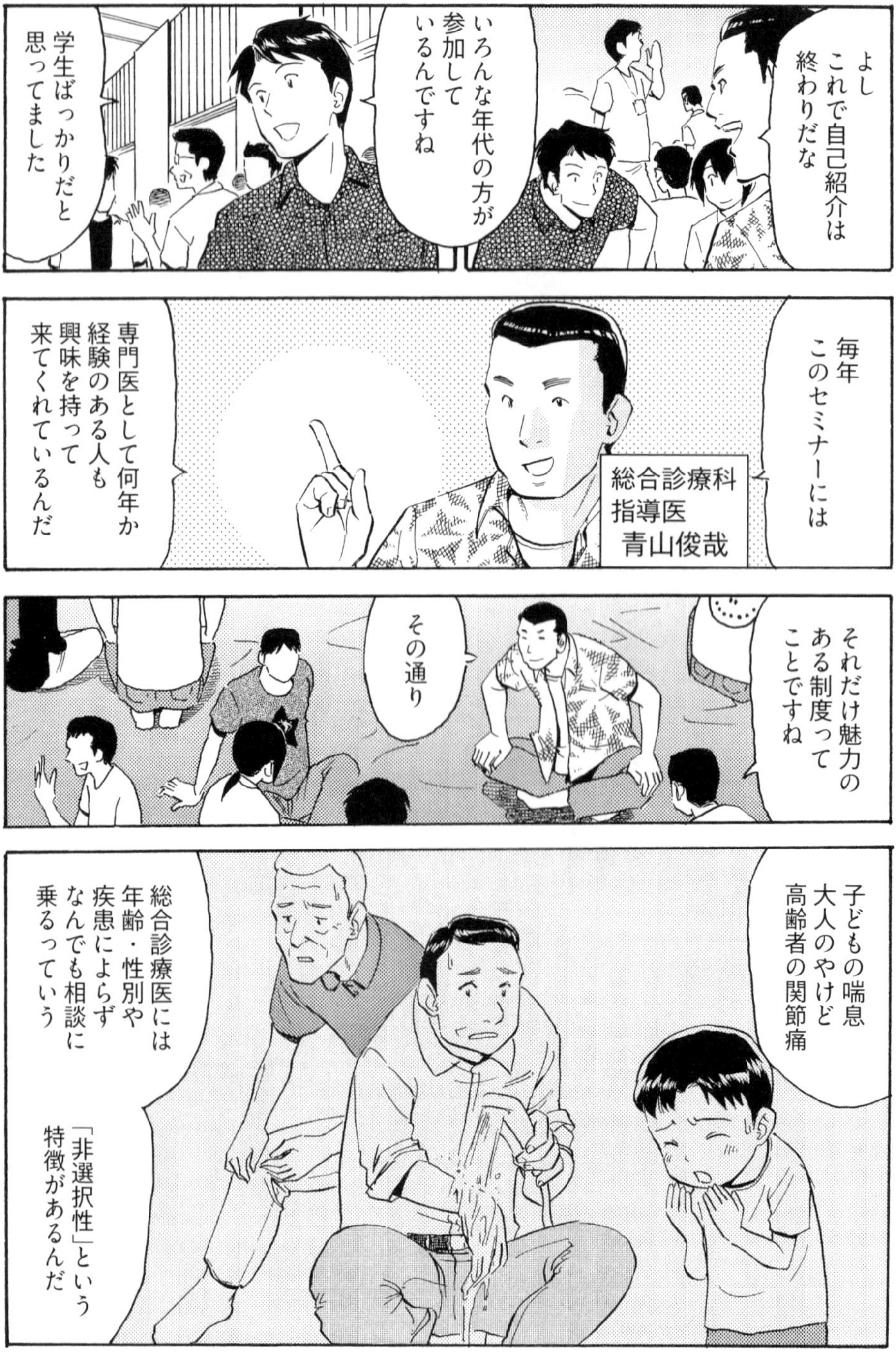
よし これで自己紹介は 終わりだな
いろんな年代の方が 参加して いるんですね
学生ばっかりだと 思ってました
毎年 このセミナーには
総合診療科 指導医 青山俊哉
専門医として何年か 経験のある人も 興味を持って 来てくれているんだ
それだけ魅力の ある制度って ことですね
その通り
子どもの喘息 大人のやけど 高齢者の関節痛
総合診療医には 年齢・性別や 疾患によらず なんでも相談に 乗るっていう
「非選択性」という 特徴があるんだ

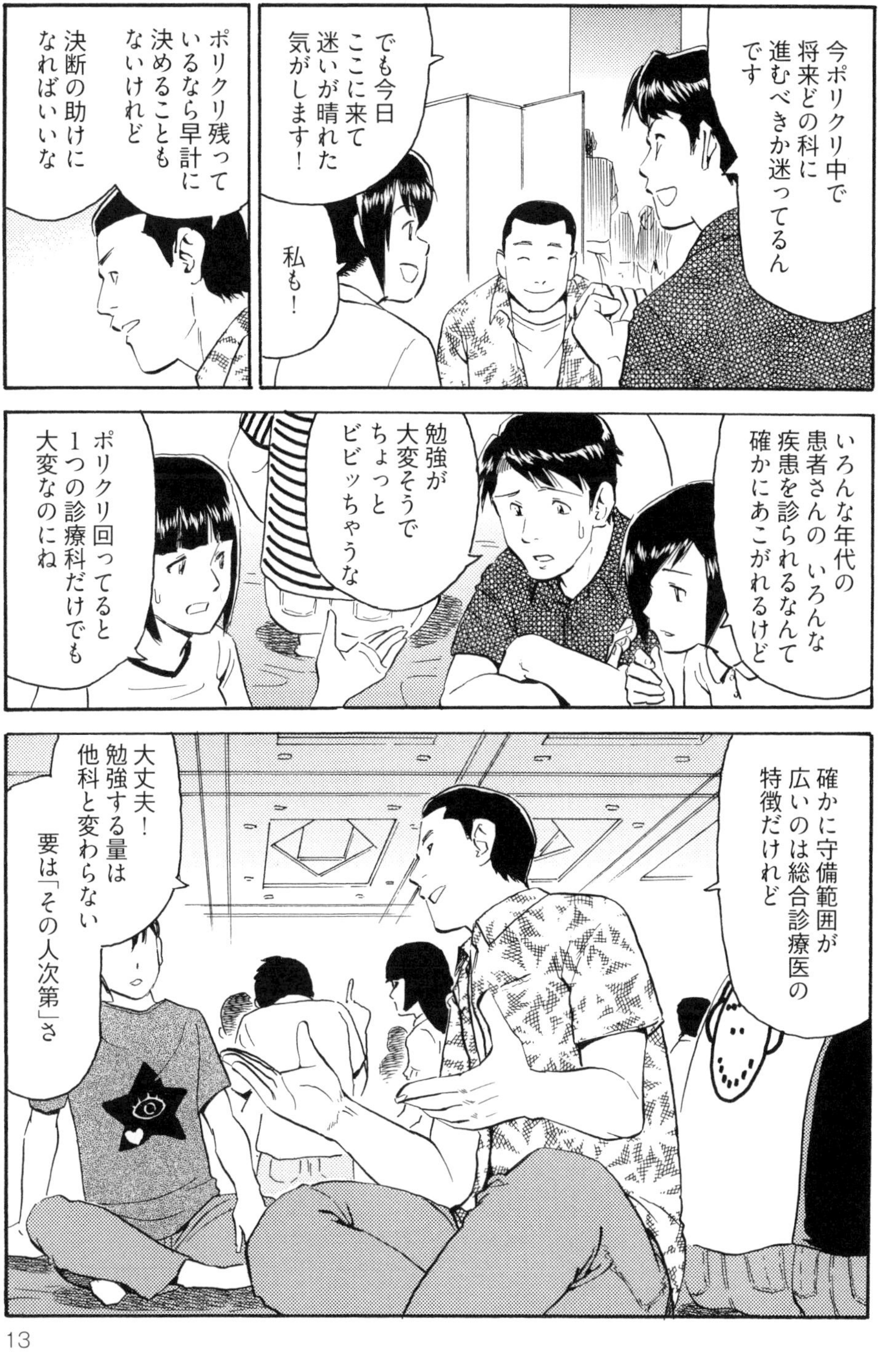
今ポリクリ中で将来どの科に進むべきか迷ってるんです
でも今日ここに来て迷いが晴れた気がします！
私も！
ポリクリ残っているなら早計に決めることもないけれど決断の助けになればいいな
いろんな年代の患者さんの いろんな疾患を診られるなんて確かにあこがれるけど
勉強が大変そうでちょっとビビッちゃうな
ポリクリ回ってると1つの診療科だけでも大変なのにね
確かに守備範囲が広いのは総合診療医の特徴だけれど
大丈夫！勉強する量は他科と変わらない
要は「その人次第」さ

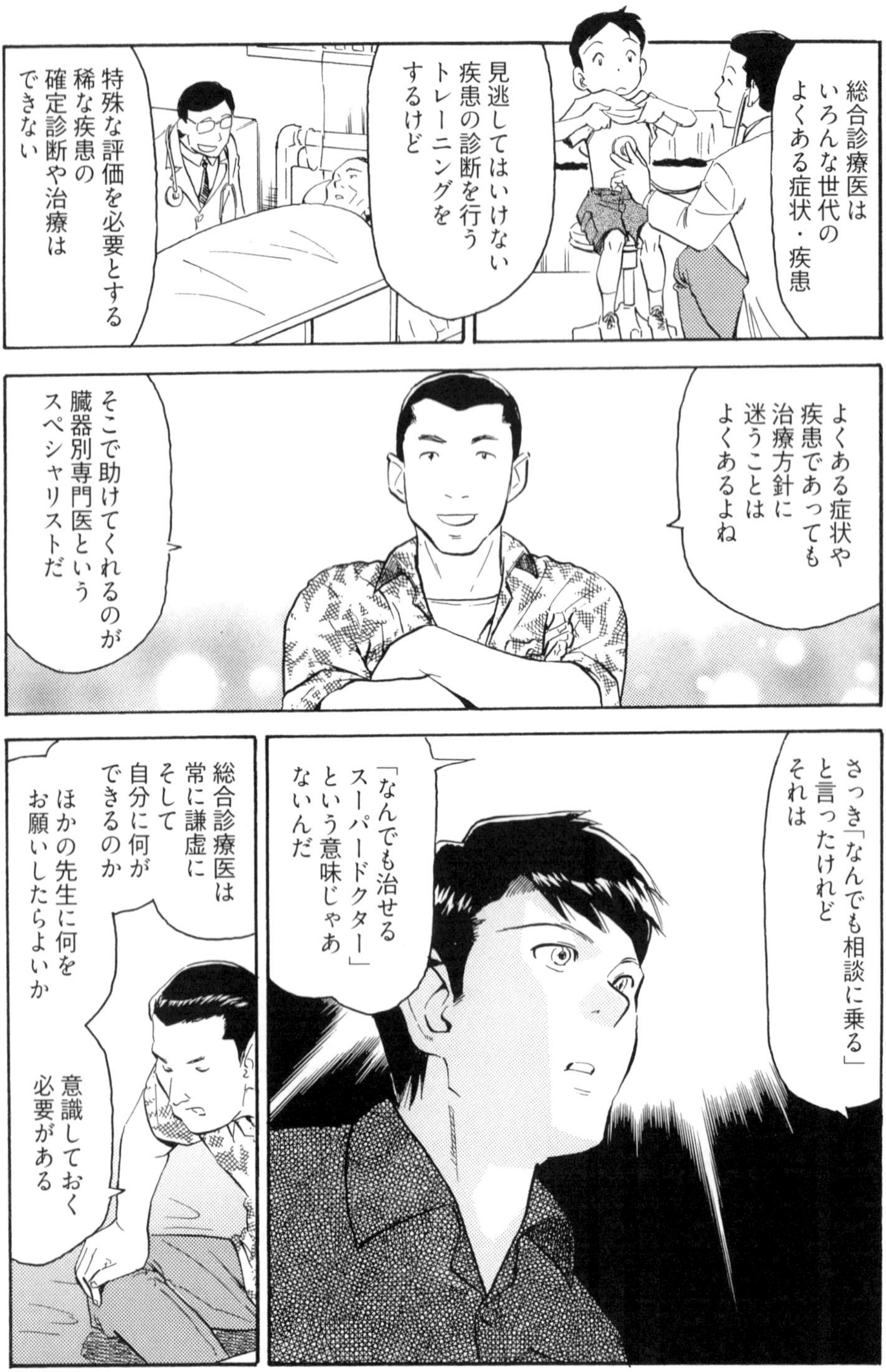
総合診療医はいろんな世代のよくある症状・疾患
見逃してはいけない疾患の診断を行うトレーニングをするけど
特殊な評価を必要とする稀な疾患の確定診断や治療はできない
よくある症状や疾患であっても治療方針に迷うことはよくあるよね
そこで助けてくれるのが臓器別専門医というスペシャリストだ
さっき「なんでも相談に乗る」と言ったけれどそれは
「なんでも治せるスーパードクター」という意味じゃあないんだ
総合診療医は常に謙虚にそして自分に何ができるのか
ほかの先生に何をお願いしたらよいか
意識しておく必要がある

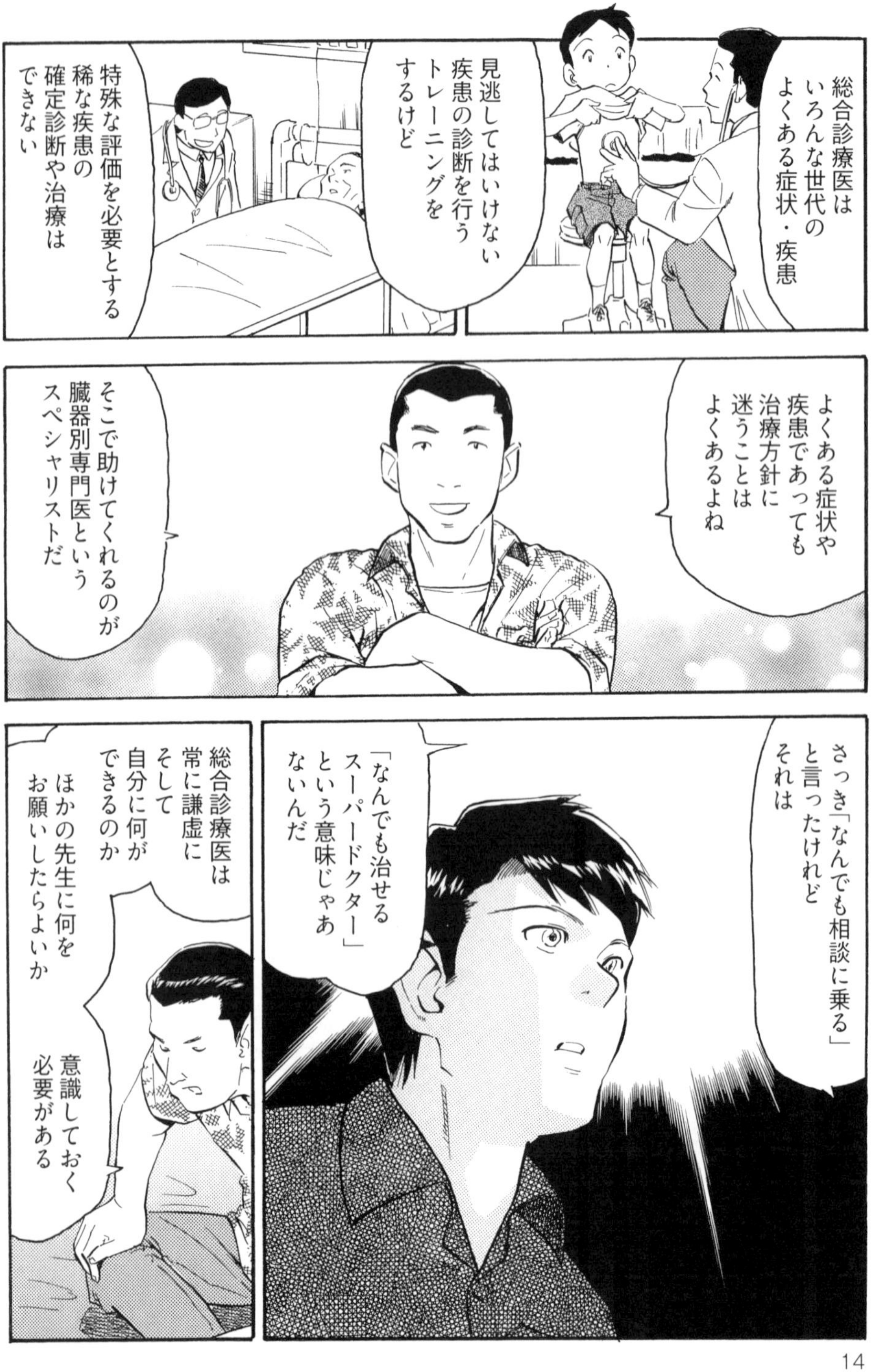

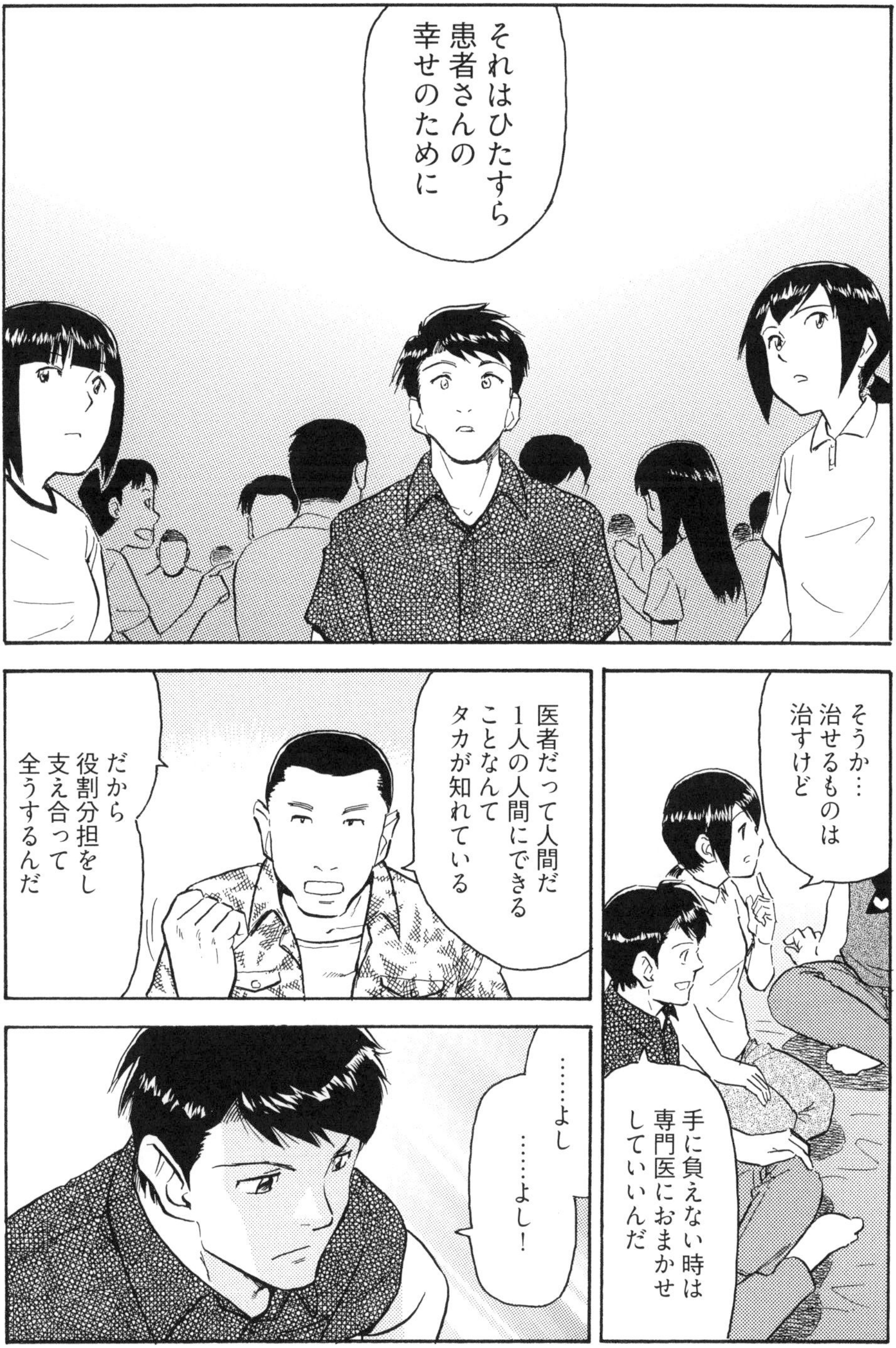
それはひたすら患者さんの幸せのために
そうか…治せるものは治すけど
手に負えない時は専門医におまかせしていいんだ
医者だって人間だ1人の人間にできることなんてタカが知れている
だから役割分担をし支え合って全うするんだ
……よし
……よし！

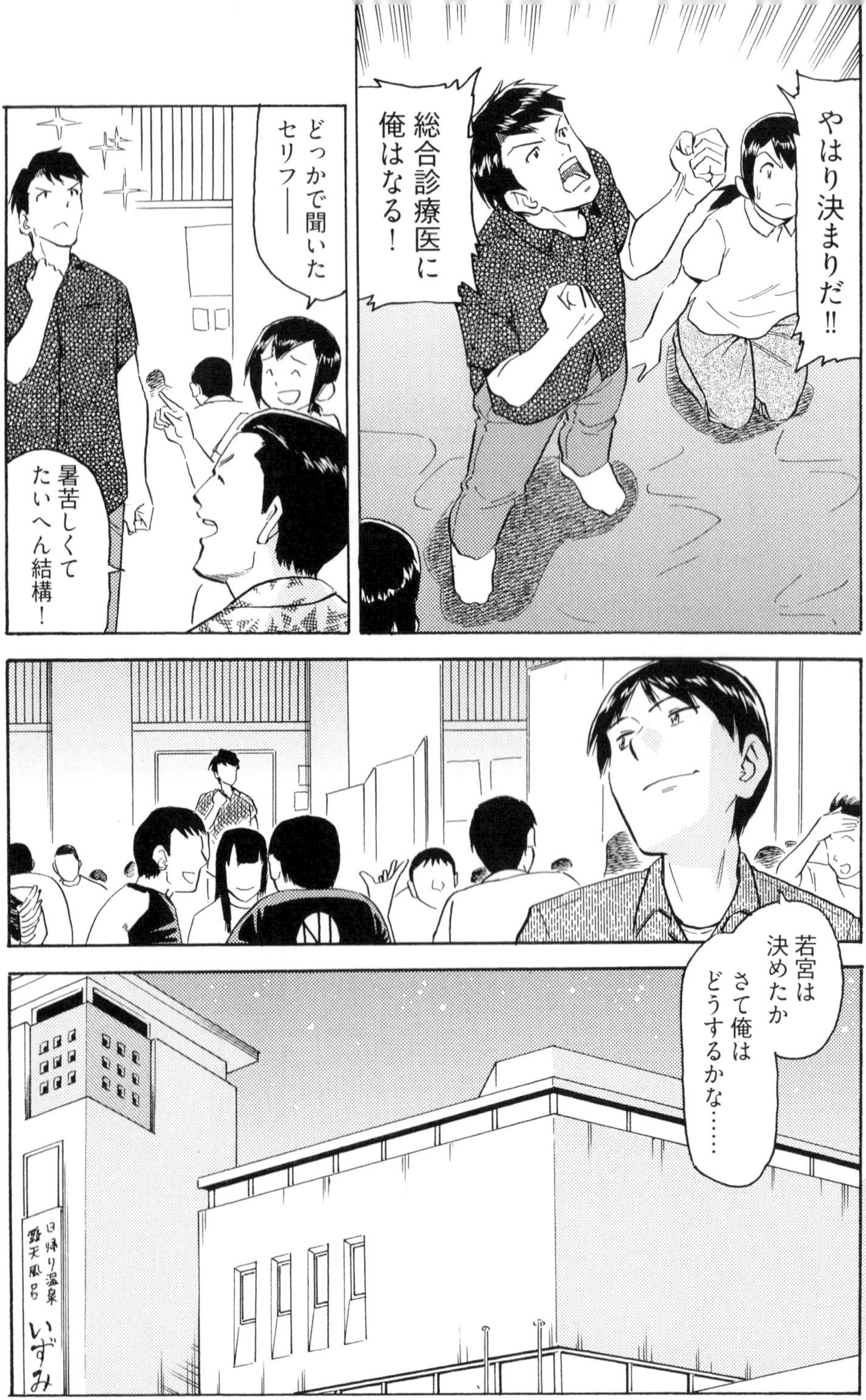
やはり決まりだ!!
総合診療医に俺はなる！
どっかで聞いたセリフ――
暑苦しくてたいへん結構！
若宮は決めたか
さて俺はどうするかな……
日帰り温泉
露天風呂
いずみ

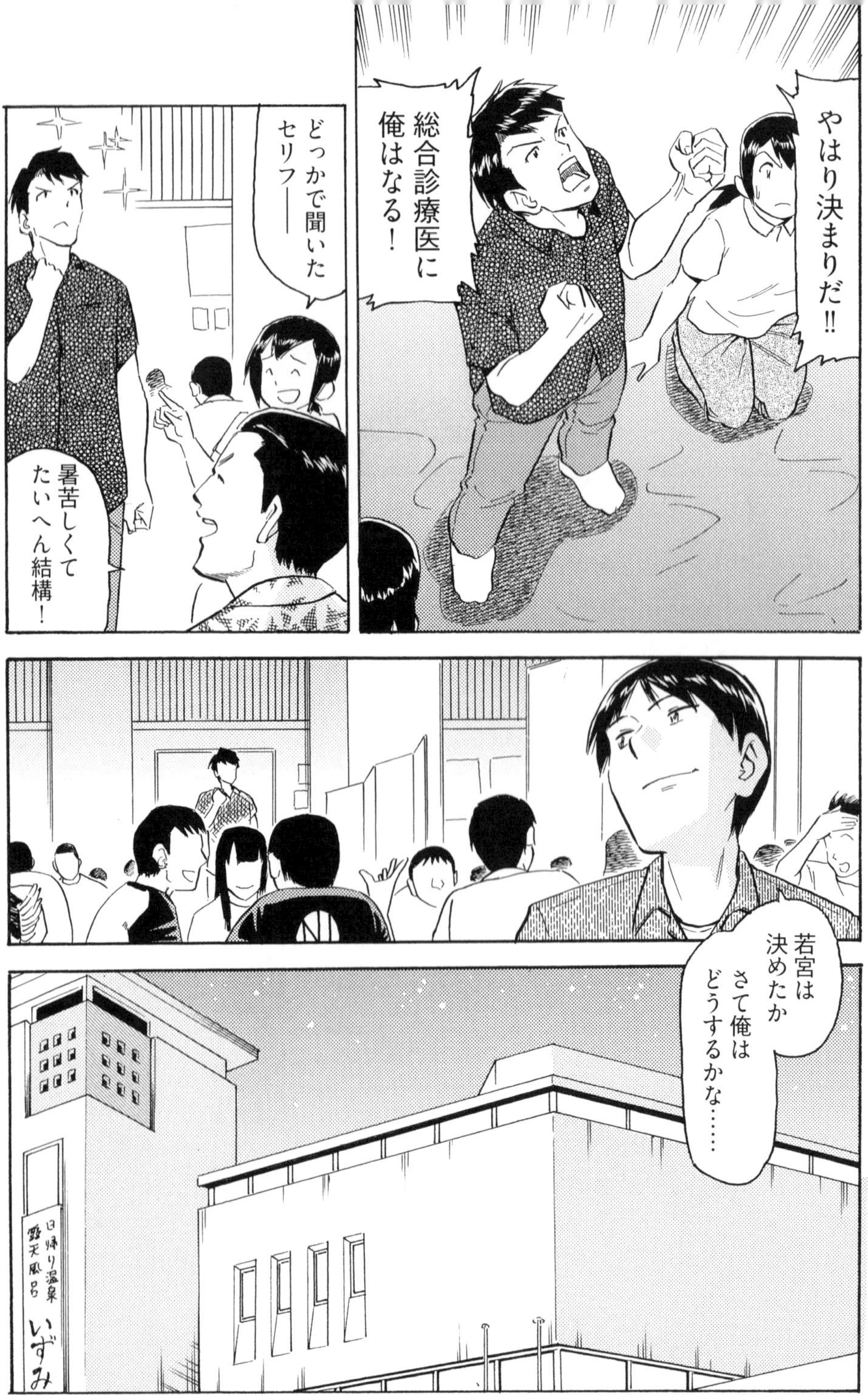

One Point Lesson

夏期セミナー

日本プライマリ・ケア連合学会では毎年夏に「学生・研修医のための家庭医療学夏期セミナー」を1泊2日温泉地で開催しています。実行委員はすべて学生で、1年をかけてじっくり企画、運営をしています。企画内容は「家庭医療のきほんのき」からかなりマニアックなものまですべての参加者が大満足、目から鱗の落ちるものばかり。毎年、参加募集開始からあっという間に定員に達するという人気イベントです。

　学会としては医学生・若手医師支援委員会が全面的にサポート。学会の理事、指導医、上級医も全力で夏期セミナーを応援して全国から講師やアドバイザーとして参加します。特に1日目の夜の「meet the experts」の熱気は尋常でなく、若手総合診療医の研修のようす、ワークライフバランスの工夫、苦難の時代を乗り越えた総合診療医の話、海外の総合診療の事情、どれもこれも先輩達が総合診療のすばらしさを熱く語る時間です。

この熱くて楽しげな雰囲気はなんなんだろう?とみんなが感動して帰宅するはず。そして、次年度はスタッフになりたい！　そんな学生もたくさん生まれます。スタッフも募集開始からすぐに定員に達するというからすごいです。

なぜ、そんなに人気なのか。その答えは、総合診療医という仕事が楽しくて誇りに思っている先輩医師が全国から集結すること。また、総合診療に魅せられた学生や研修医のネットワークの力があること。たった2日間で全国の大先輩、超有名指導医と会えること。大学を越えた仲間ができるなんて滅多にないことだからだと思います。

とにかく一度夏期セミナーに参加してみてください。強烈な体験と輝かしい未来があなたを待っています。

［西村真紀］

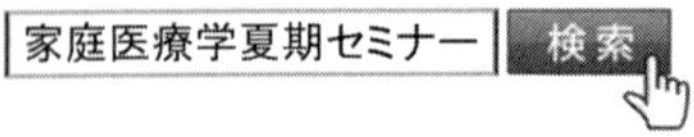

Chapter

2

オリエンテーション

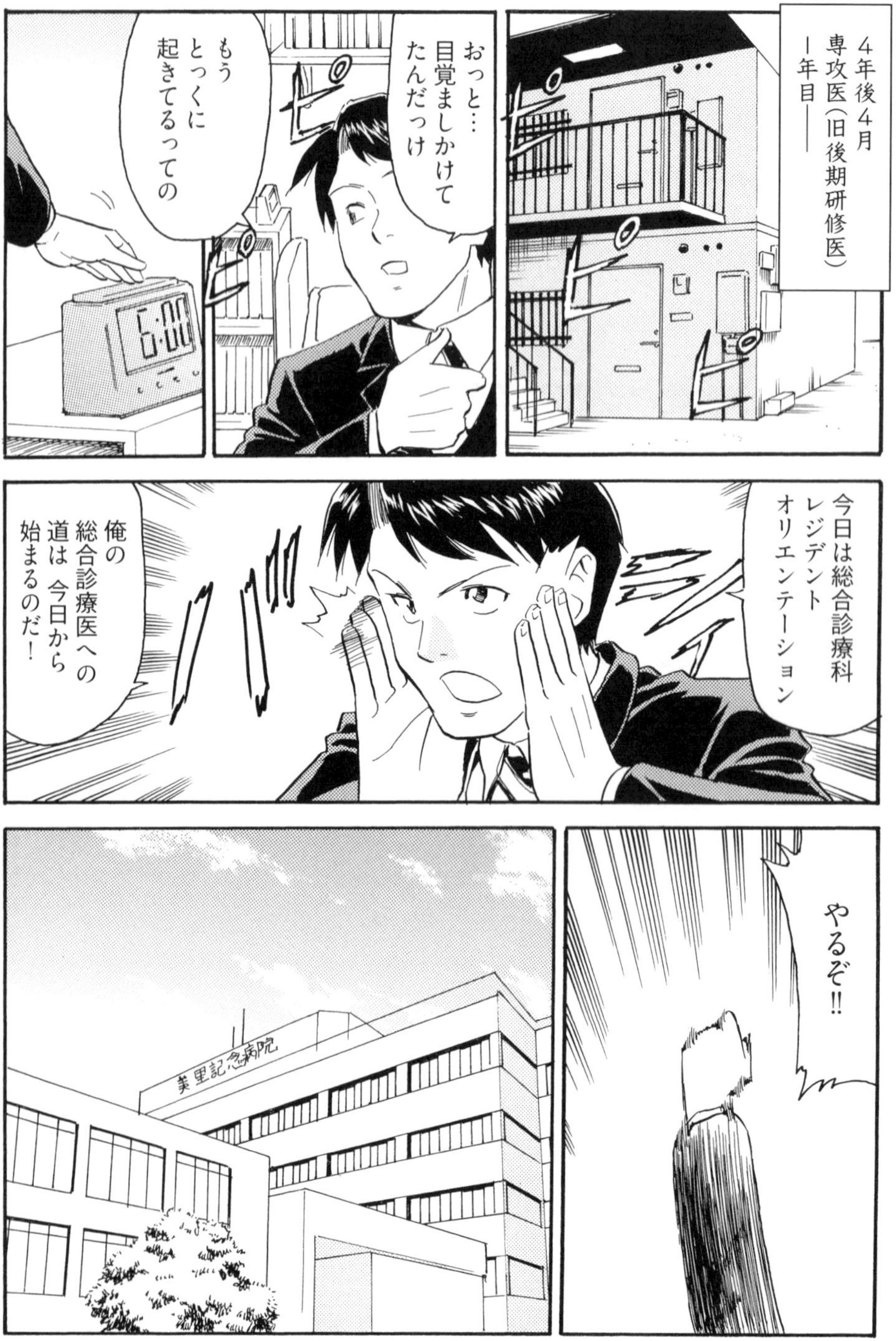
4年後4月
専攻医(旧後期研修医)
一年目——
ピピピ
おっと… 目覚ましかけてたんだっけ
ピピ
もう とっくに 起きてるっての
6:00
今日は総合診療科 レジデント オリエンテーション
俺の 総合診療医への 道は 今日から 始まるのだ!
やるぞ!!
美里記念病院

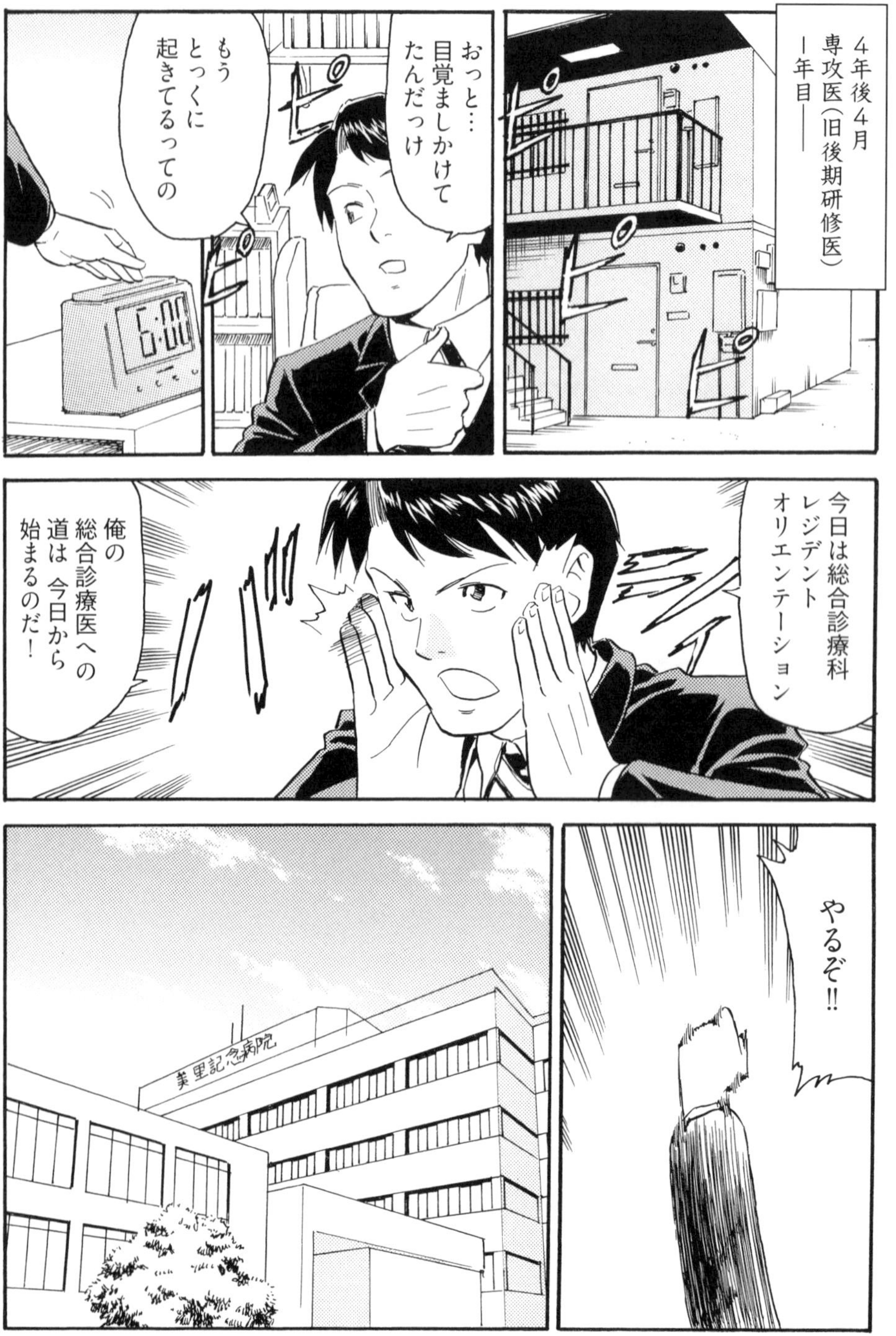

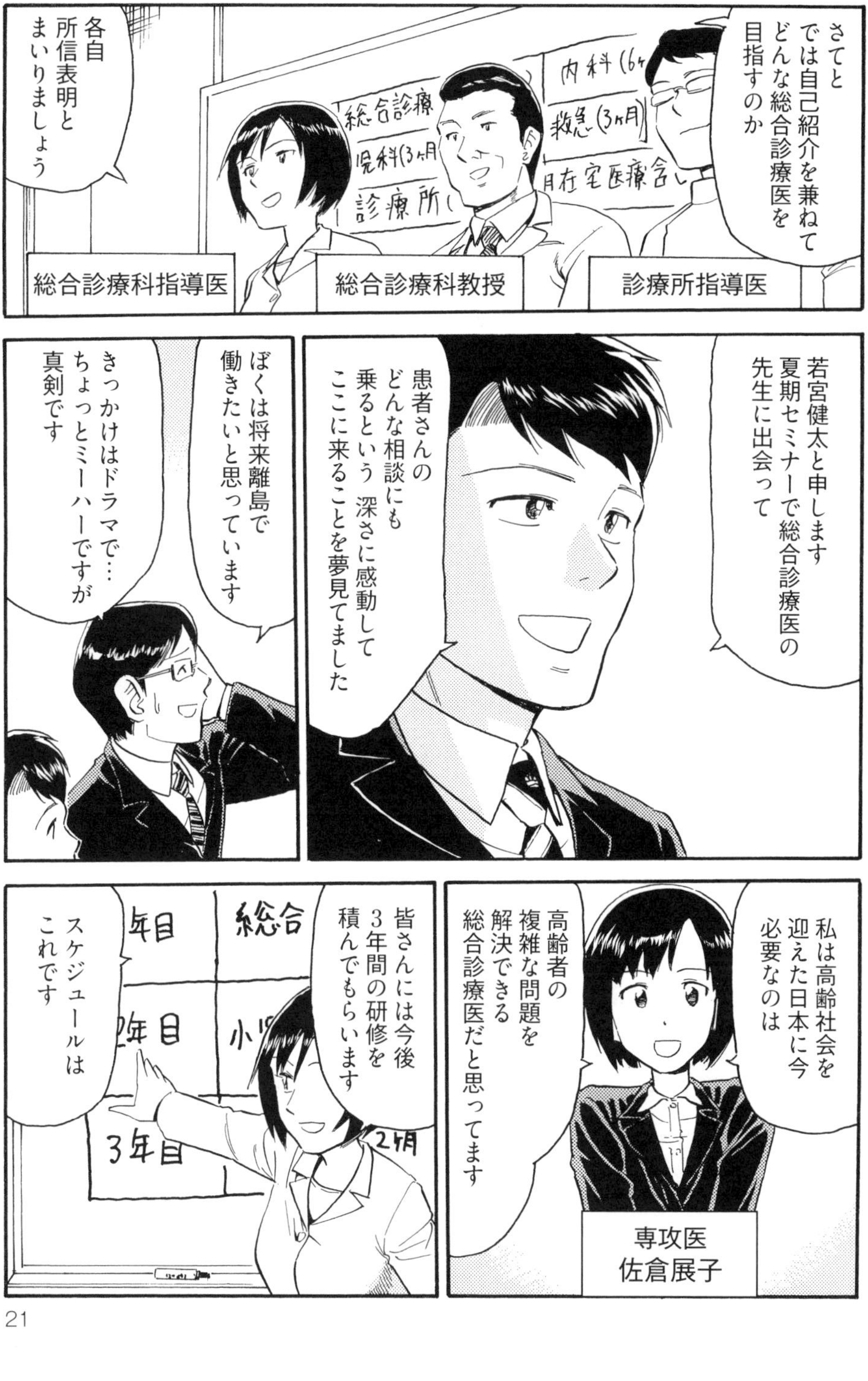
さてと　では自己紹介を兼ねて　どんな総合診療医を　目指すのか
各自　所信表明と　まいりましょう
総合診療科指導医
総合診療科教授
診療所指導医
若宮健太と申します　夏期セミナーで総合診療医の　先生に出会って
患者さんの　どんな相談にも　乗るという　深さに感動して　ここに来ることを夢見てました
ぼくは将来離島で　働きたいと思っています
きっかけはドラマで…　ちょっとミーハーですが　真剣です
私は高齢社会を　迎えた日本に今　必要なのは
高齢者の　複雑な問題を　解決できる　総合診療医だと思ってます
専攻医　佐倉展子
皆さんには今後　3年間の研修を　積んでもらいます
スケジュールは　これです

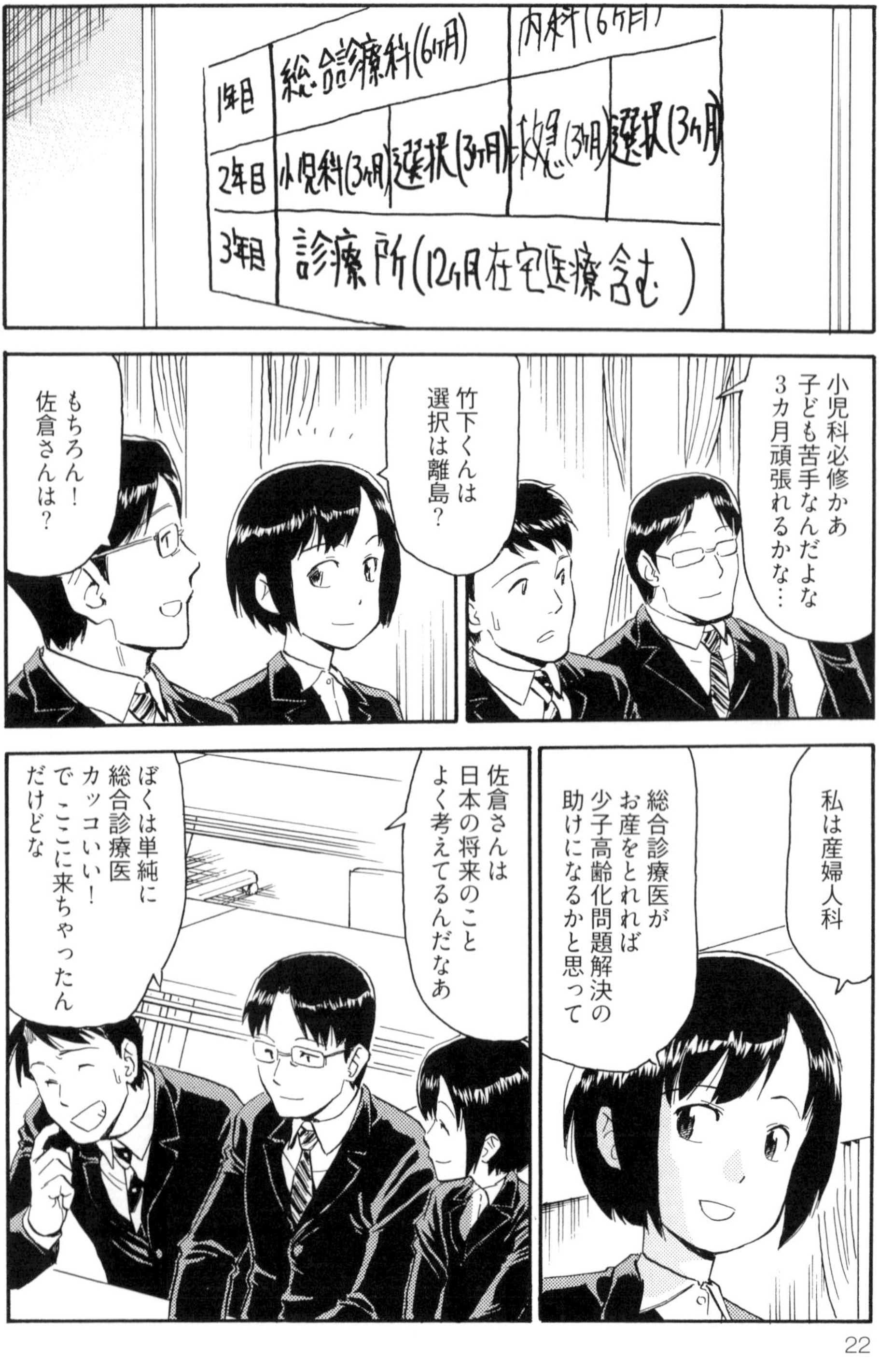
1年目 総合診療科(6ヶ月) 内科(6ヶ月)
2年目 小児科(3ヶ月) 選択(3ヶ月) 救急(3ヶ月) 選択(3ヶ月)
3年目 診療所(12ヶ月在宅医療含む)
小児科必修かぁ子ども苦手なんだよな3カ月頑張れるかな…
竹下くんは選択は離島？
もちろん！佐倉さんは？
私は産婦人科
総合診療医がお産をとれれば少子高齢化問題解決の助けになるかと思って
佐倉さんは日本の将来のことよく考えてるんだなぁ
ぼくは単純に総合診療医カッコいい！で ここに来ちゃったんだけどな

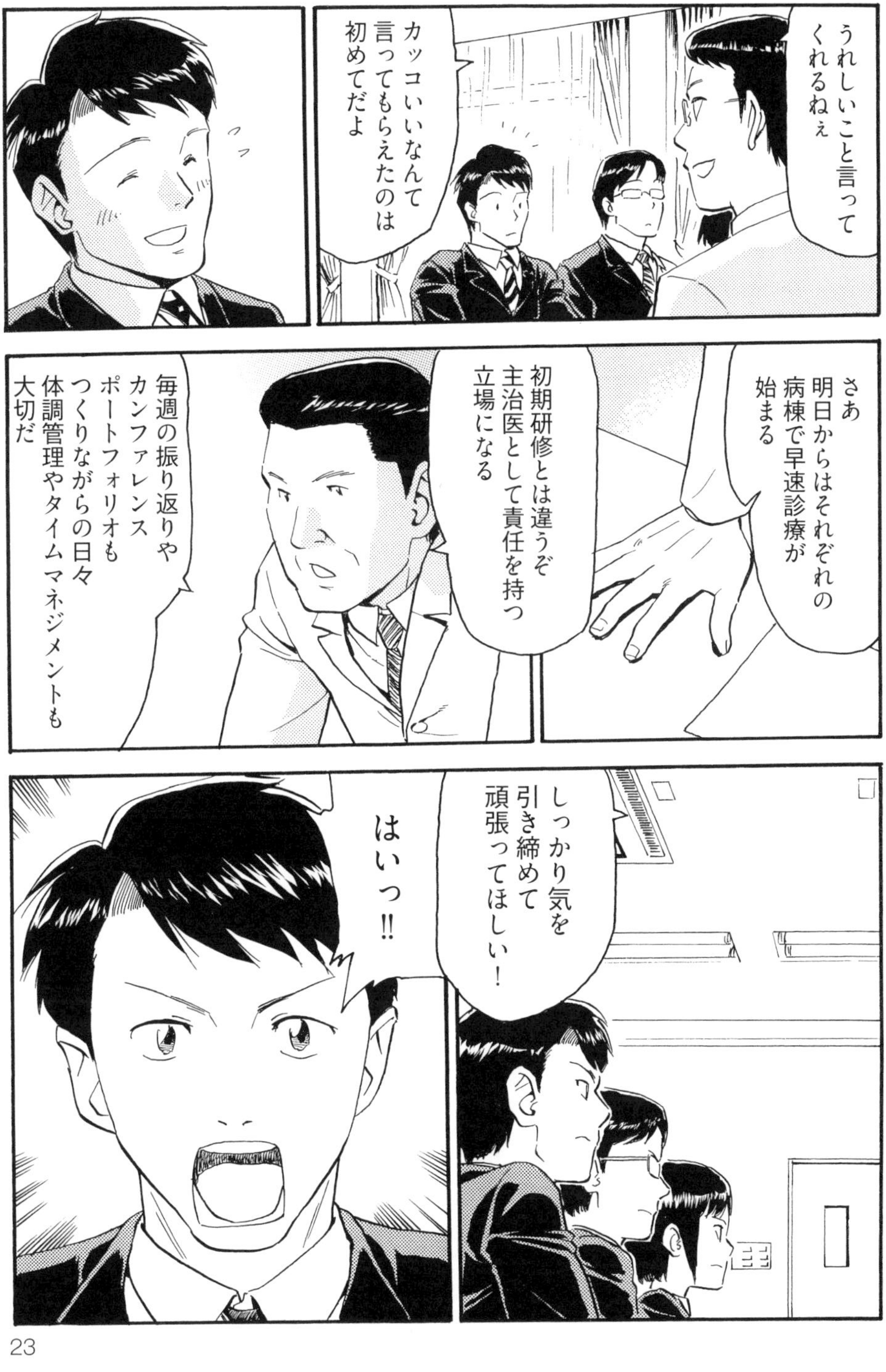
うれしいこと言って
くれるねぇ
カッコいいなんて
言ってもらえたのは
初めてだよ
さあ
明日からはそれぞれの
病棟で早速診療が
始まる
初期研修とは違うぞ
主治医として責任を持つ
立場になる
毎週の振り返りや
カンファレンス
ポートフォリオも
つくりながらの日々
体調管理やタイムマネジメントも
大切だ
しっかり気を
引き締めて
頑張ってほしい！
はいっ!!

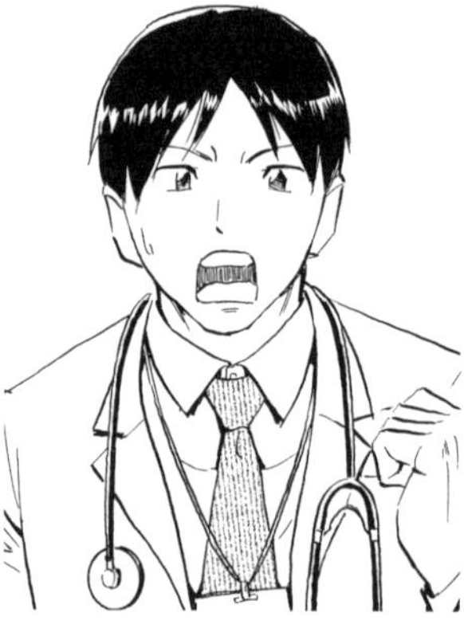

Chapter 3

病棟研修 ①

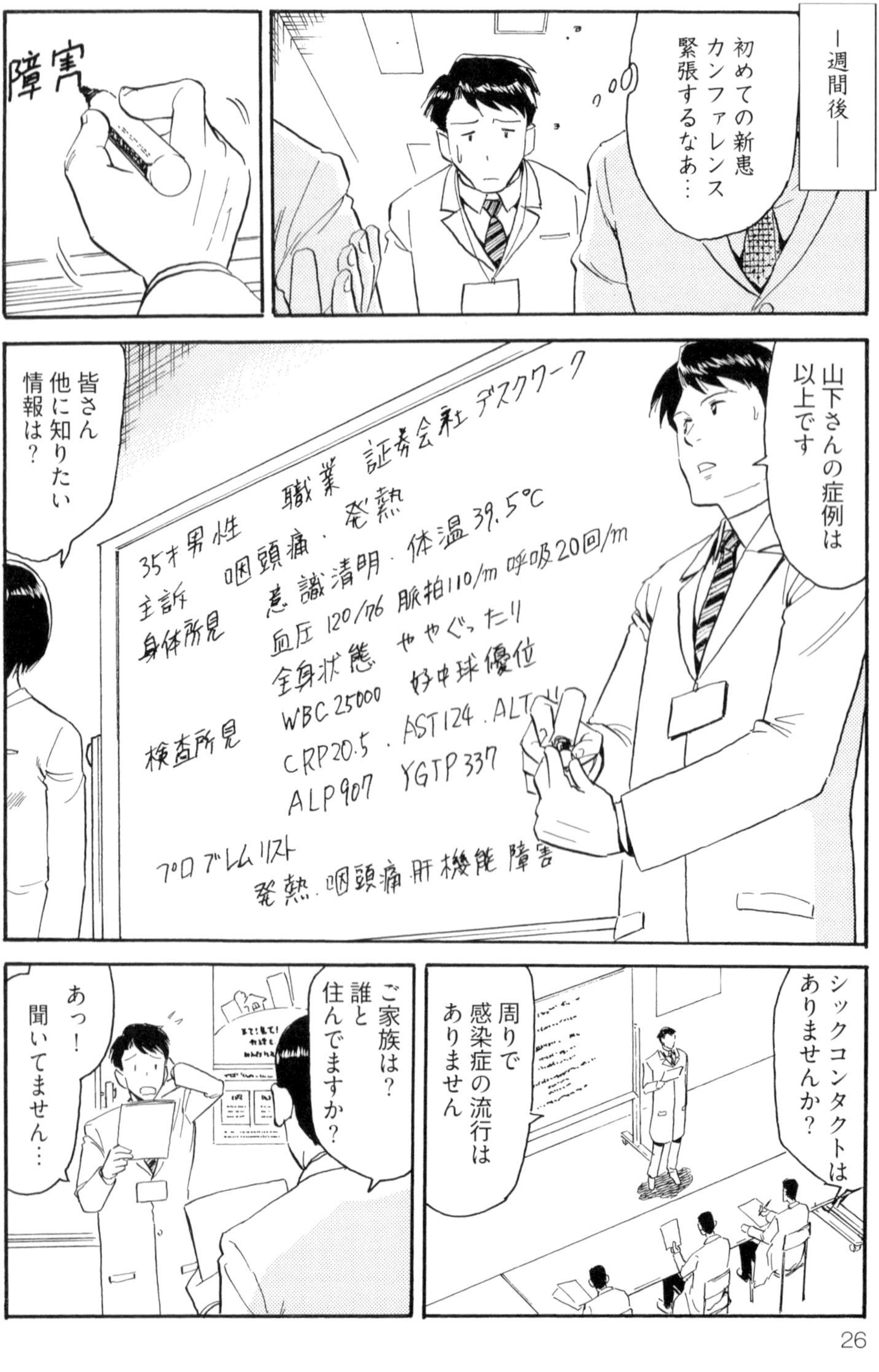
—週間後——
初めての新患カンファレンス緊張するなあ…
障害
山下さんの症例は以上です
35才男性　職業　証券会社 デスクワーク
主訴　咽頭痛・発熱
身体所見　意識清明・体温39.5°C
脈拍110/m 呼吸20回/m
血圧120/76
全身状態　ややぐったり
検査所見　WBC25000　好中球優位
CRP20.5・AST124・ALT
ALP907　γGTP337
プロブレムリスト
発熱・咽頭痛・肝機能障害
皆さん他に知りたい情報は？
シックコンタクトはありませんか？
周りで感染症の流行はありません
ご家族は？誰と住んでますか？
あっ！聞いてません…

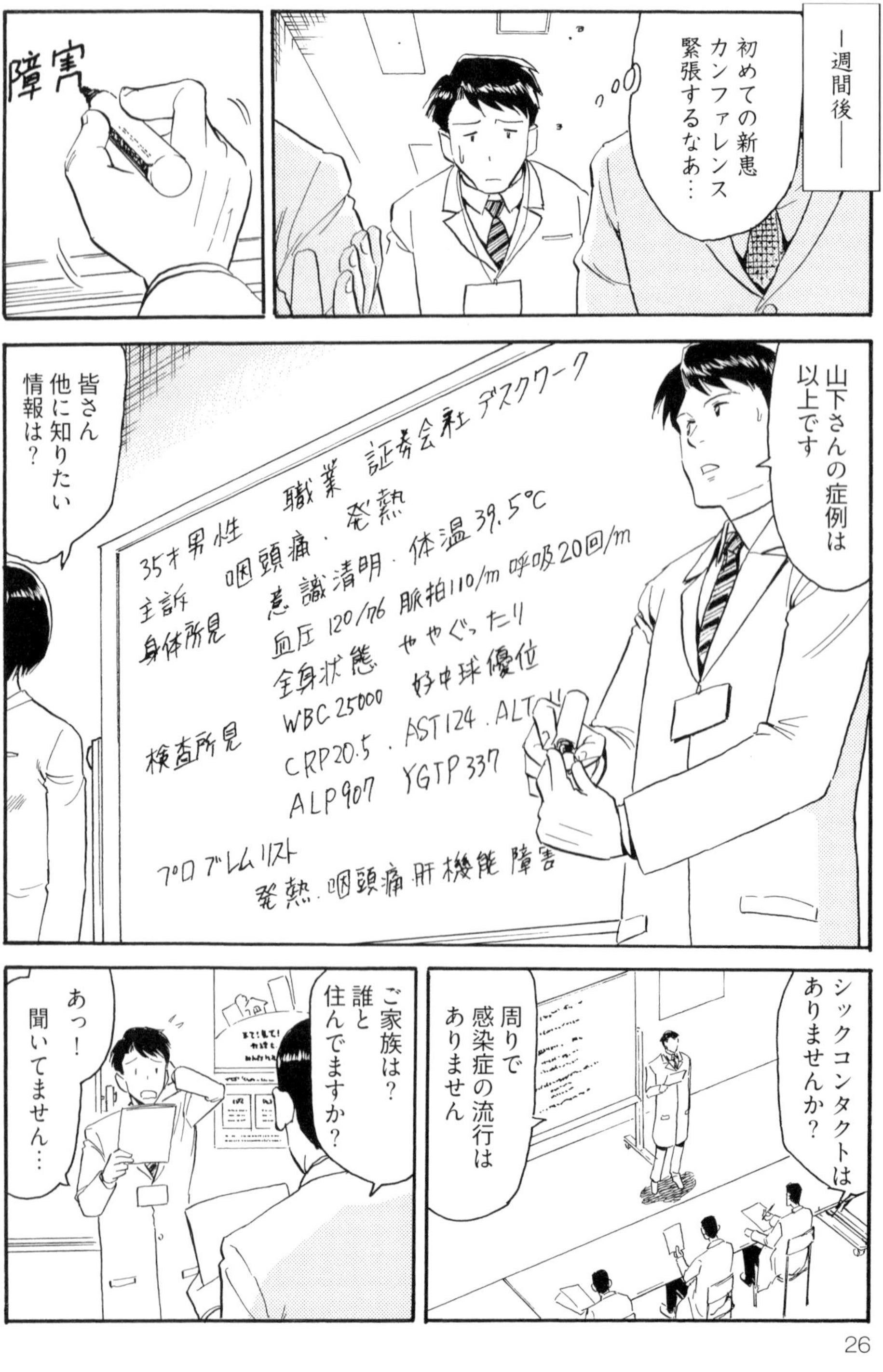

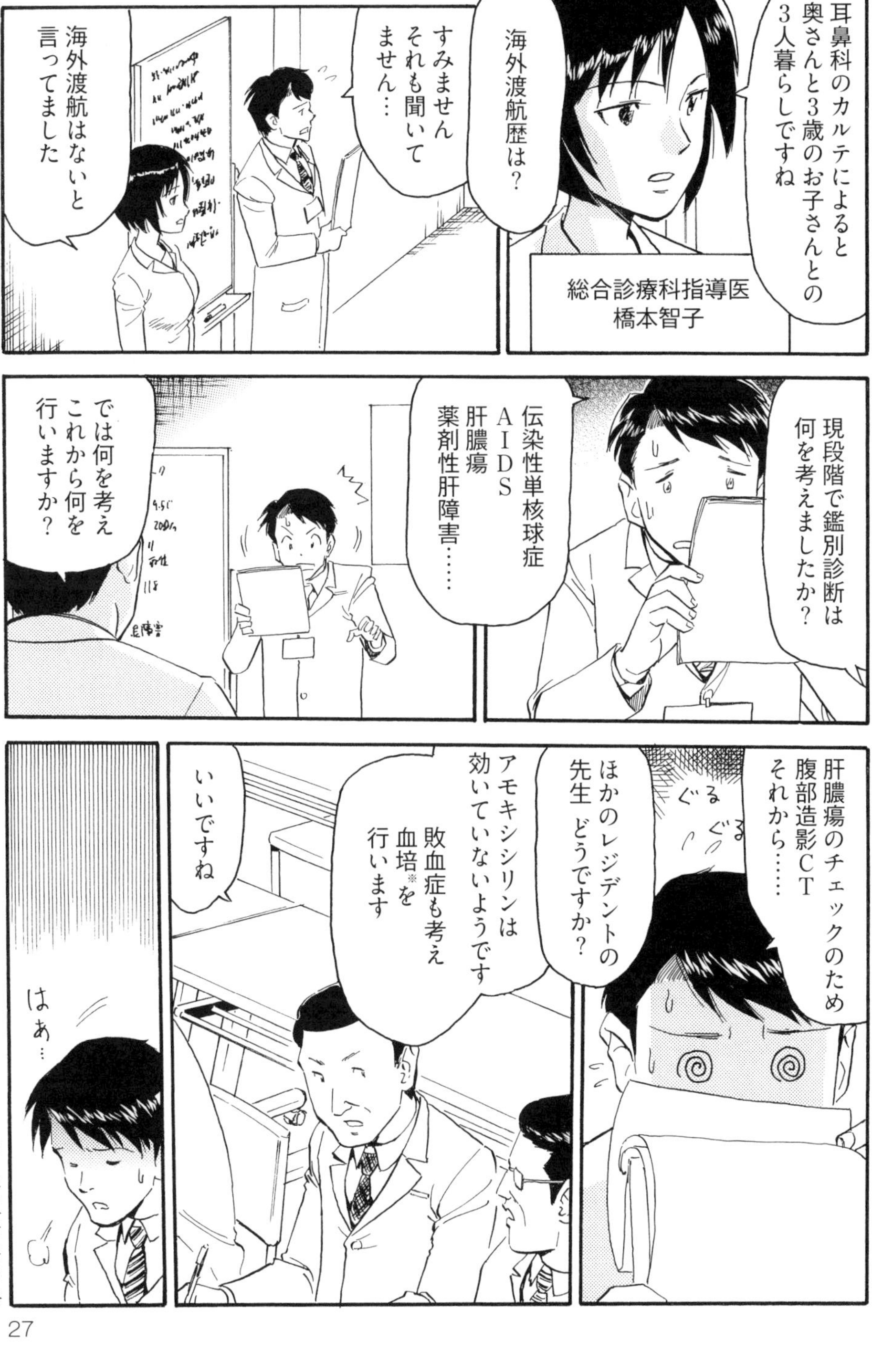
耳鼻科のカルテによると奥さんと3歳のお子さんとの3人暮らしですね
総合診療科指導医 橋本智子
海外渡航歴は？
すみません それも聞いてません…
海外渡航はないと言ってました
現段階で鑑別診断は何を考えましたか？
伝染性単核球症 AIDS 肝膿瘍 薬剤性肝障害……
では何を考え これから何を行いますか？
肝膿瘍のチェックのため 腹部造影CT それから……
ぐる ぐる
ほかのレジデントの先生 どうですか？
アモキシシリンは効いていないようです 敗血症も考え 血培※を行います
いいですね
はあ…

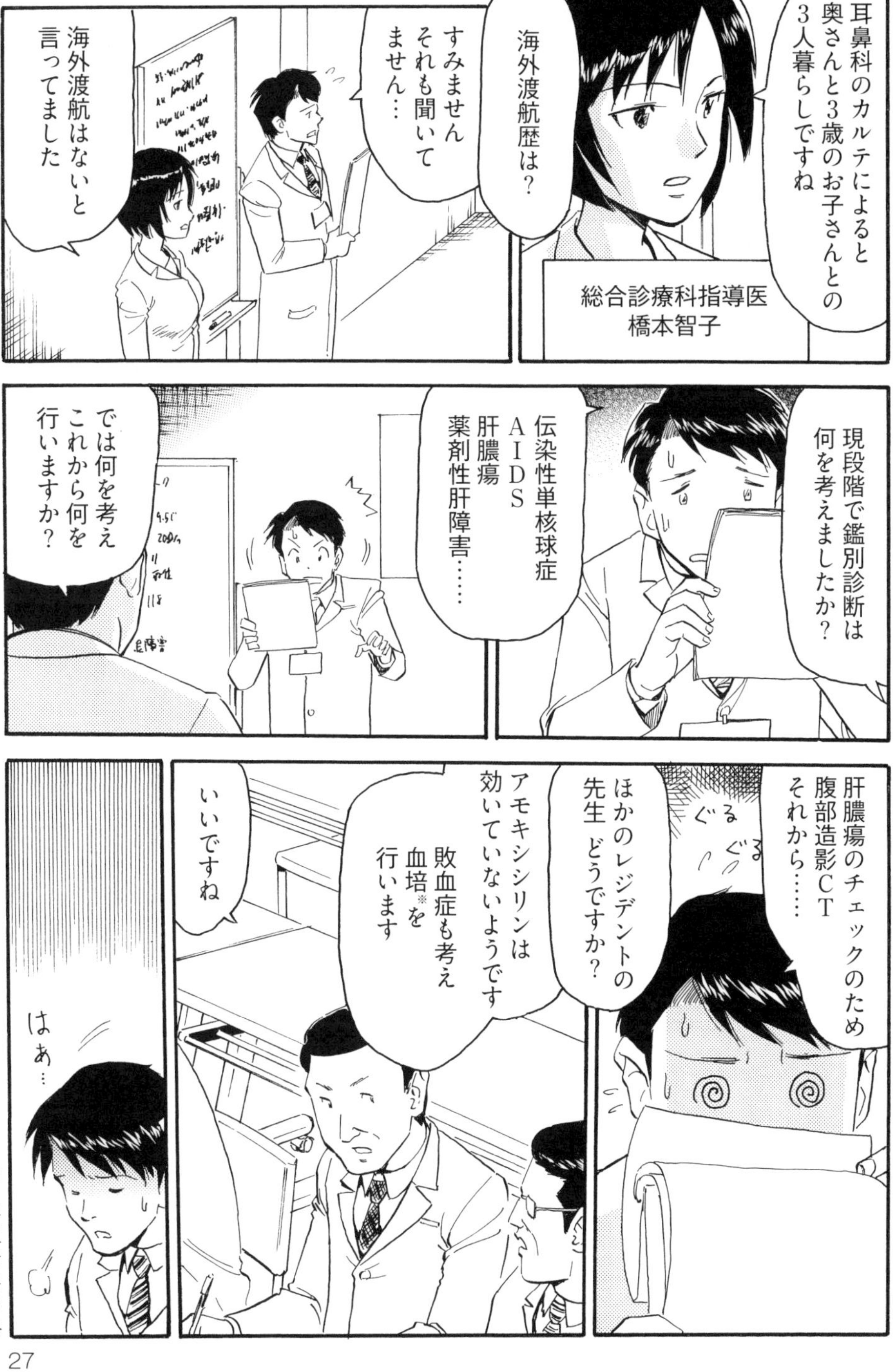

※血液培養の略

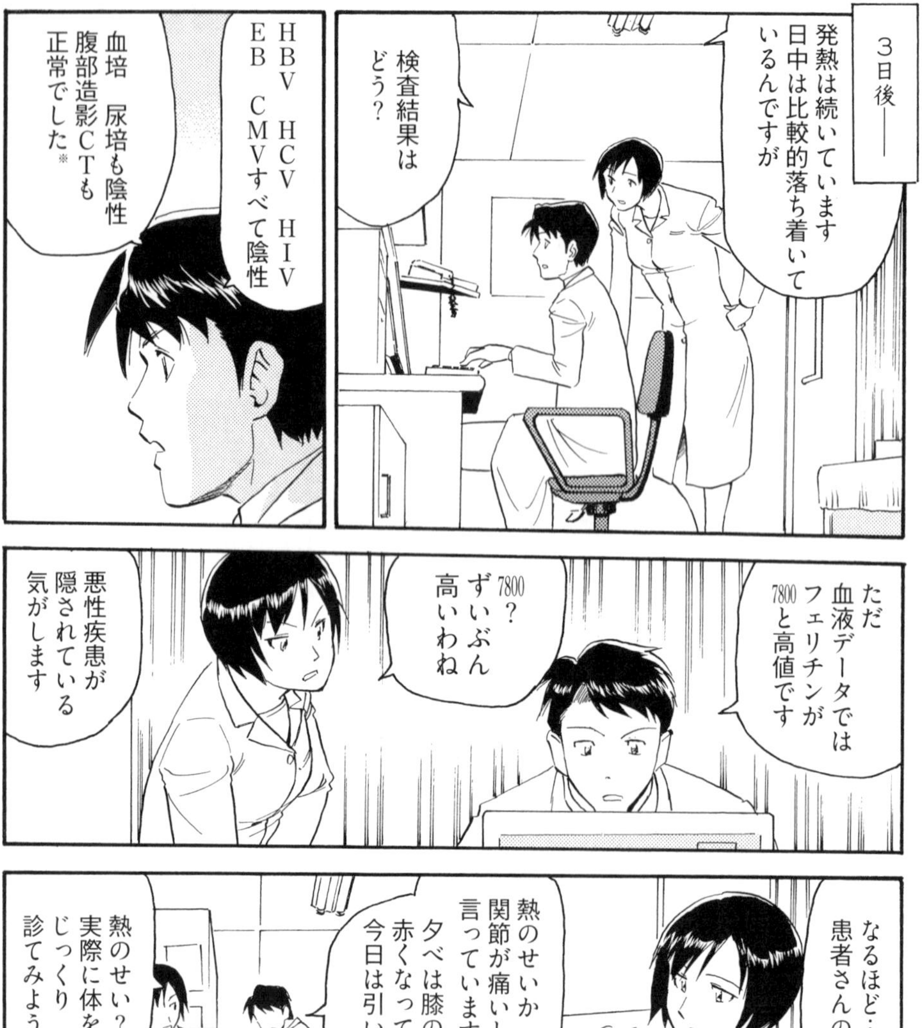

3日後――
発熱は続いています日中は比較的落ち着いているんですが
検査結果はどう？
HBV HCV HIV EB CMVすべて陰性
血培 尿培も陰性 腹部造影CTも正常でした※
ただ血液データではフェリチンが7800と高値です
7800？ずいぶん高いわね
悪性疾患が隠されている気がします
なるほど……患者さんの様子は？
熱のせいか関節が痛いと言っています 夕べは膝の下が赤くなっていたようですが今日は引いたそうです
熱のせい？実際に体をじっくり診てみようか
一緒にベッドサイドに行きましょう

※ HBV=B型肝炎ウイルス, HCV=C型肝炎ウイルス, HIV=ヒト免疫不全ウイルス, EB=エプスタイン・バーウイルス, CMV=サイトメガロウイルス, 尿培=尿培養

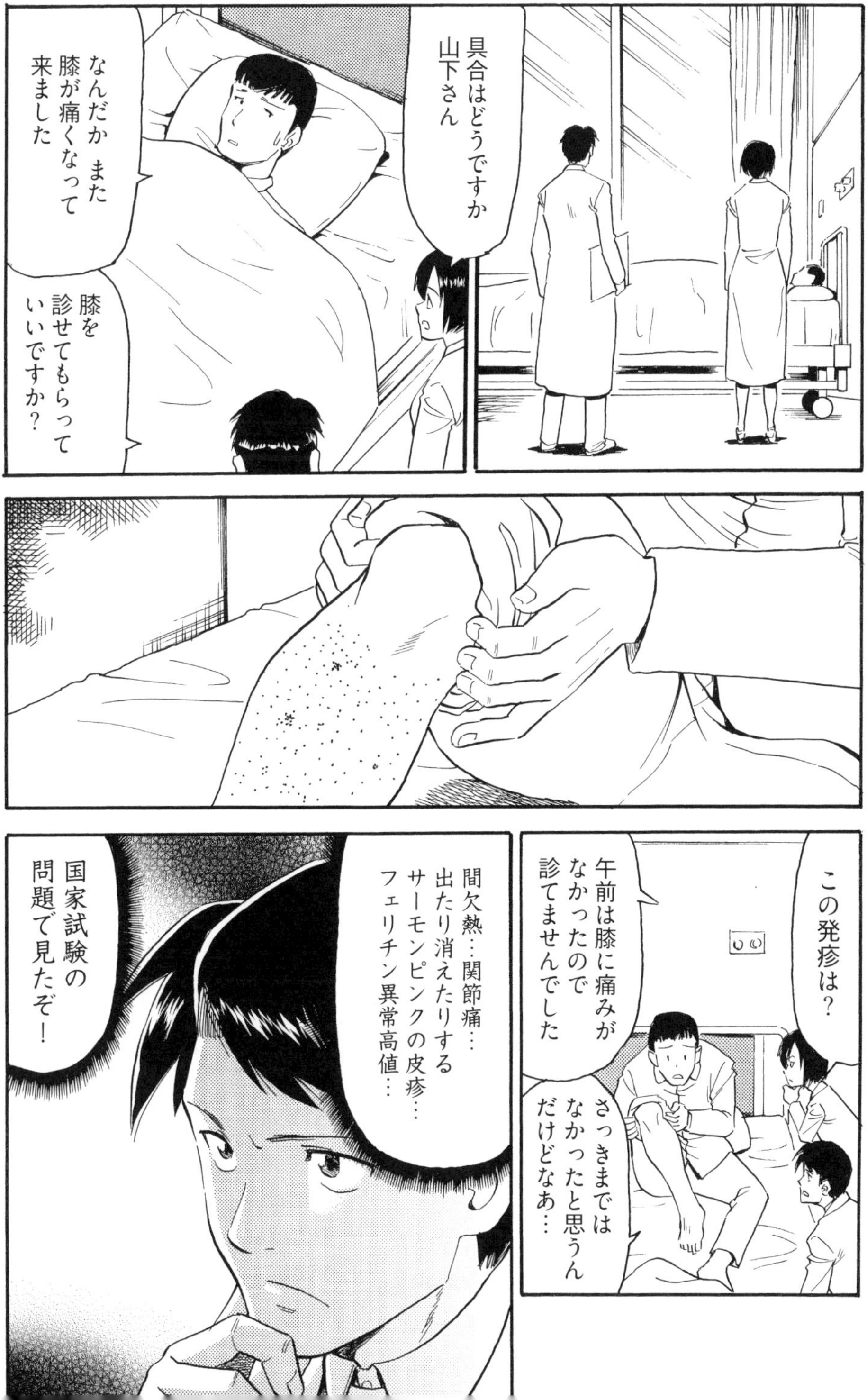
具合はどうですか 山下さん
なんだか また 膝が痛くなって 来ました
膝を 診せてもらって いいですか？
この発疹は？
午前は膝に痛みが なかったので 診てませんでした
さっきまでは なかったと思うん だけどなあ…
間欠熱…関節痛… 出たり消えたりする サーモンピンクの皮疹… フェリチン異常高値…
国家試験の 問題で見たぞ！

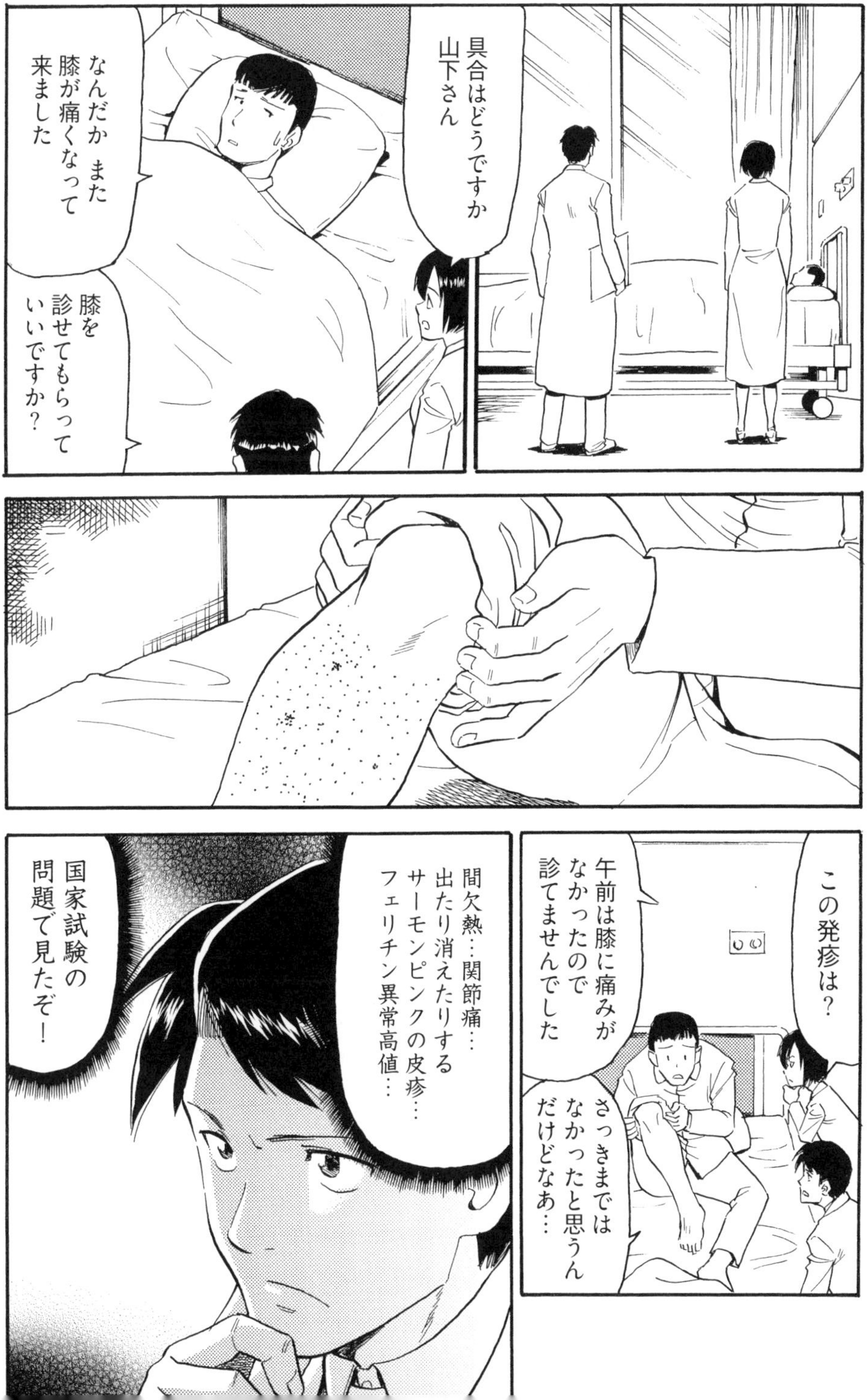

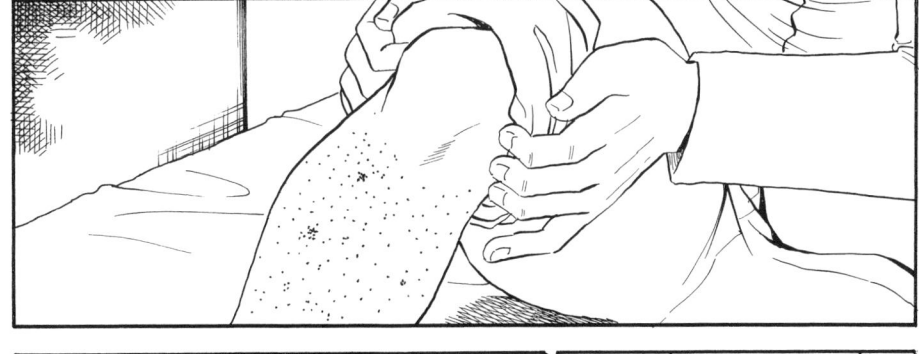

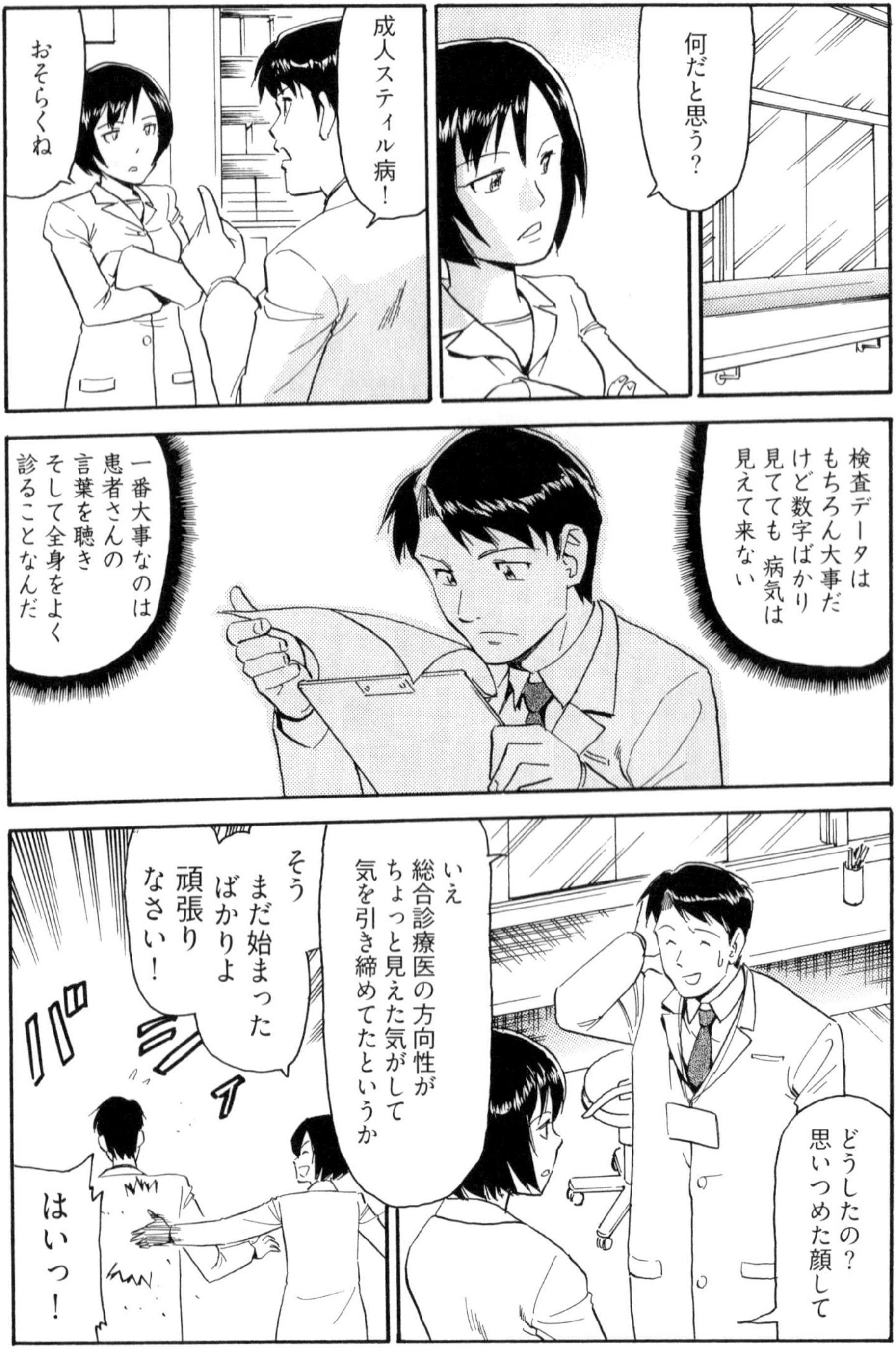
何だと思う？
成人スティル病！
おそらくね
検査データはもちろん大事だけど数字ばかり見てても 病気は見えて来ない
一番大事なのは患者さんの言葉を聴きそして全身をよく診ることなんだ
どうしたの？思いつめた顔して
いえ総合診療医の方向性がちょっと見えた気がして気を引き締めてたというか
そう まだ始まったばかりよ 頑張りなさい！
はいっ！

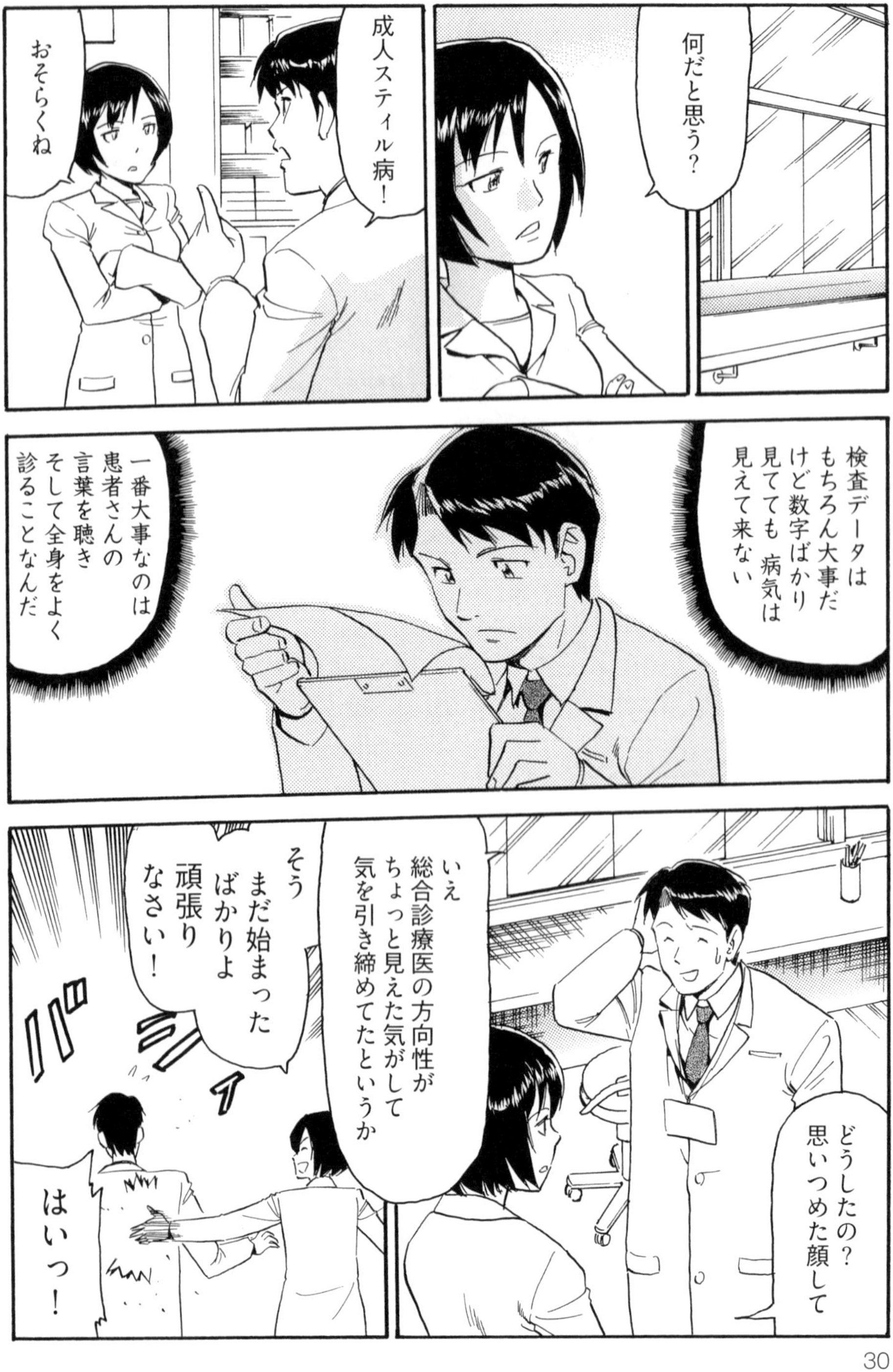

Chapter

4

病棟研修 ②

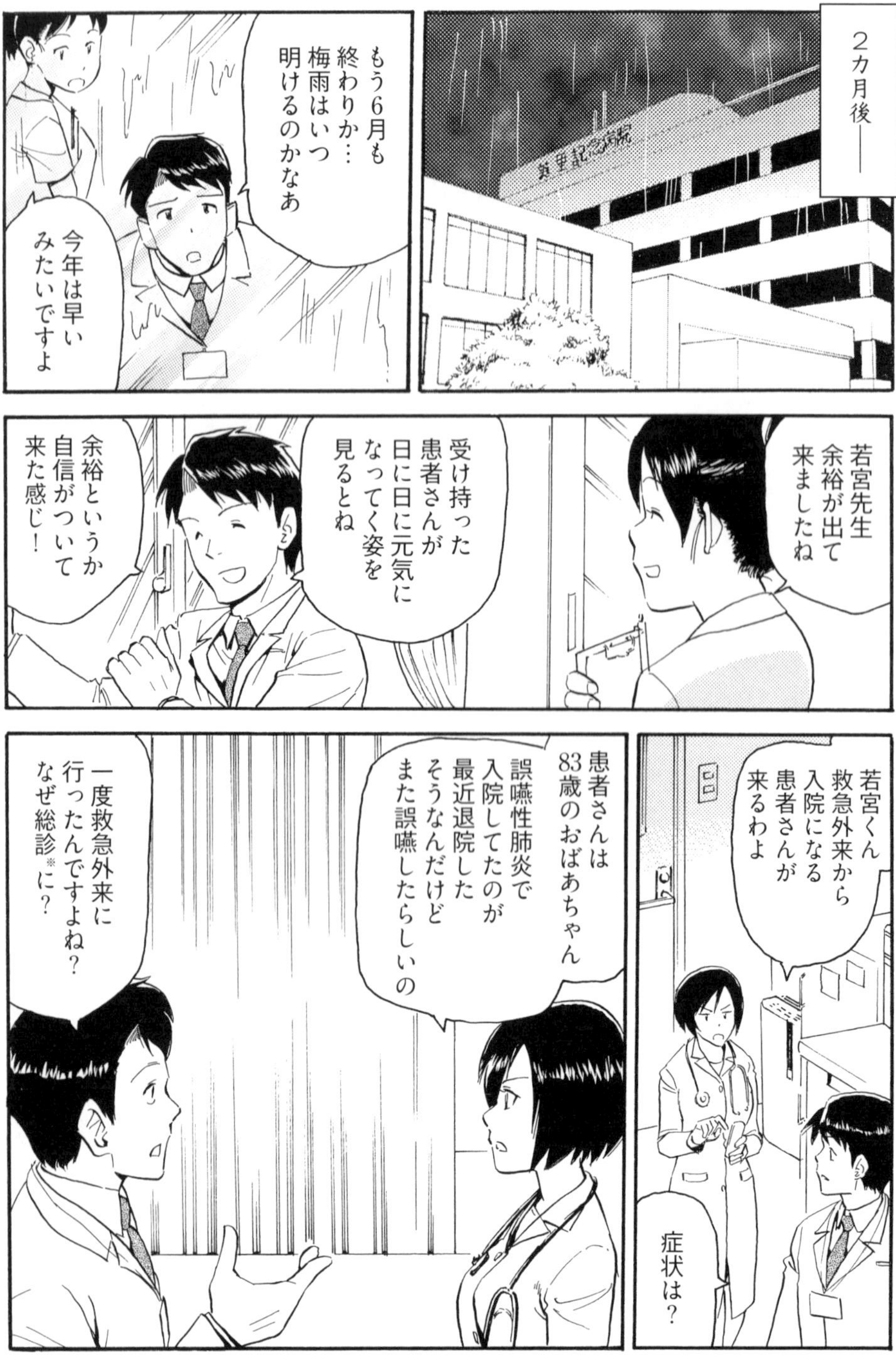
2カ月後――
もう6月も終わりか…梅雨はいつ明けるのかなぁ
今年は早いみたいですよ
若宮先生余裕が出て来ましたね
受け持った患者さんが日に日に元気になってく姿を見るとね
余裕というか自信がついて来た感じ！
若宮くん救急外来から入院になる患者さんが来るわよ
症状は？
患者さんは83歳のおばあちゃん
誤嚥性肺炎で入院してたのが最近退院したそうなんだけどまた誤嚥したらしいの
一度救急外来に行ったんですよね？なぜ総診※に？

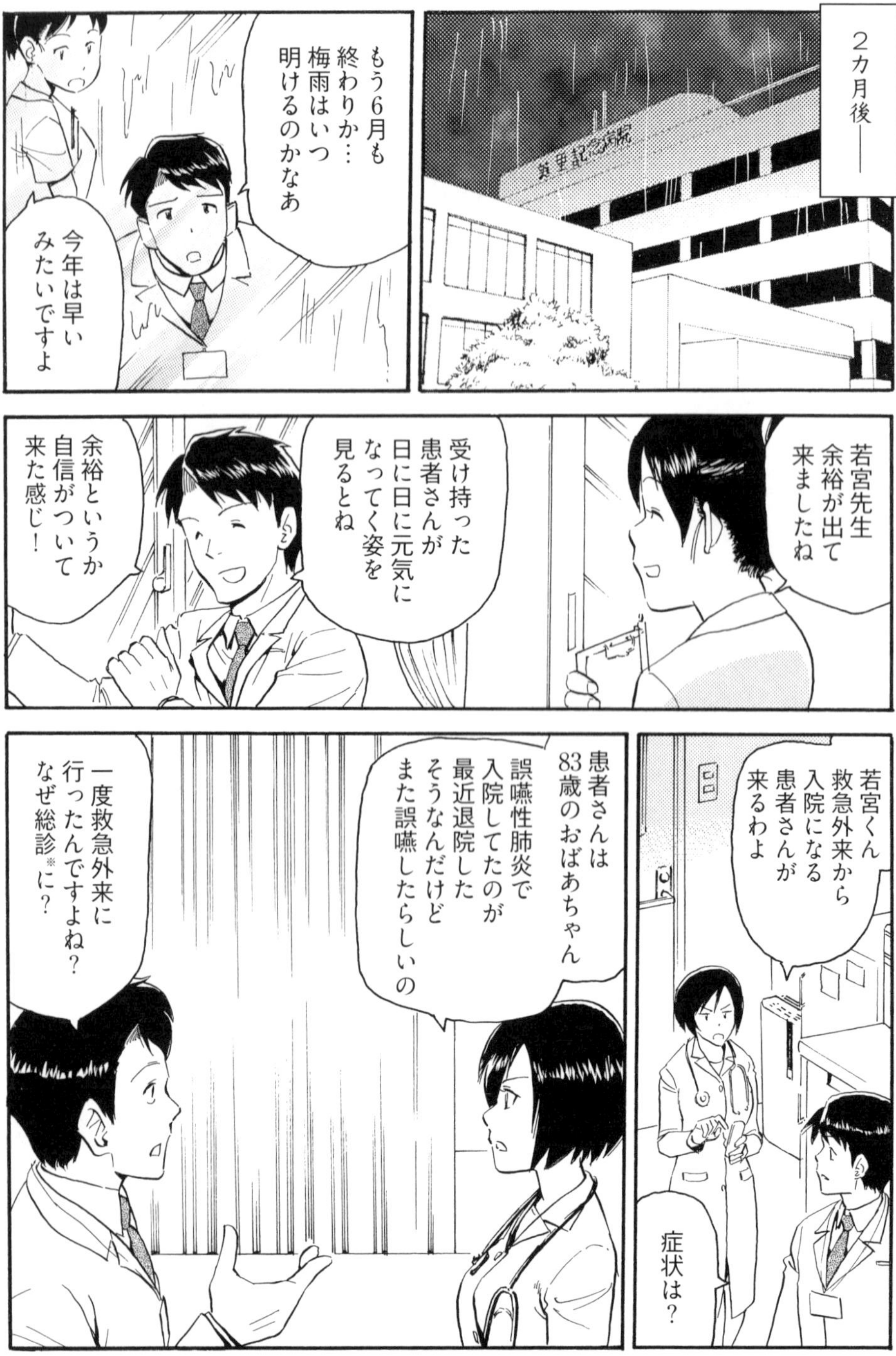

※総合診療科の略

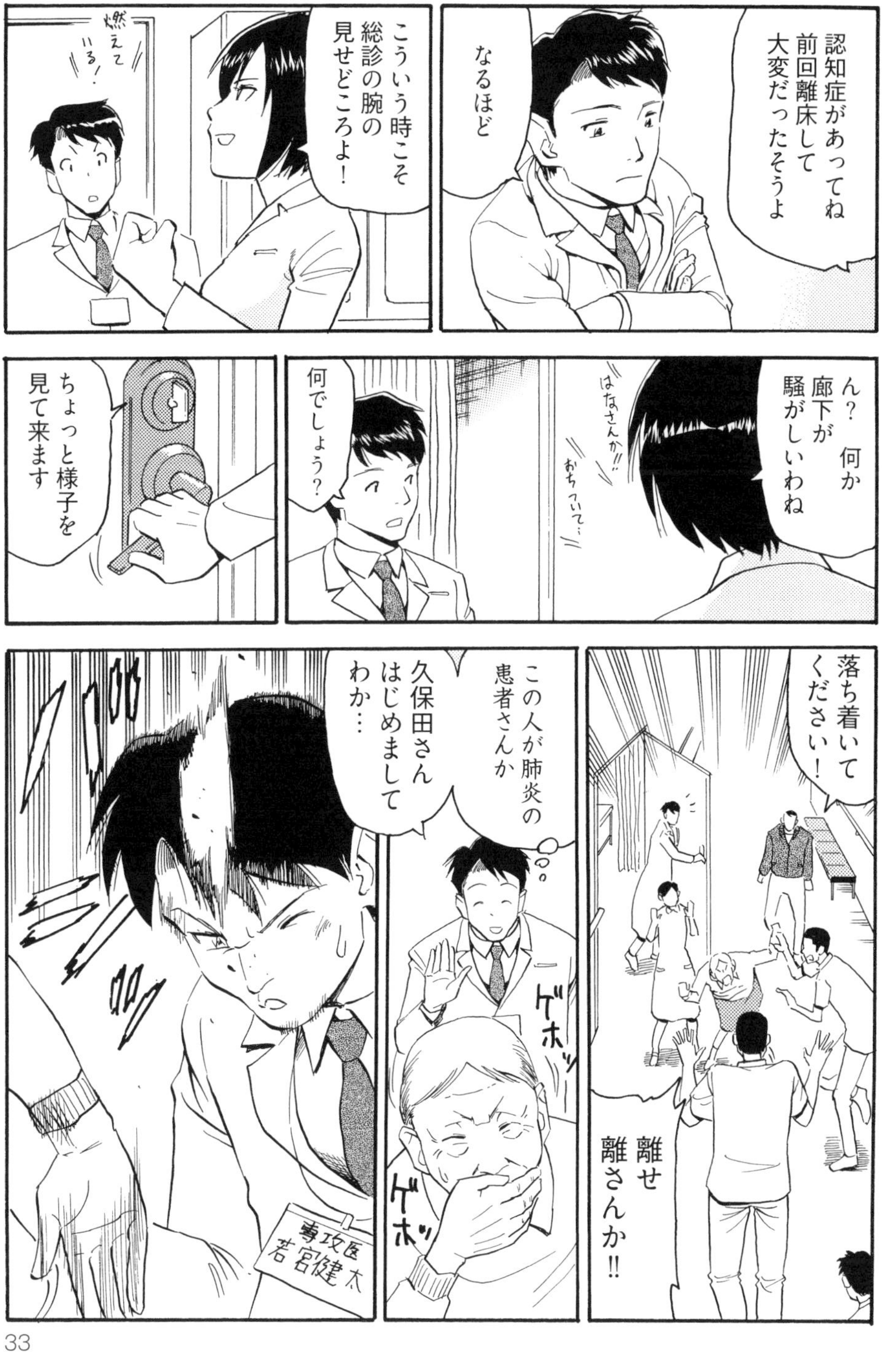

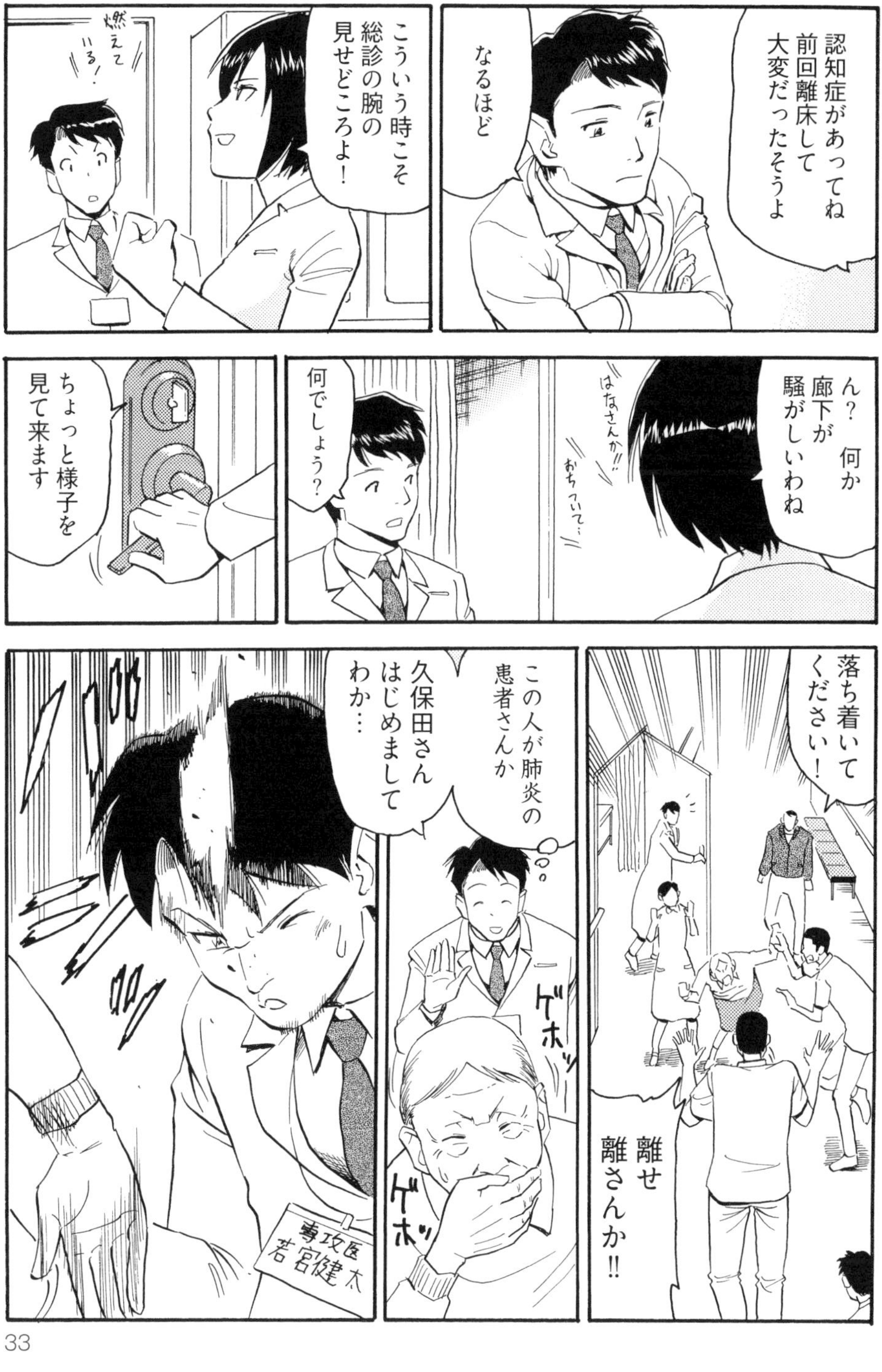

認知症があってね
前回離床して
大変だったそうよ
なるほど
こういう時こそ
総診の腕の
見せどころよ！
燃えている！
ん？ 何か
廊下が
騒がしいわね
はなさんか!!
おちついて…
何でしょう？
ちょっと様子を
見て来ます
落ち着いて
ください！
離せ
離さんか!!
この人が肺炎の
患者さんか
ゲホッ
ゲホッ
久保田さん
はじめまして
わか…
専攻医
若宮健太

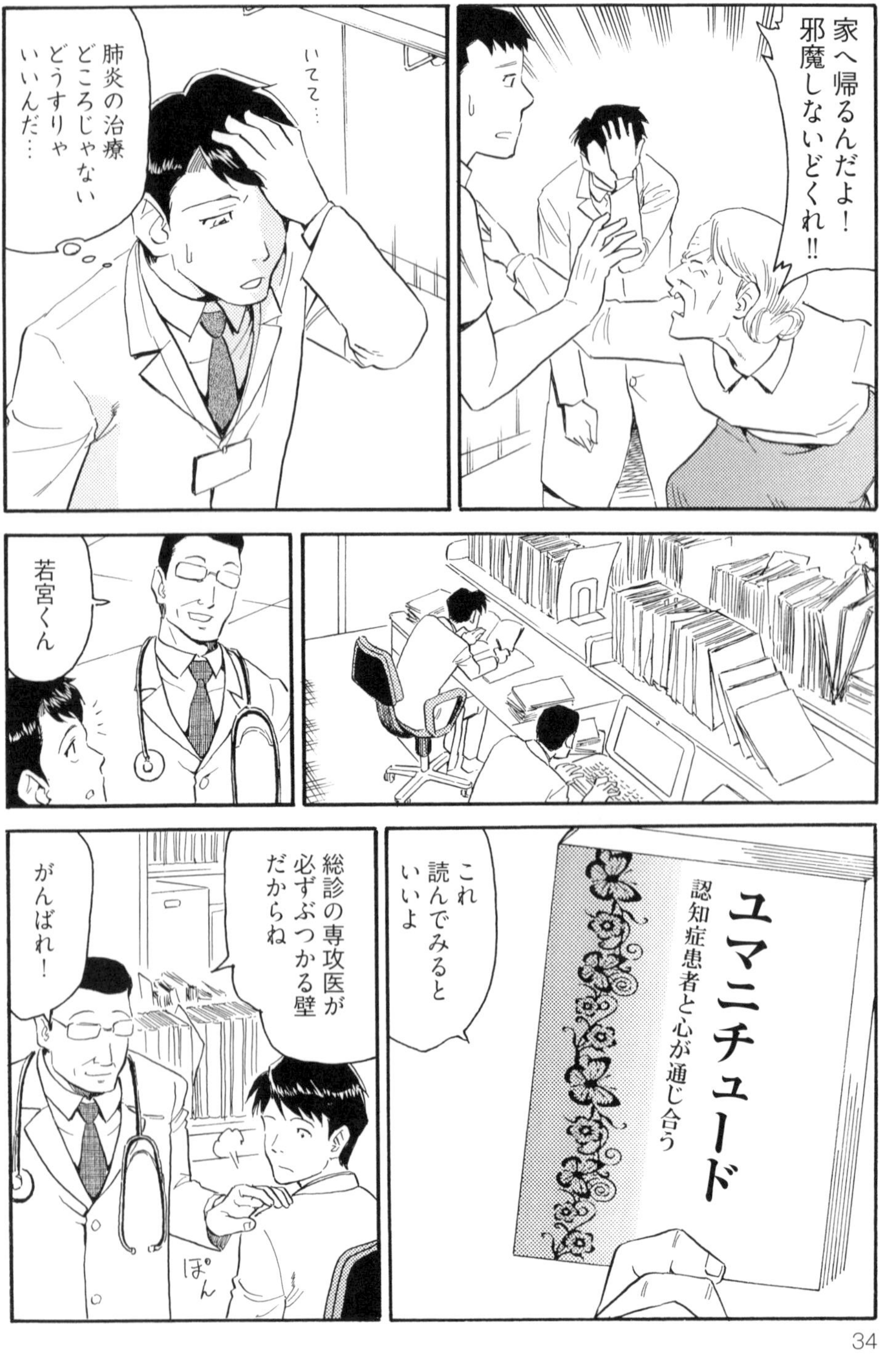
家へ帰るんだよ！
邪魔しないどくれ!!
いてて…
肺炎の治療どころじゃない どうすりゃいいんだ…
若宮くん
これ読んでみるといいよ
ユマニチュード
認知症患者と心が通じ合う
総診の専攻医が必ずぶつかる壁だからね
がんばれ！
ぽん

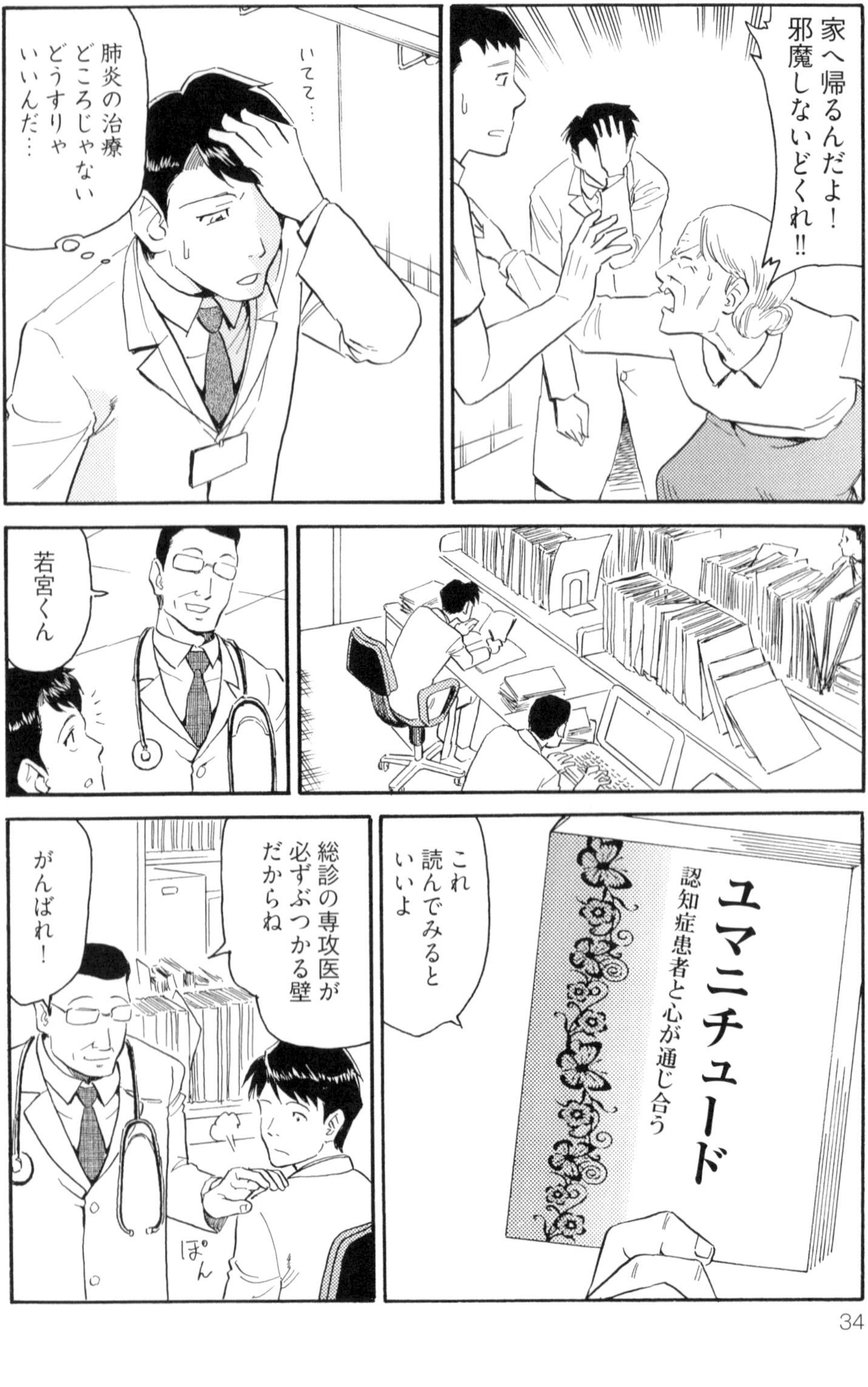

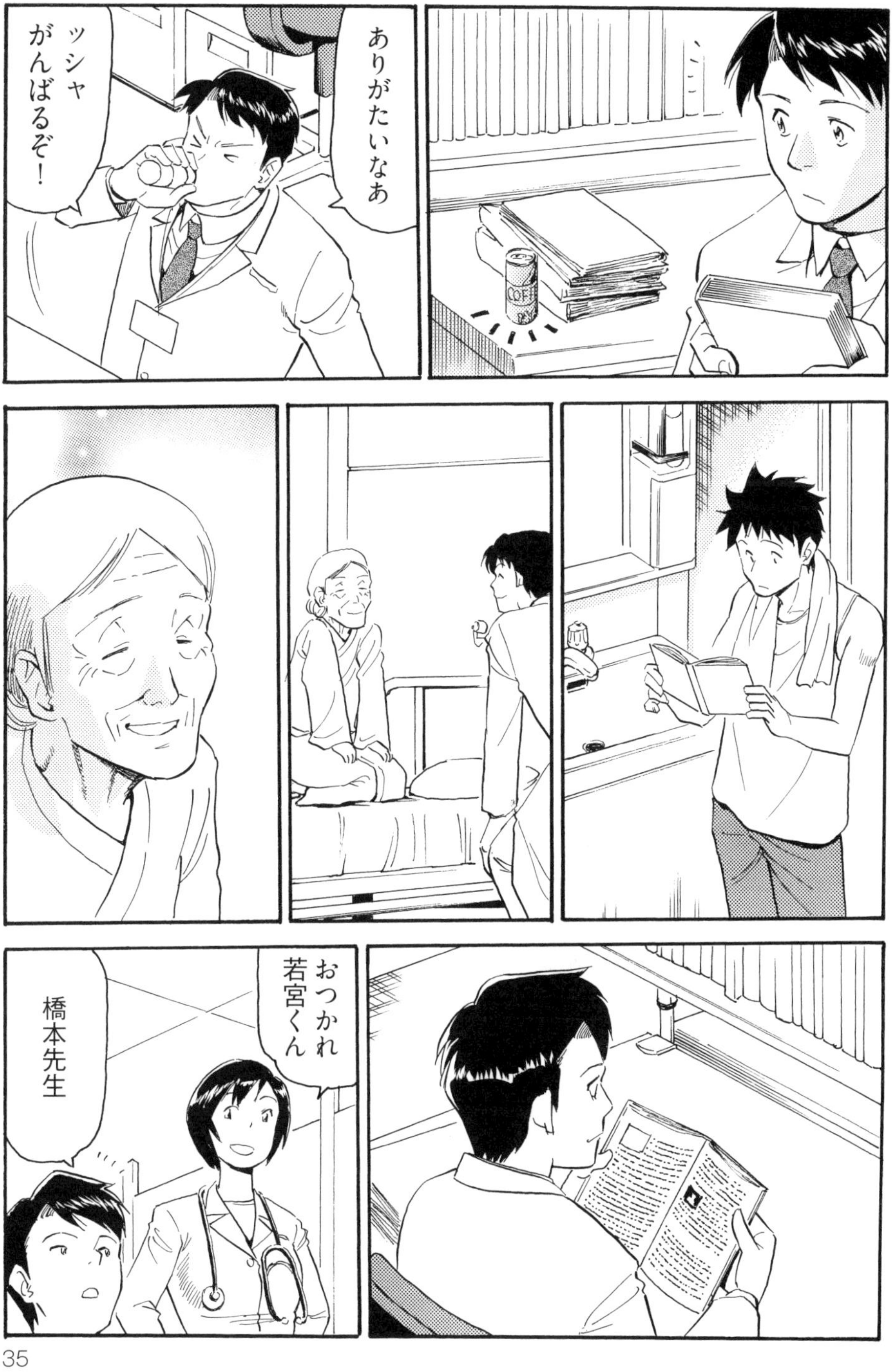
ありがたいなあ
ッシャ
がんばるぞ！
おつかれ
若宮くん
橋本先生

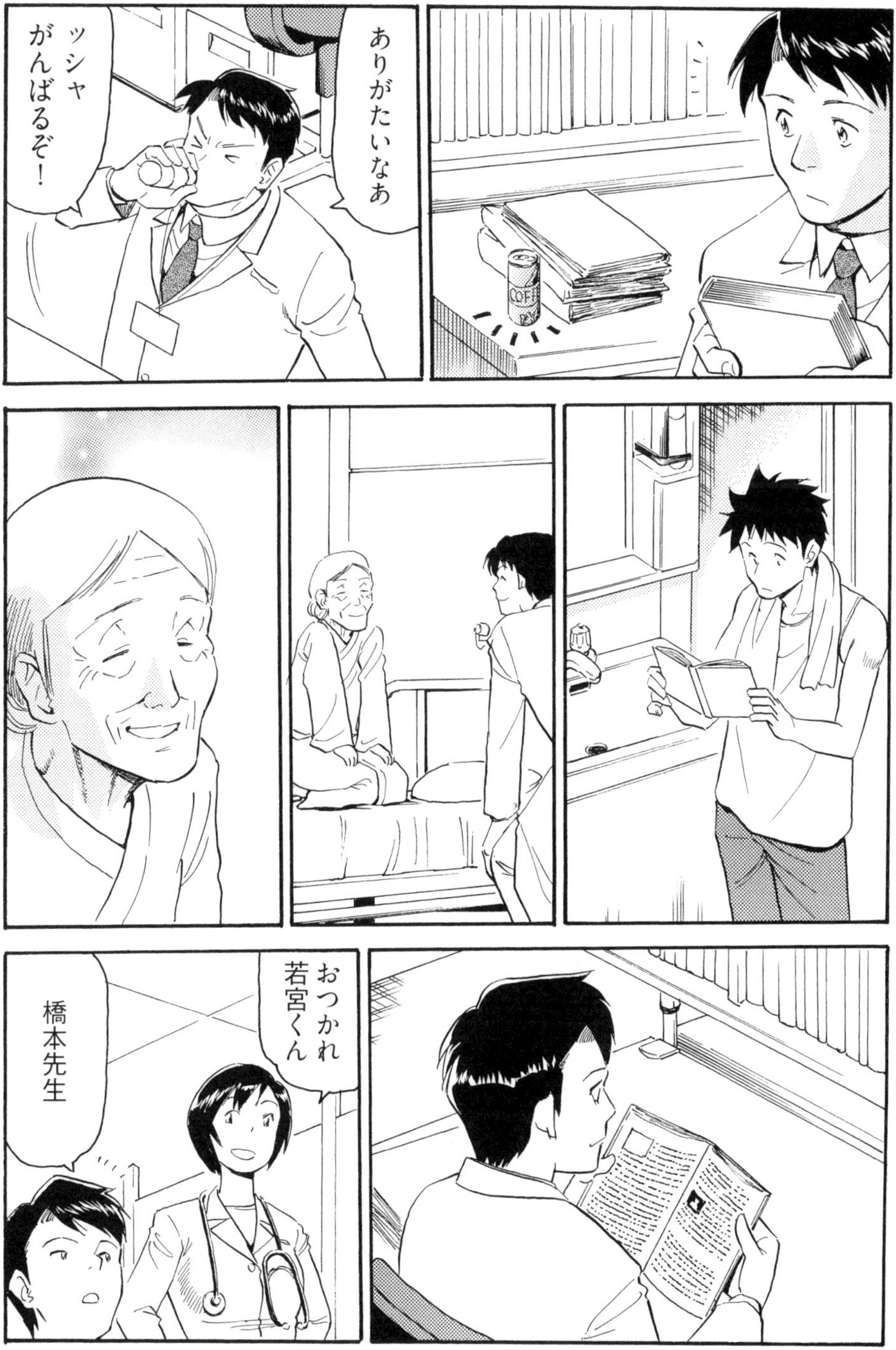

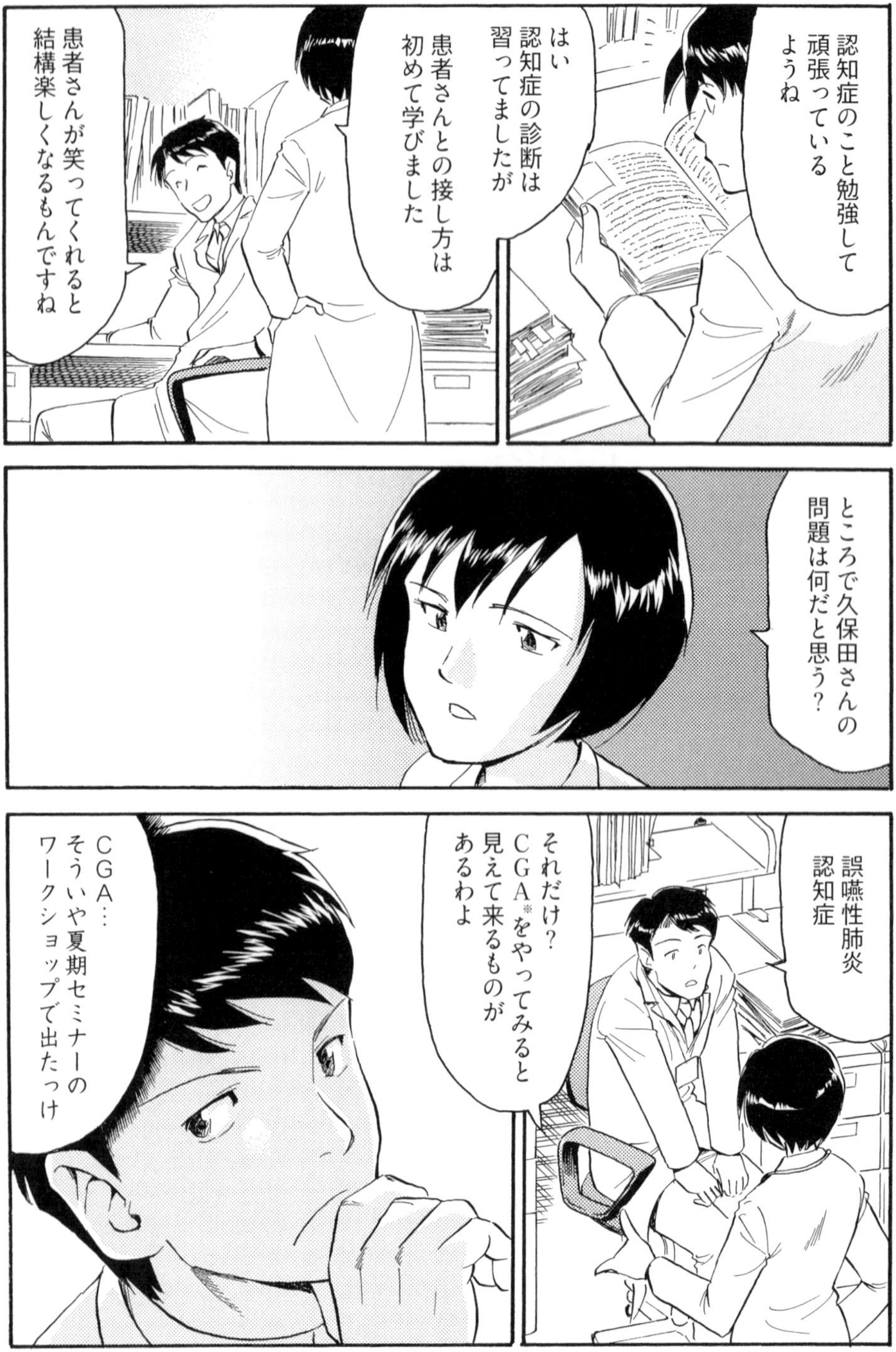
認知症のこと勉強して頑張っているようね
はい 認知症の診断は習ってましたが 患者さんとの接し方は初めて学びました
患者さんが笑ってくれると結構楽しくなるもんですね
ところで久保田さんの問題は何だと思う?
誤嚥性肺炎 認知症
それだけ? CGA※をやってみると見えて来るものがあるわよ
CGA… そういや夏期セミナーのワークショップで出たっけ

※ Comprehensive Geriatric Assessment（高齢者総合的機能評価）

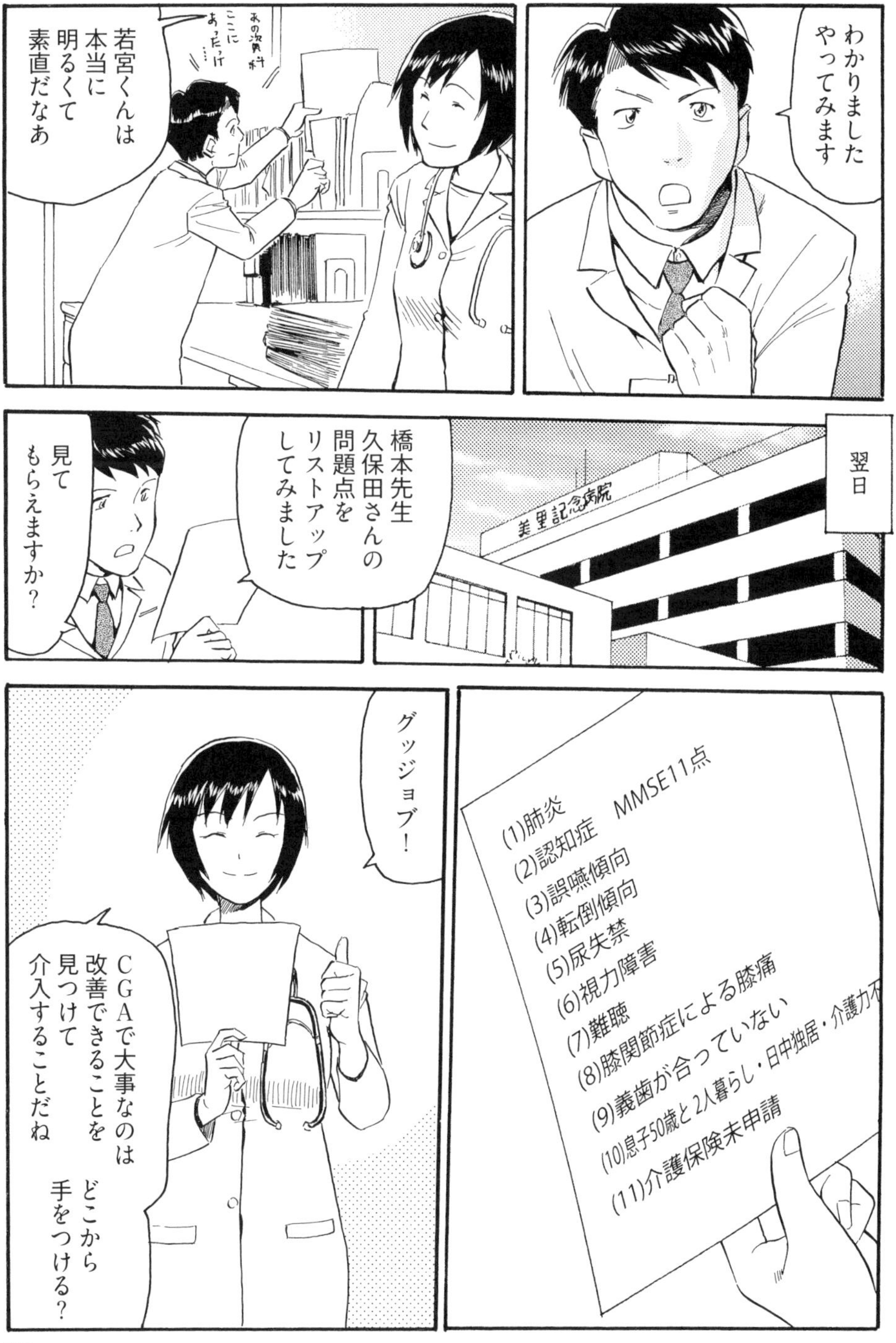
わかりました
やってみます
あの資料
ここに
あったっけ……
若宮くんは
本当に
明るくて
素直だなあ
翌日
美里記念病院
橋本先生
久保田さんの
問題点を
リストアップ
してみました
見て
もらえますか？
(1)肺炎
(2)認知症　MMSE11点
(3)誤嚥傾向
(4)転倒傾向
(5)尿失禁
(6)視力障害
(7)難聴
(8)膝関節症による膝痛
(9)義歯が合っていない
(10)息子50歳と2人暮らし・日中独居・介護力不
(11)介護保険未申請
グッジョブ！
CGAで大事なのは
改善できることを
見つけて
介入することだね
どこから
手をつける？

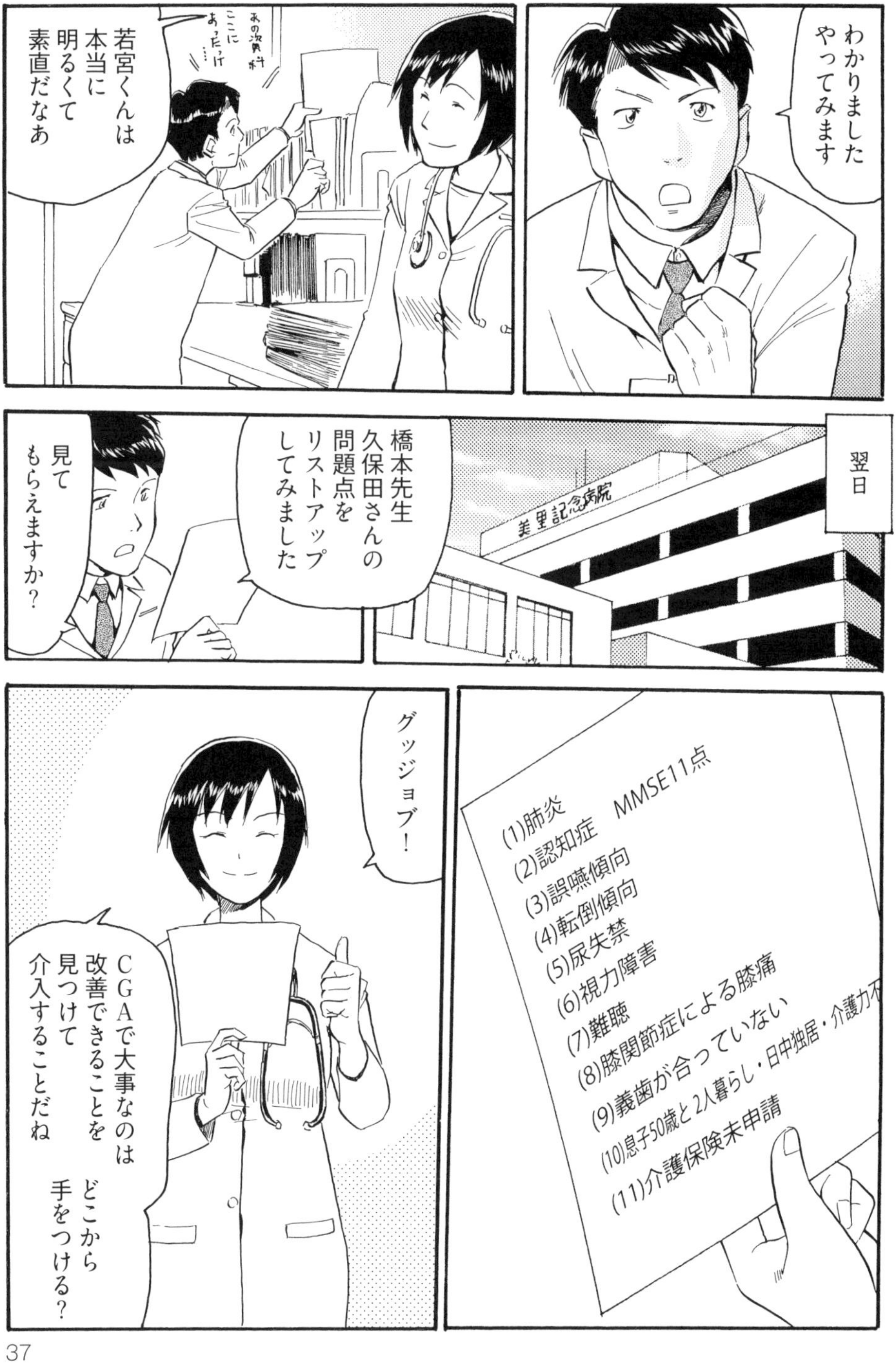

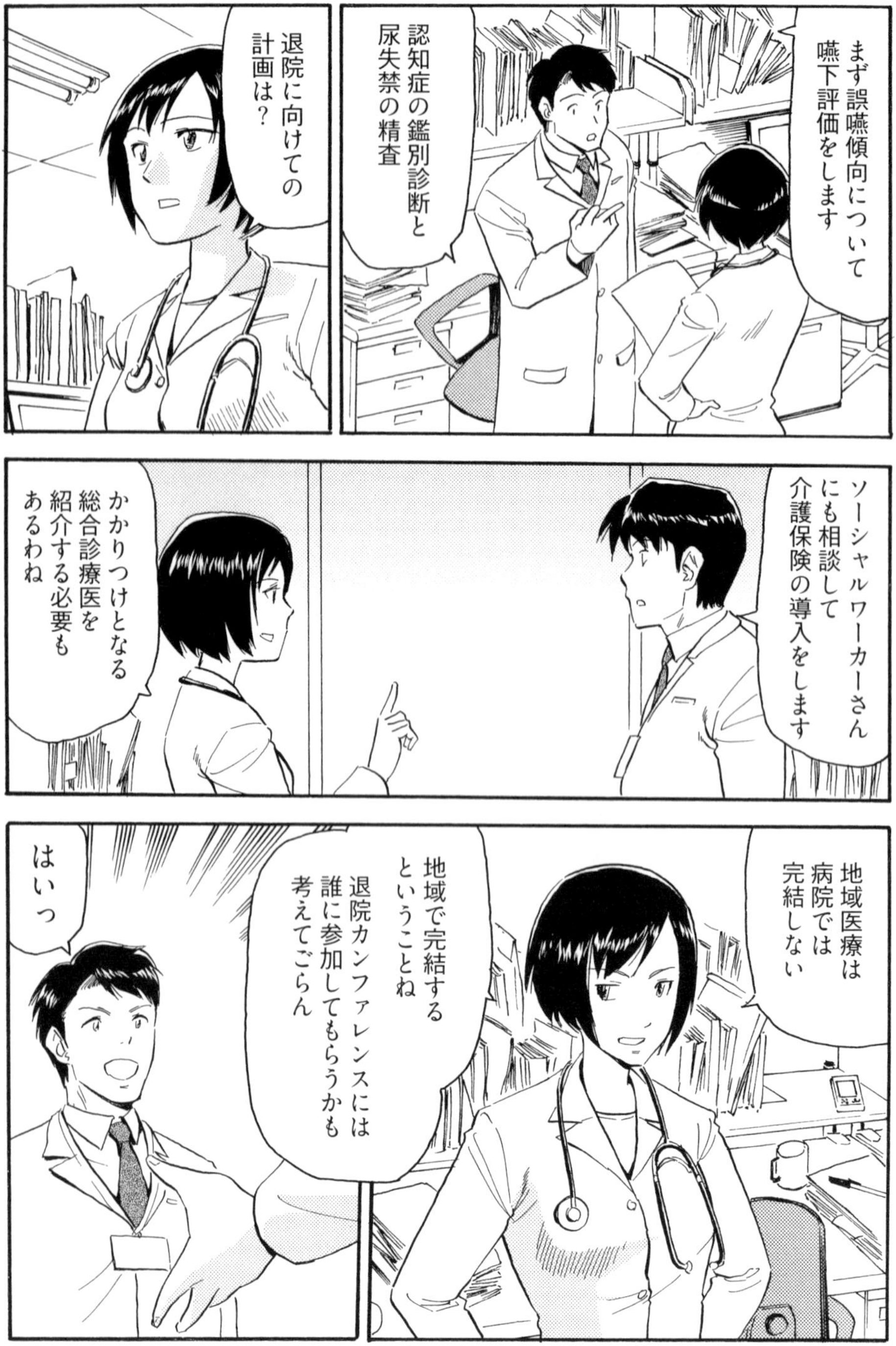
まず誤嚥傾向について嚥下評価をします
認知症の鑑別診断と尿失禁の精査
退院に向けての計画は？
ソーシャルワーカーさんにも相談して介護保険の導入をします
かかりつけとなる総合診療医を紹介する必要もあるわね
地域医療は病院では完結しない
地域で完結するということね
退院カンファレンスには誰に参加してもらうかも考えてごらん
はいっ

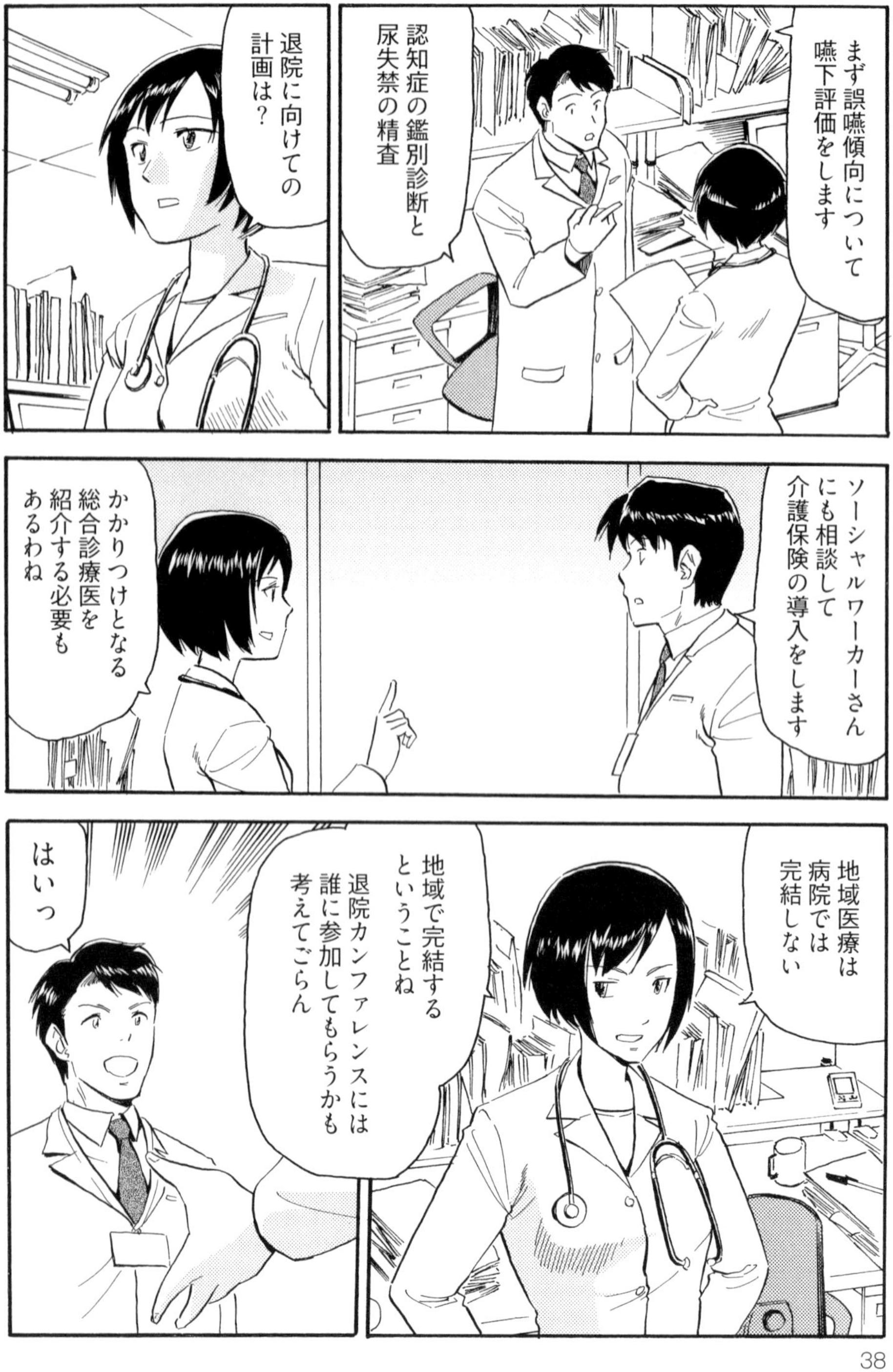

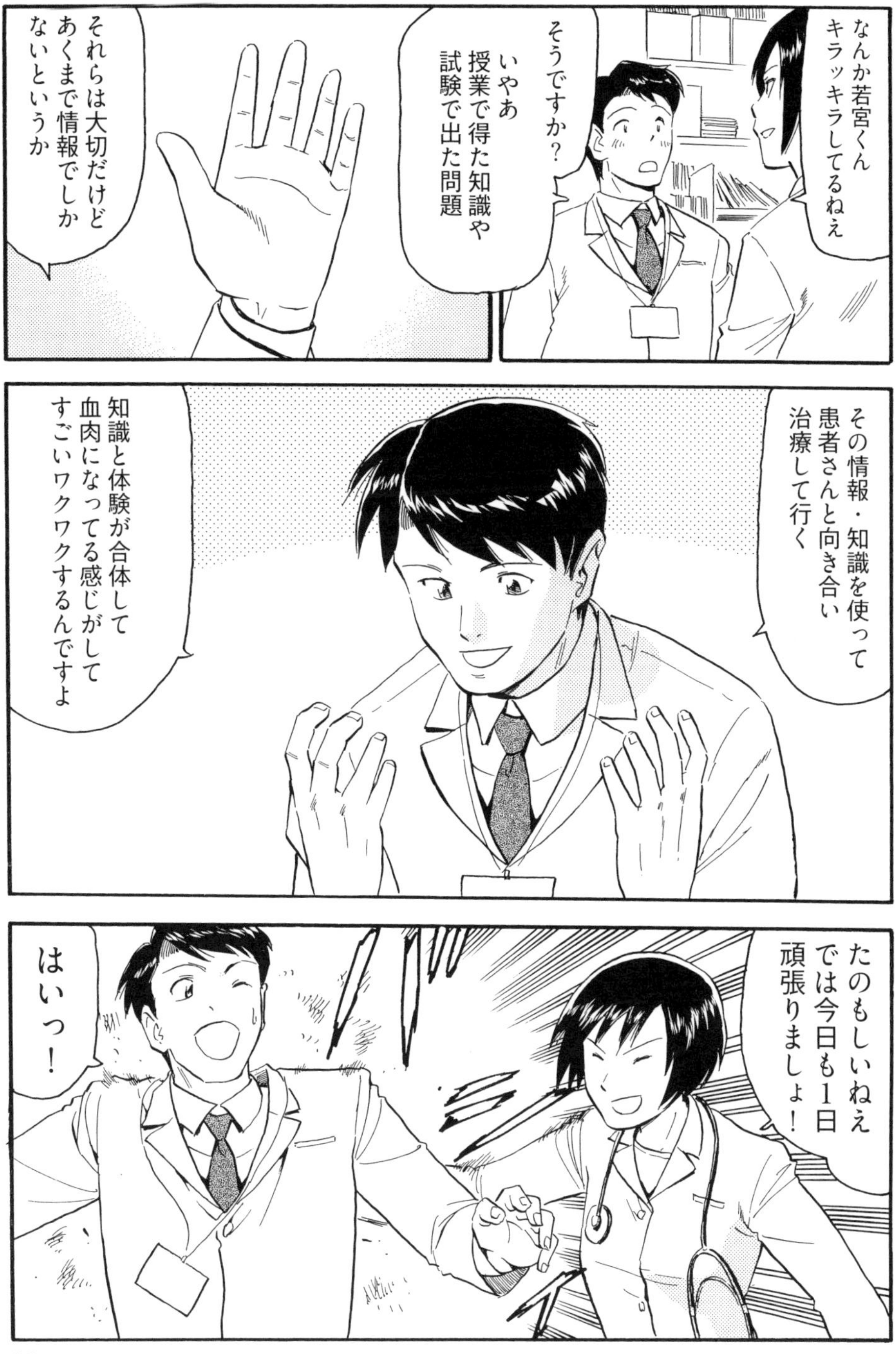
なんか若宮くん
キラッキラしてるねぇ
そうですか？
いやあ
授業で得た知識や
試験で出た問題
それらは大切だけど
あくまで情報でしか
ないというか
その情報・知識を使って
患者さんと向き合い
治療して行く
知識と体験が合体して
血肉になってる感じがして
すごいワクワクするんですよ
たのもしいねえ
では今日も1日
頑張りましょ！
はいっ！

病院研修

家庭医療後期研修の病院研修には、総合診療専門研修Ⅱと領域別研修の内科研修があります。

総合診療専門研修Ⅱは、病院における総合診療部門で最低6カ月間行います（総合診療専門研修Ⅰは診療所または小病院で実施します）。総合診療部門とは総合診療科、総合内科、一般内科等を指し、病棟診療および外来診療で構成されます。その特徴は高齢者（特に虚弱高齢者）ケア、複数の健康問題を抱える患者への対応、必要に応じた他科専門医との連携、心理・社会・倫理的複雑事例への対応、がん・非がん患者の緩和ケア、退院支援と地域連携機能の提供、在宅患者の入院時対応です。

領域別研修の内科は、一般内科または臓器別の内科において内科領域における基本能力（診断学、治療学、手技等）を修得するための研修を6カ月間行います。病棟の主治医として主に急性期患者の診療を経験することになります。

総合診療医として他の臓器別専門医と大きく違う得意分野の一つ目は、どの科にも分類されない不明熱などの全身疾患の診断です。問診と身体診察から診断へと導いていく総合的なスーパー診断能力を持つ指導医や上級医は、医師として誰もがあこがれるでしょう。

二つ目の得意分野は高齢者の治療とケアです。高齢者はいくつもの疾患をかかえており、また正常な老化や認知症などの基礎的健康問題を持っているため、臓器別専門医が診るとなると臓器別に何人もの医師が主治医となることになり、主治医機能がうまく発揮できないことも多いと考えられます。総合診療医は、患者さん全体を診る主治医機能を持ち、各科の専門医と連携して治療を行うことができる唯一の専門家です。また、心理・社会面に留意して、その患者さんにあった退院後のケアを考えます。そこには、医療と福祉の公的サービスの知識が必要となります。高齢者を診るときに重要なポイントとして、高齢者総合的機能評価（ＣＧＡ：comprehensive geriatric assessment）があります。その内容は総合診療専門医シリーズ①『総合診療専門医のカルテ』に詳しく載っていますので、ぜひご覧ください。

総合診療のおもしろさと奥深さにどっぷりつかることのできる総合診療専門研修Ⅱ。この道に進んで良かったと心から思える研修期間です。

［西村真紀］

Chapter 5

小児科研修

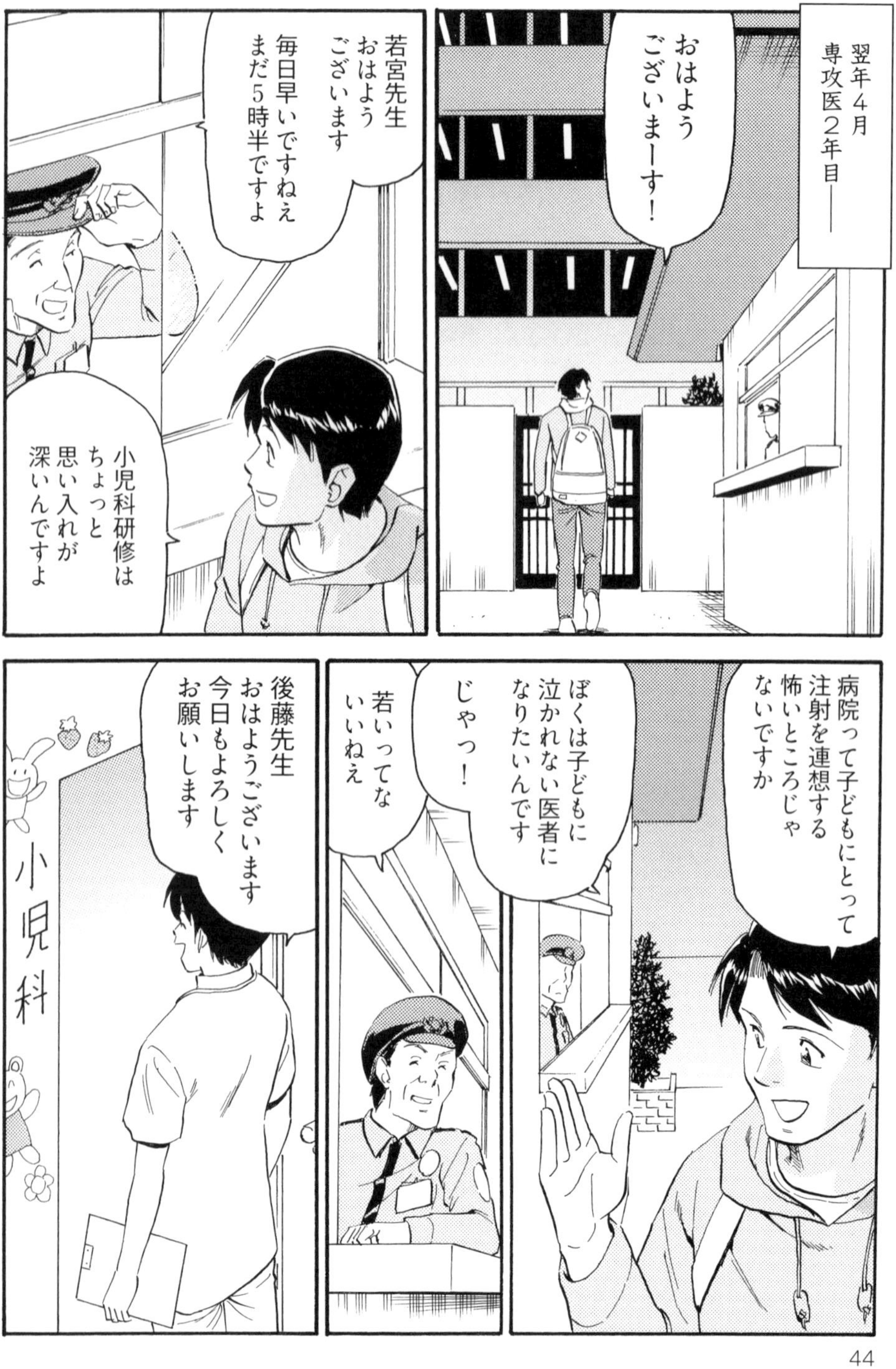
翌年4月
専攻医2年目――
おはようございまーす！
若宮先生おはようございます
毎日早いですねえ
まだ5時半ですよ
小児科研修はちょっと思い入れが深いんですよ
病院って子どもにとって注射を連想する怖いところじゃないですか
ぼくは子どもに泣かれない医者になりたいんです
じゃっ！
若いってないいねえ
後藤先生おはようございます
今日もよろしくお願いします
小児科

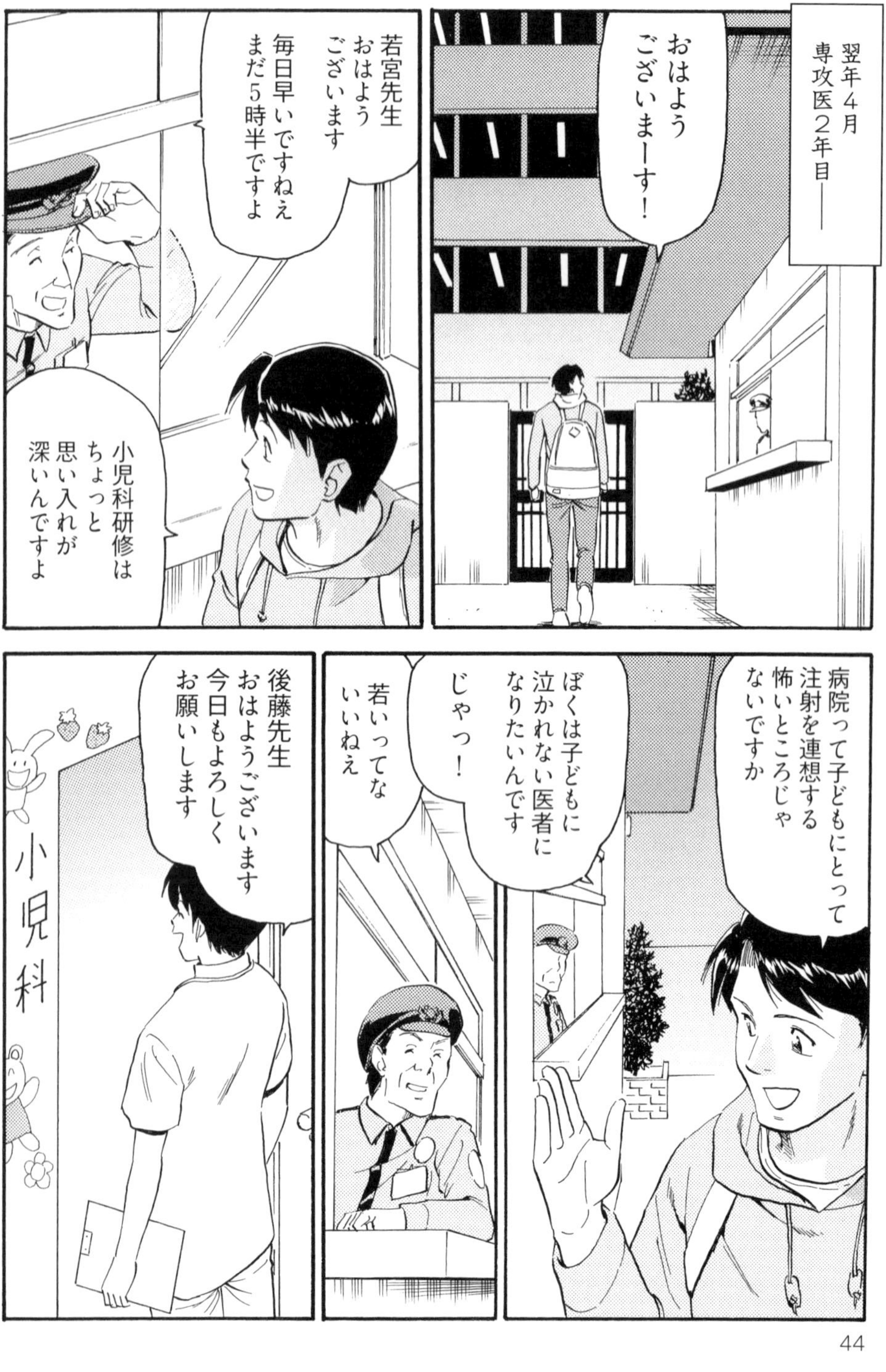

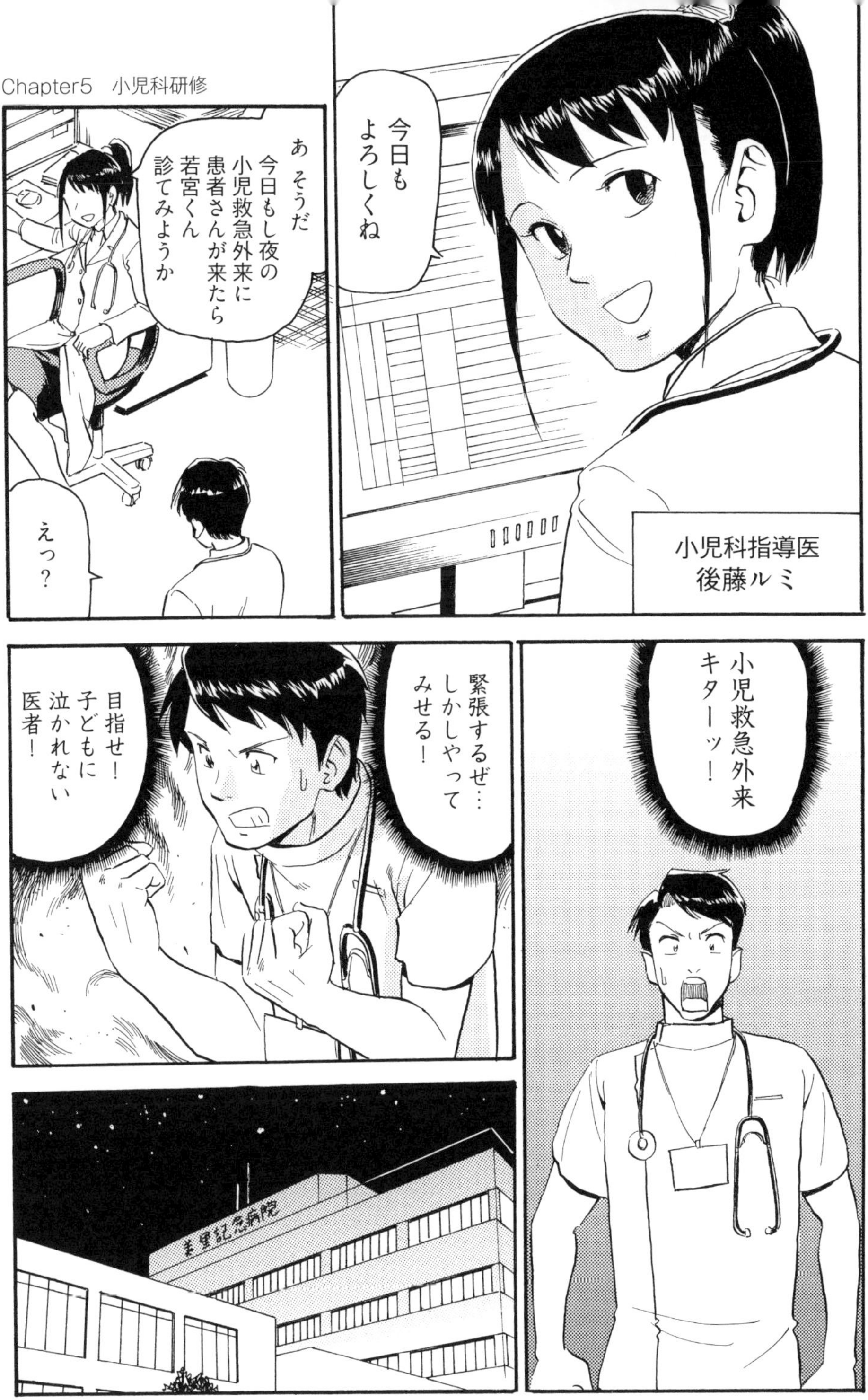
今日もよろしくね
小児科指導医
後藤ルミ
あ そうだ 今日もし夜の小児救急外来に患者さんが来たら若宮くん診てみようか
えっ？
小児救急外来キターッ！
緊張するぜ… しかしやってみせる！
目指せ！子どもに泣かれない医者！
美里記念病院

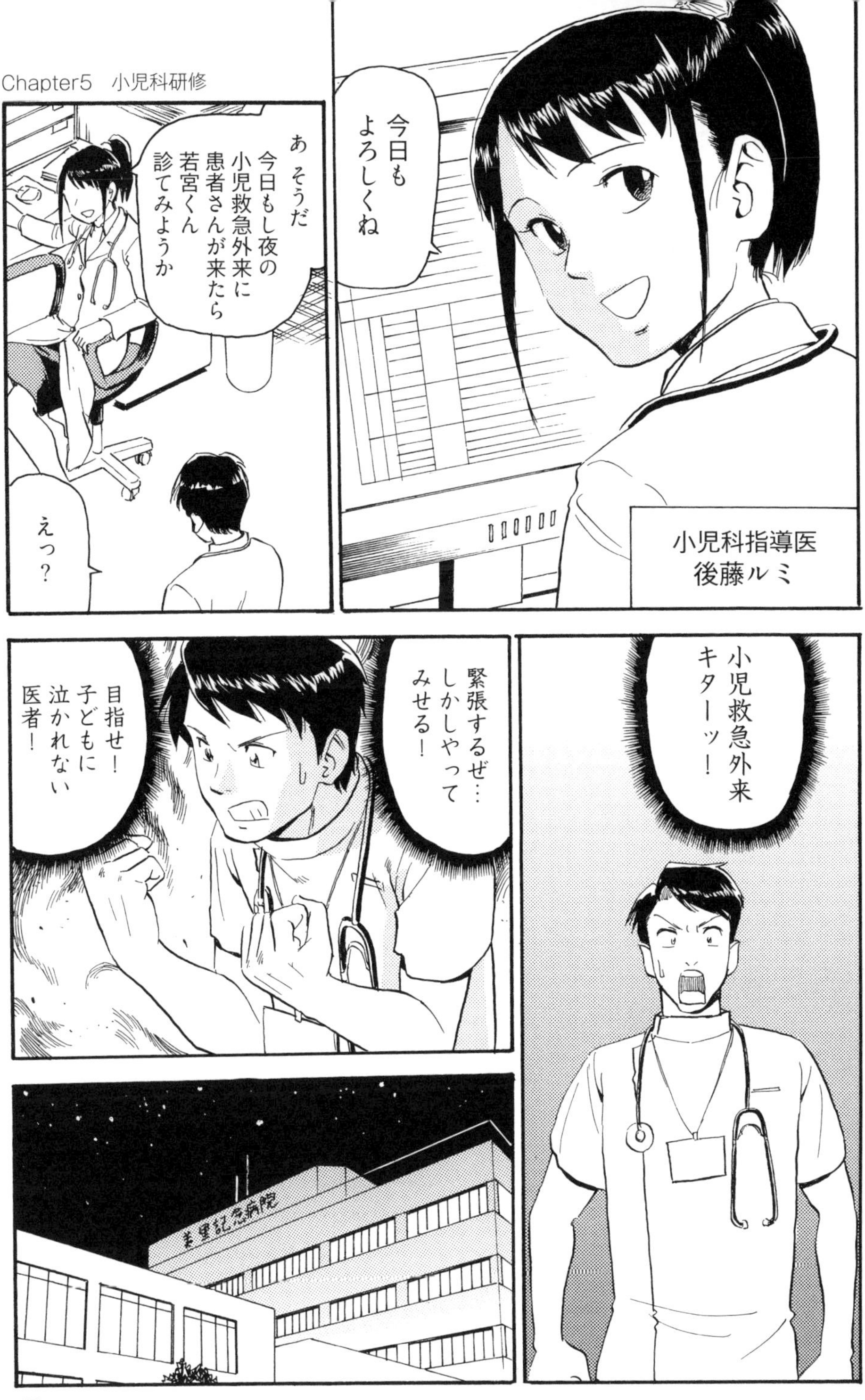

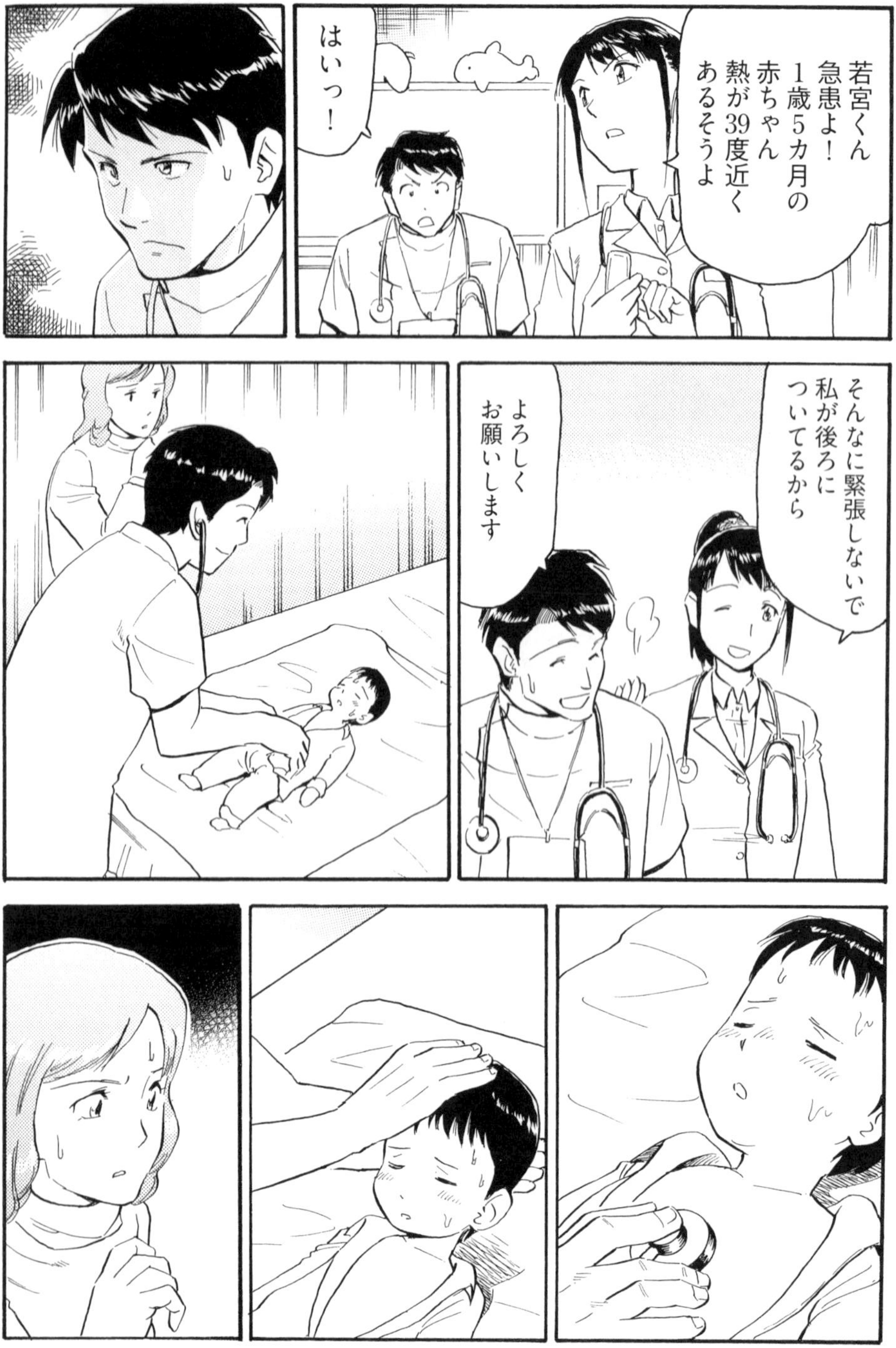
若宮くん 急患よ！ 1歳5カ月の 赤ちゃん 熱が39度近く あるそうよ
はいっ！
そんなに緊張しないで 私が後ろに ついてるから
よろしく お願いします

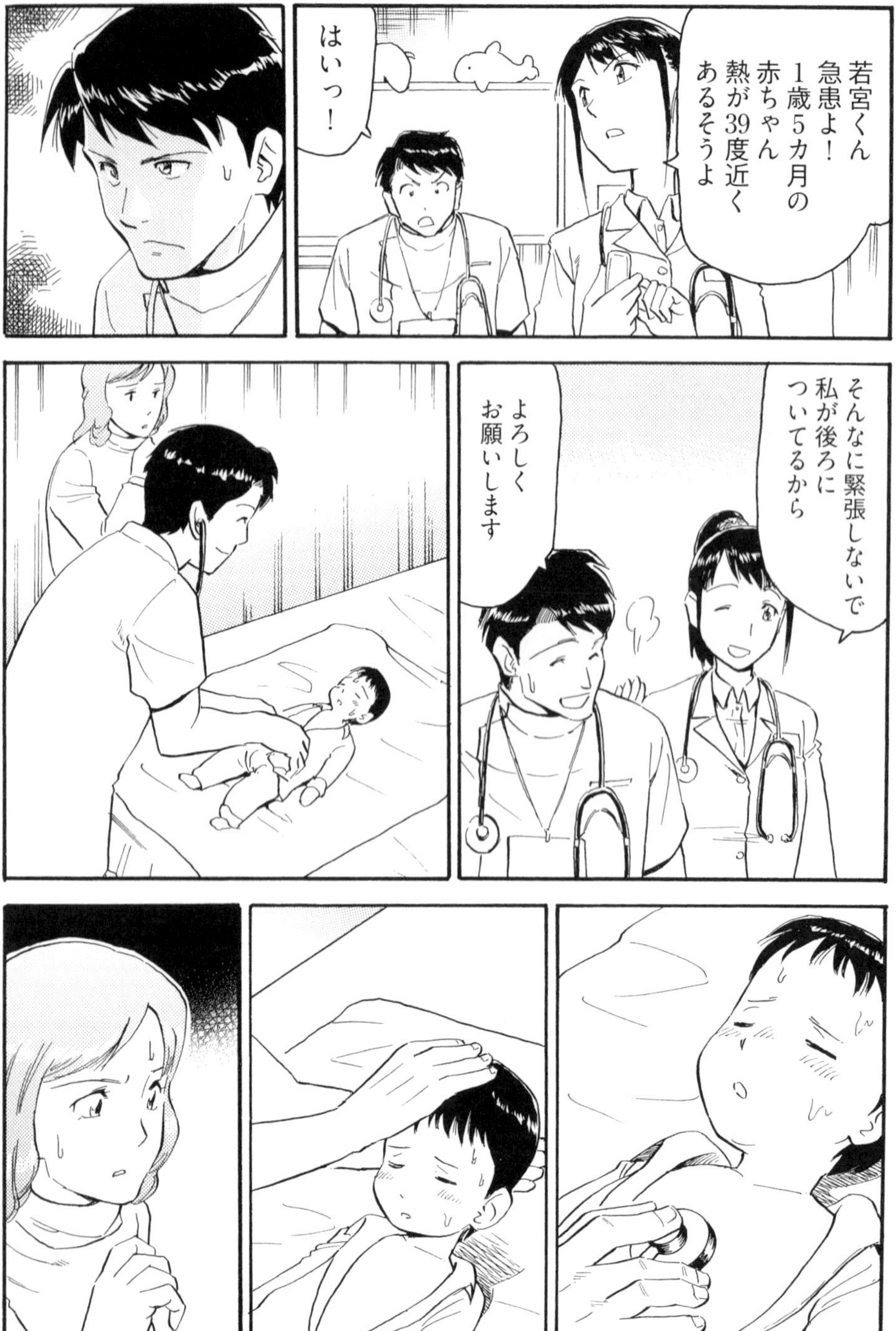

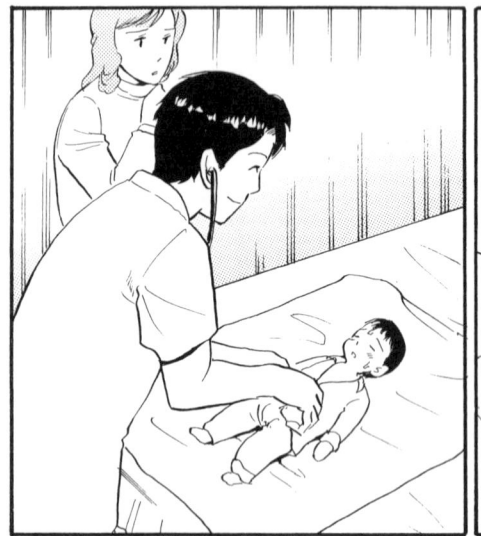

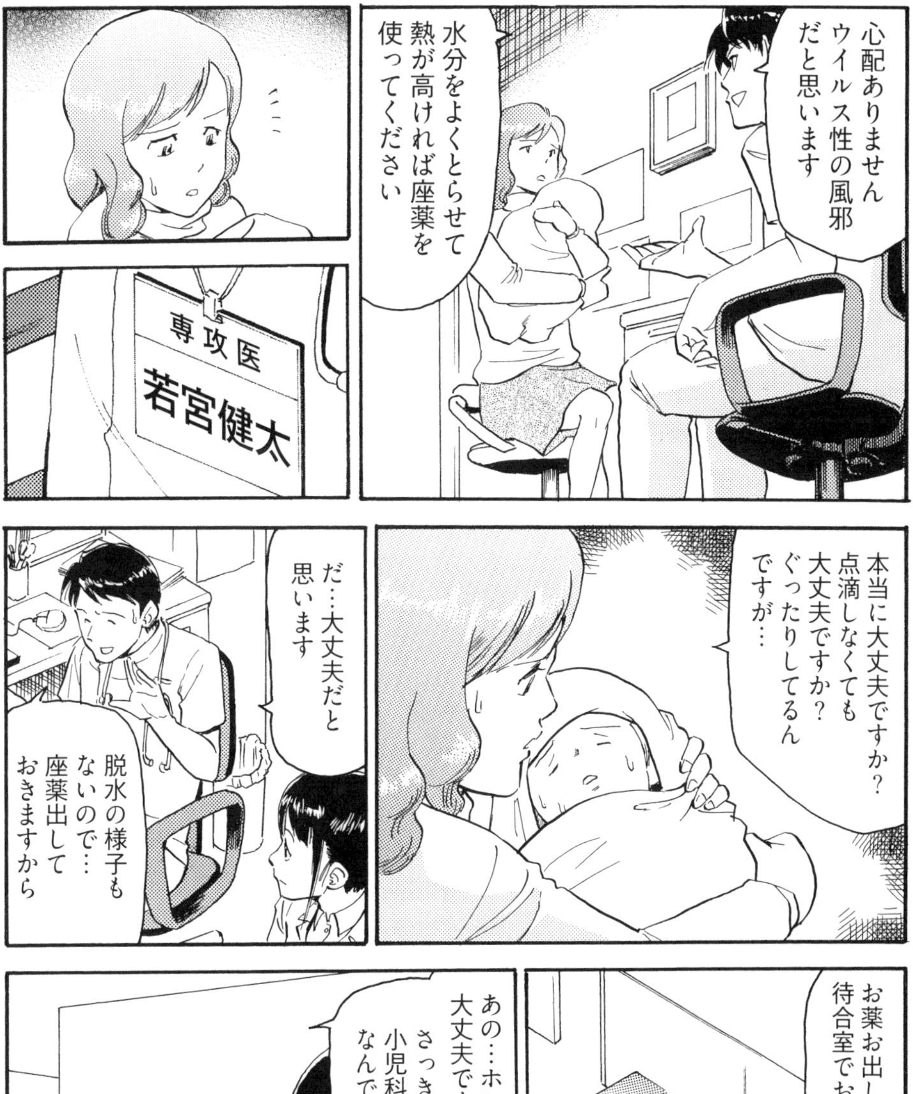
心配ありません
ウイルス性の風邪だと思います
水分をよくとらせて熱が高ければ座薬を使ってください
専攻医
若宮健太
本当に大丈夫ですか？
点滴しなくても大丈夫ですか？
ぐったりしてるんですが…
だ…大丈夫だと思います
脱水の様子もないので…座薬出しておきますから
お薬お出ししますので待合室でお待ちください
あの…ホントに大丈夫ですか？
さっきの先生小児科の先生なんですか？

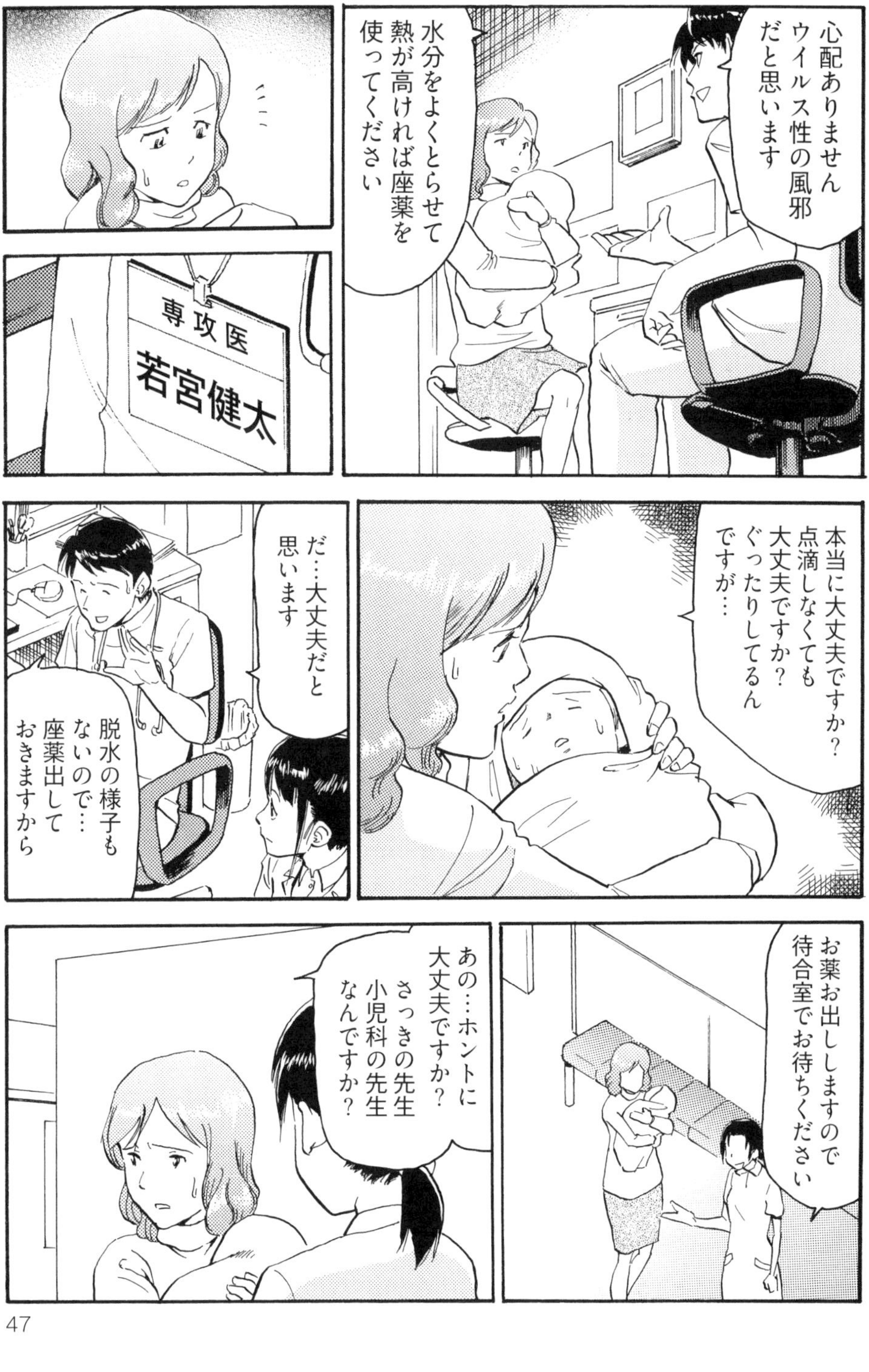

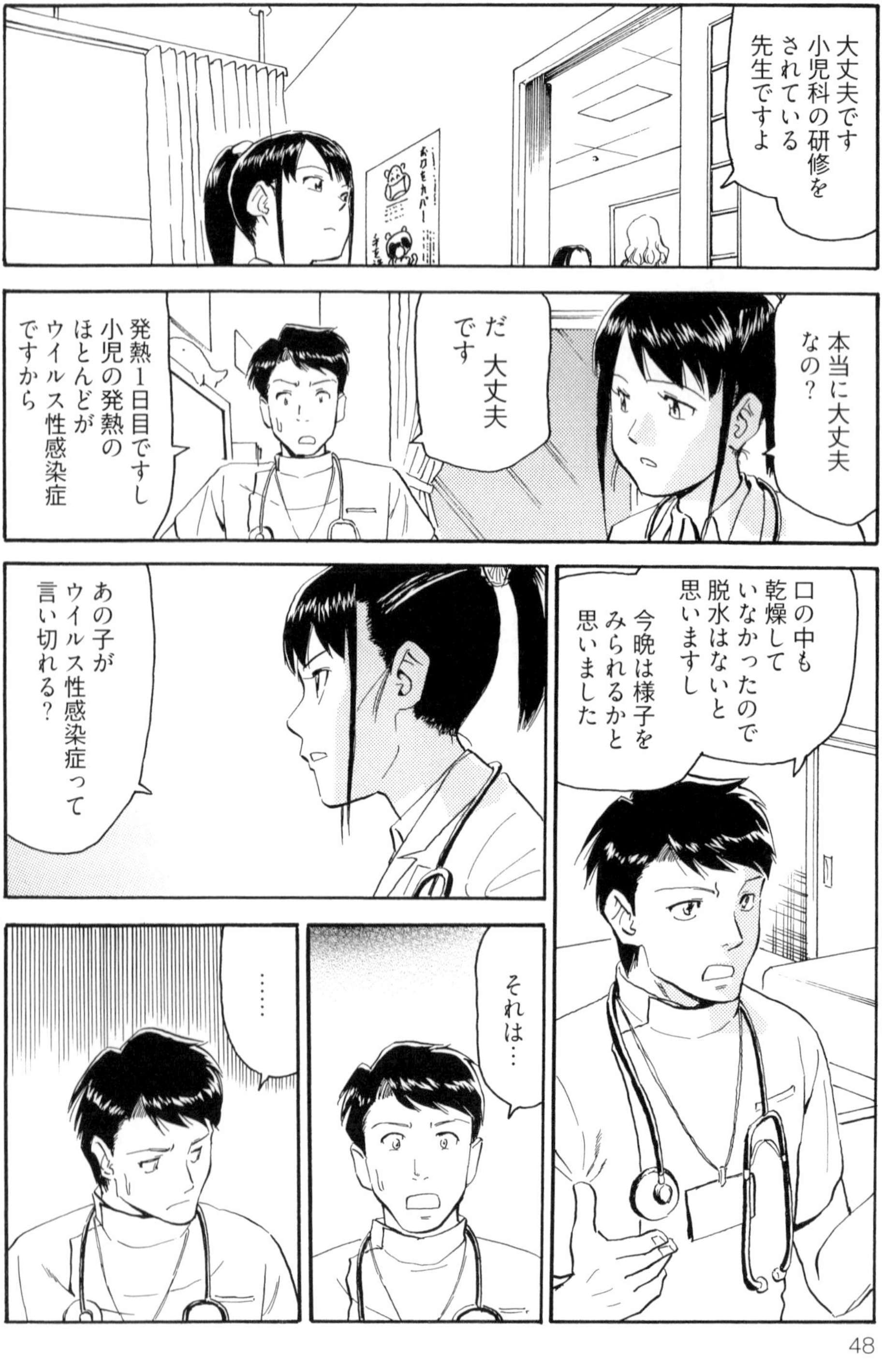
大丈夫です
小児科の研修をされている先生ですよ
本当に大丈夫なの?
だ 大丈夫です
発熱1日目ですし
小児の発熱のほとんどがウイルス性感染症ですから
口の中も乾燥していなかったので脱水はないと思いますし
今晩は様子をみられるかと思いました
あの子がウイルス性感染症って言い切れる?
それは…
……

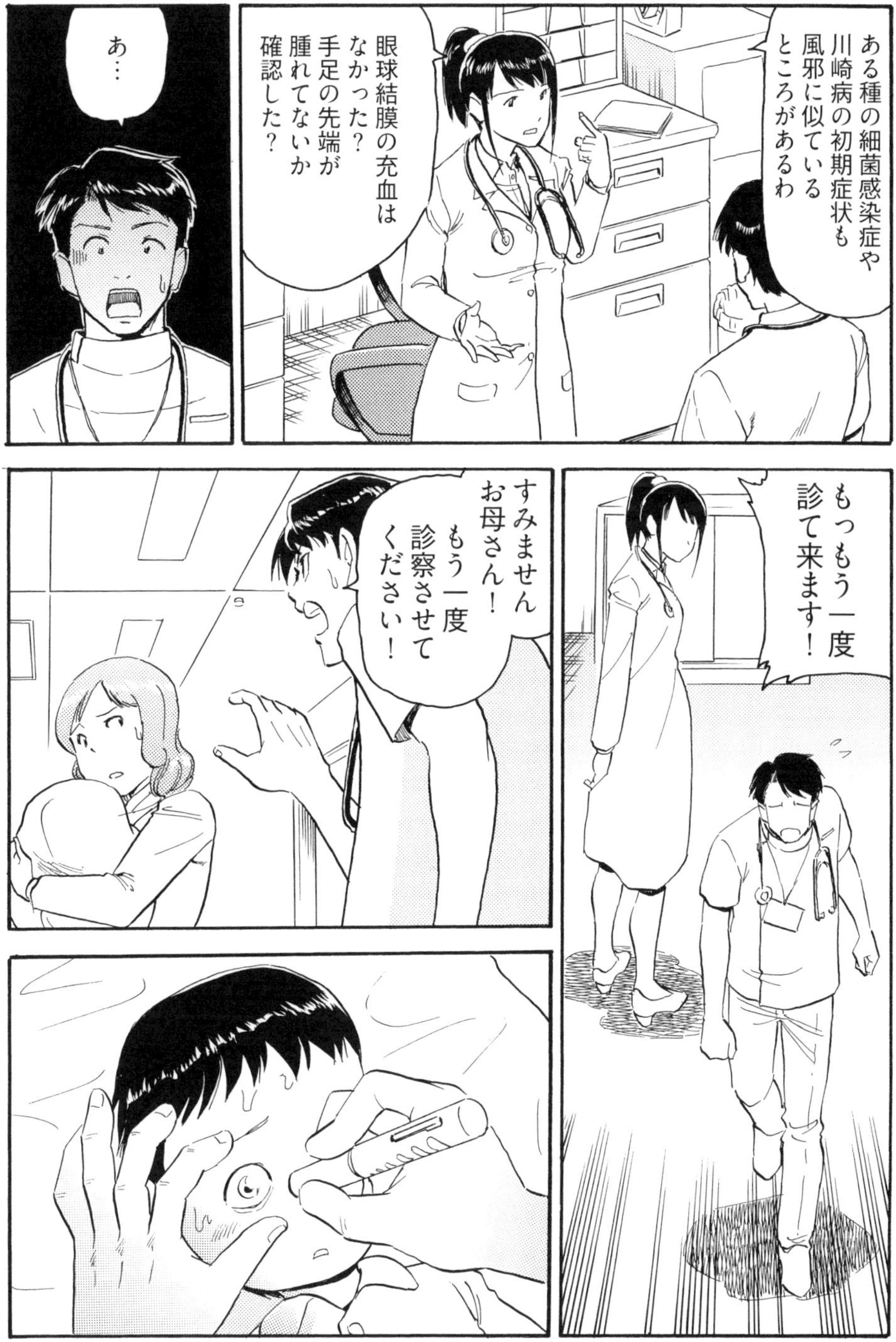
ある種の細菌感染症や川崎病の初期症状も風邪に似ているところがあるわ
眼球結膜の充血はなかった？手足の先端が腫れてないか確認した？
あ…
もっもう一度診て来ます！
すみませんお母さん！もう一度診察させてください！

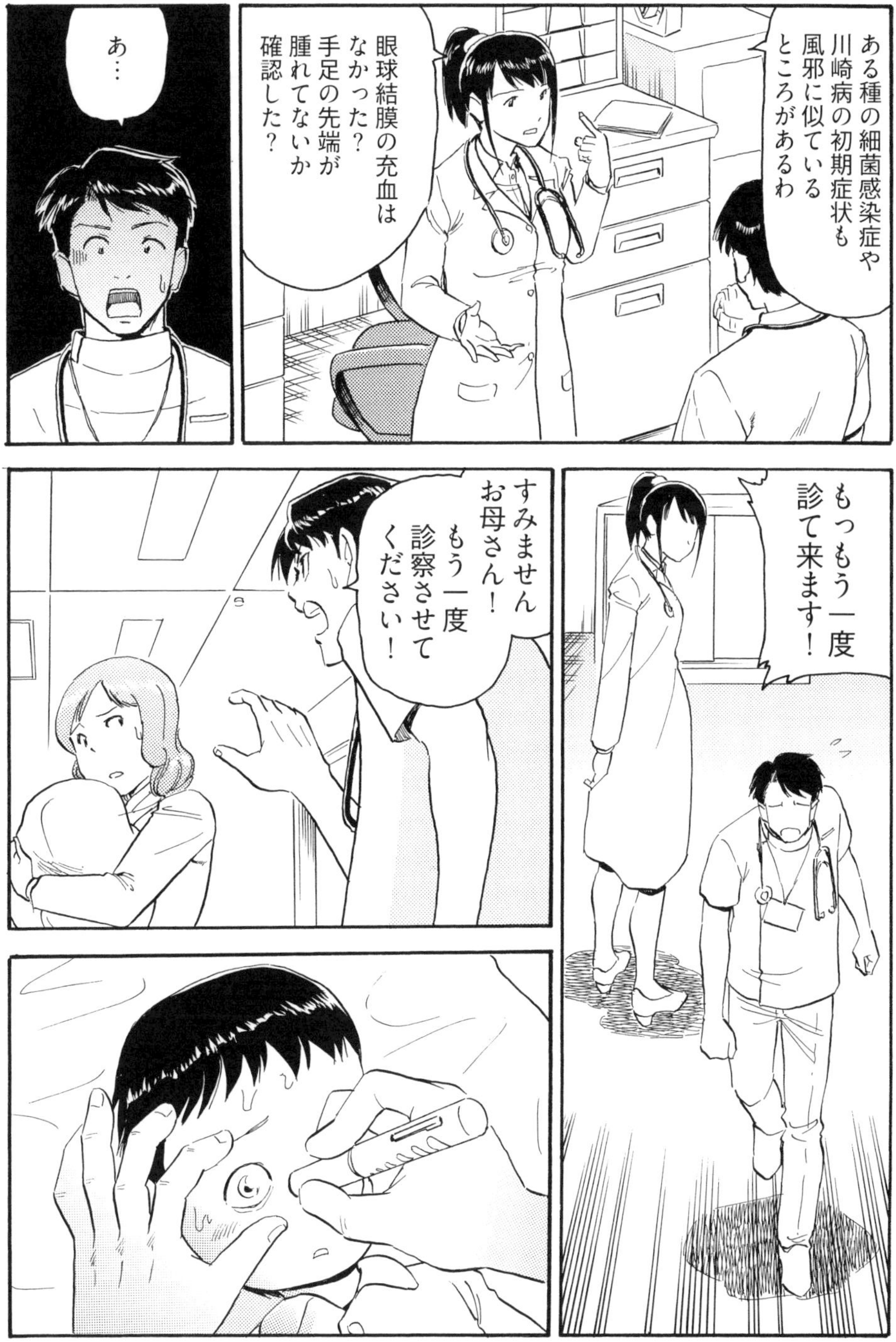

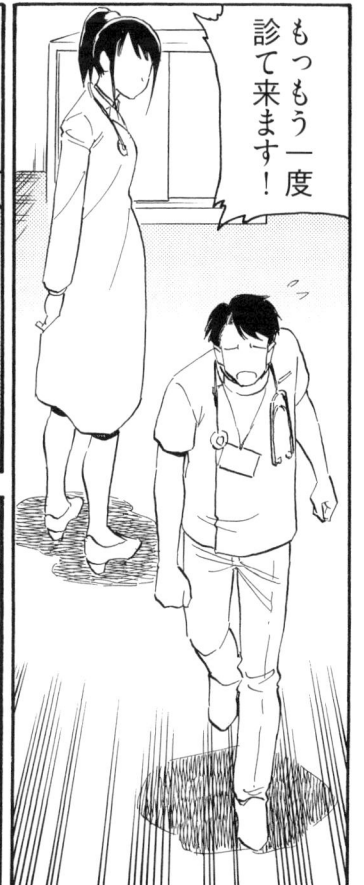

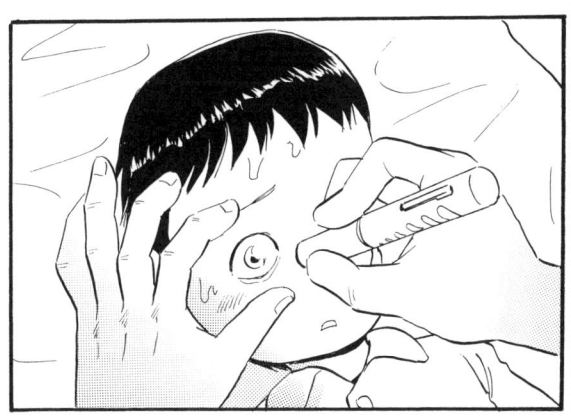

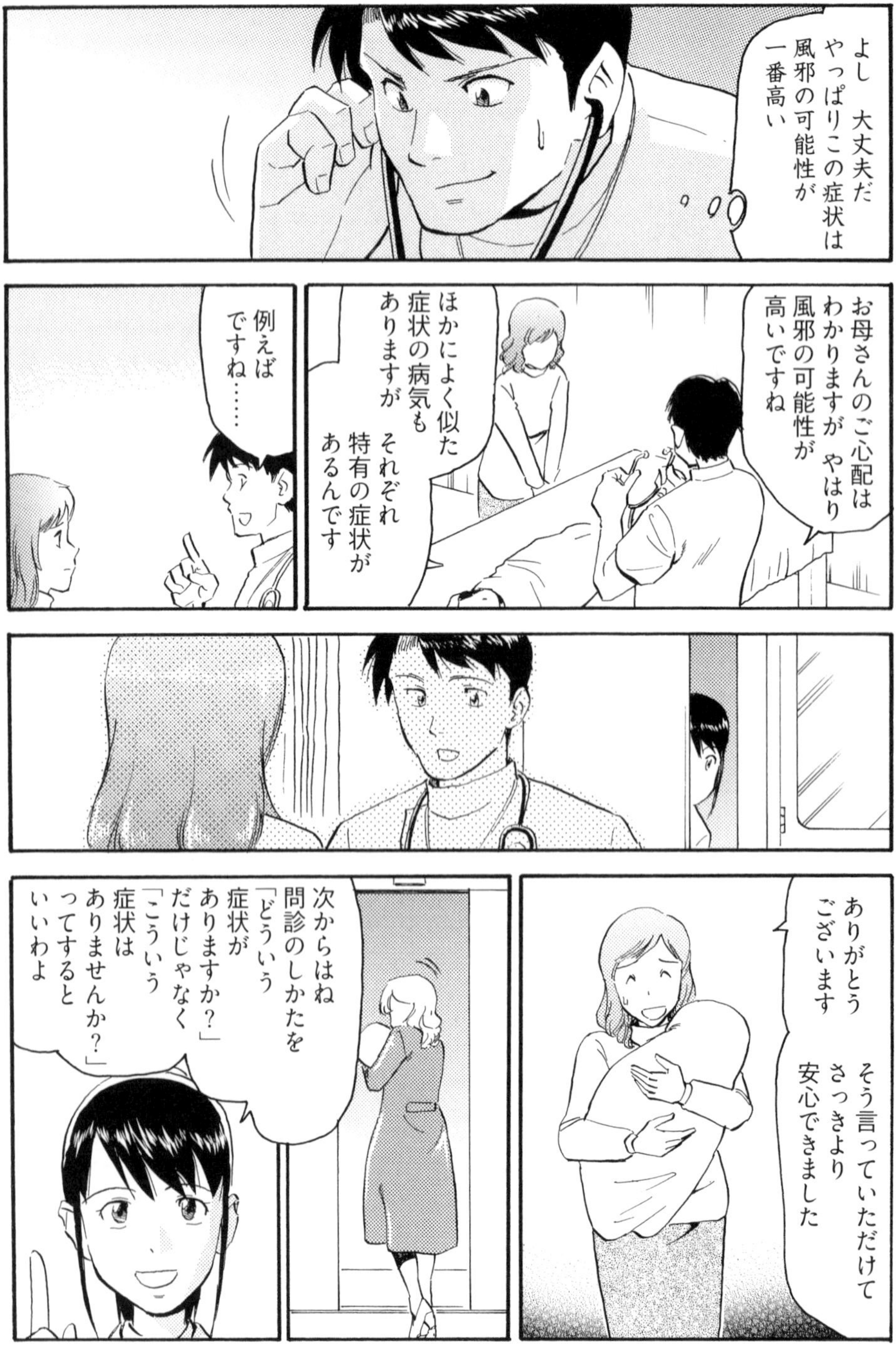
よし　大丈夫だ
やっぱりこの症状は風邪の可能性が一番高い
お母さんのご心配はわかりますが　やはり風邪の可能性が高いですね
ほかによく似た症状の病気もありますが　それぞれ特有の症状があるんです
例えばですね……
ありがとうございます
そう言っていただけてさっきより安心できました
次からはね問診のしかたを「どういう症状がありますか？」だけじゃなく「こういう症状はありませんか？」ってするといいわよ

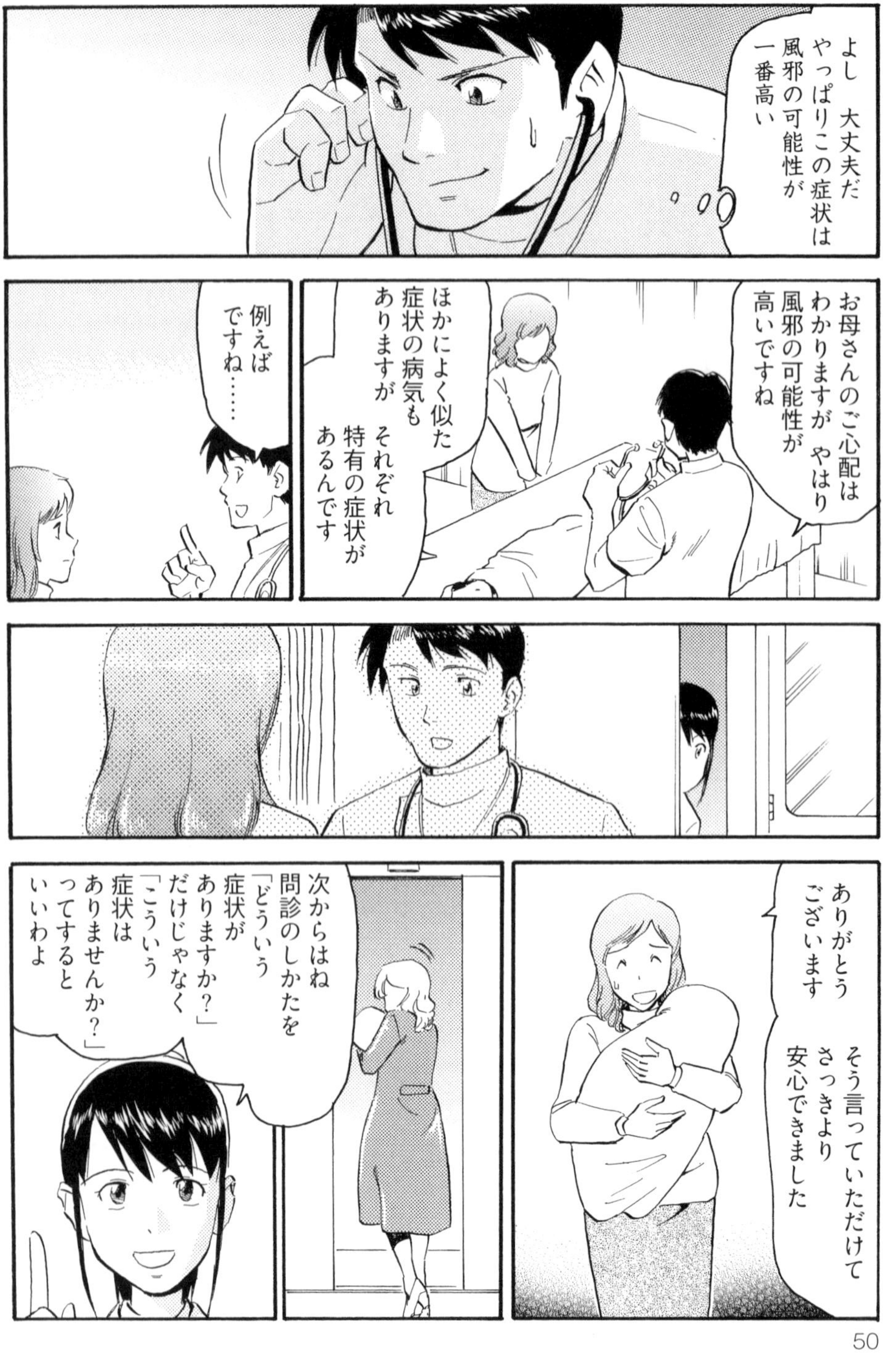

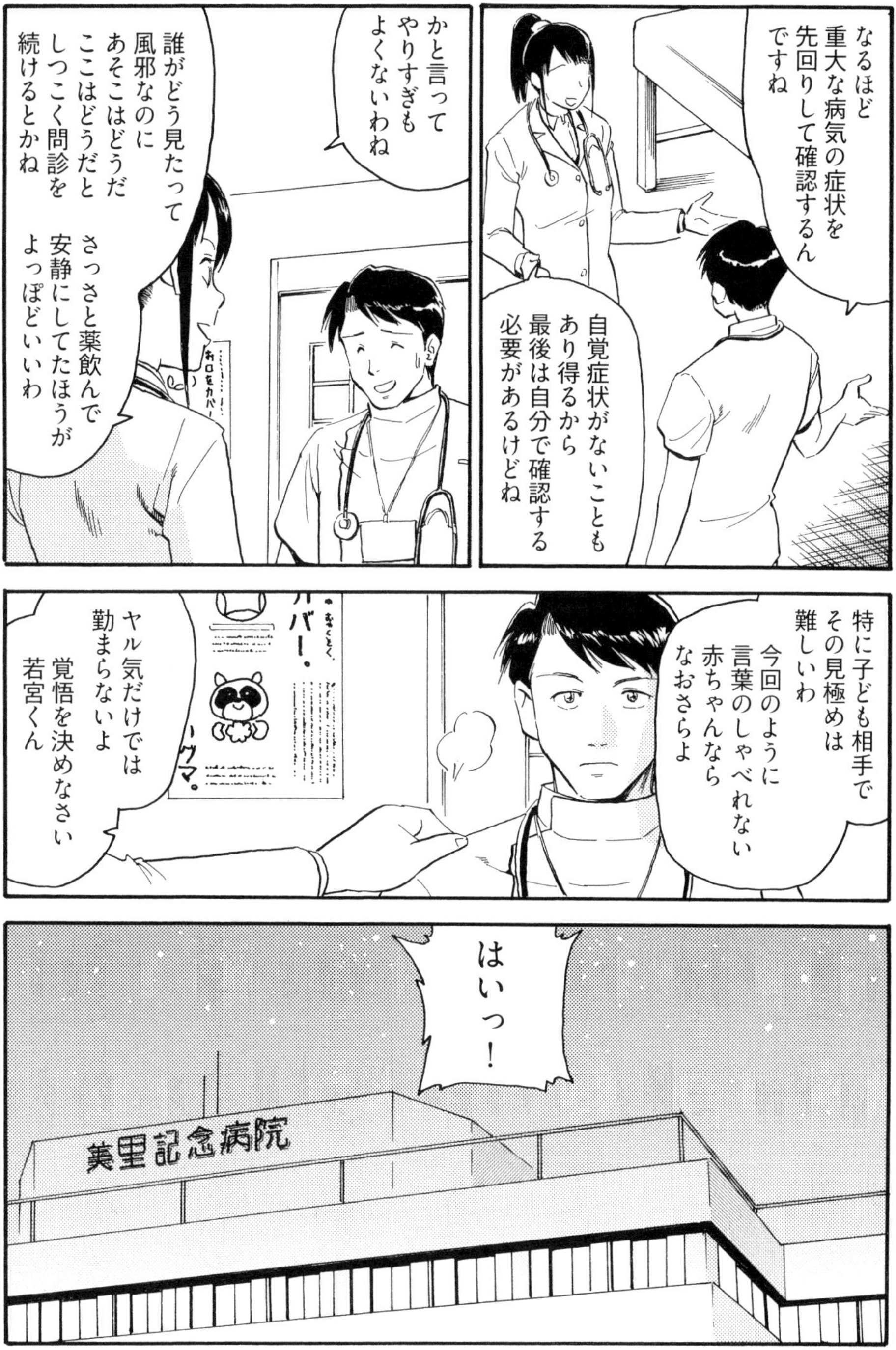
なるほど
重大な病気の症状を
先回りして確認するんですね
自覚症状がないこともあり得るから
最後は自分で確認する必要があるけどね
かと言ってやりすぎもよくないわね
誰がどう見たって風邪なのに
あそこはどうだここはどうだと
しつこく問診を続けるとかね
さっさと薬飲んで安静にしてたほうがよっぽどいいわ
特に子ども相手でその見極めは難しいわ
今回のように言葉のしゃべれない赤ちゃんならなおさらよ
ヤル気だけでは勤まらないよ
覚悟を決めなさい
若宮くん
はいっ！
美里記念病院

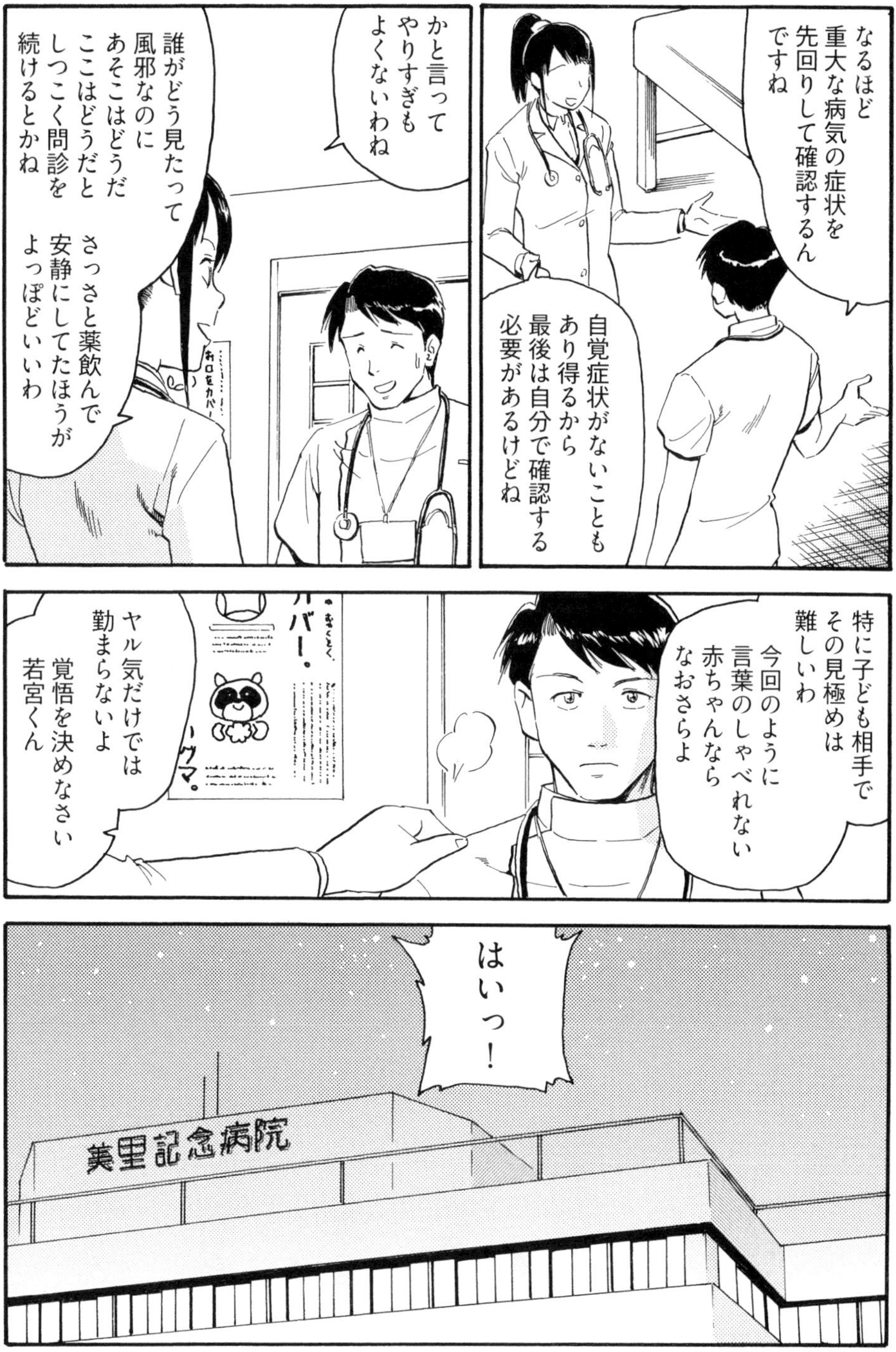

小児科研修

家庭医療後期研修の中で小児科研修は必修領域となっており、3カ月以上の入院および外来研修は、総合的に小児科領域研修を行える病院で受けること、そして連続した期間で実施することが望ましい、と要綱で定められています。

Q

私は将来、診療所で総合診療をするので、小児科の研修は小児科の先生がいる診療所で受けたいのですが、病院でないとだめなのですか?

A

病院の小児科で受けなければなりません。

将来診療所で働く総合診療医の先生であっても、病院の小児科に入院する子どもがどんな状態なのかを知ることは非常に貴重な経験となります。外来通院で乗り切れる子どもと、入院治療しなければならない子どもと、どこが異なるのでしょうか？ 疾患の重症度を肌身で感じて覚えることも勿論のことですが、家庭によっては療養環境や病院へのアクセス（交通手段、距離、付添者）が、入院の決定打となることもあります。外来だけでなく、入院した子どもの診療も、できるだけたくさん経験しましょう。

［一瀬直日］

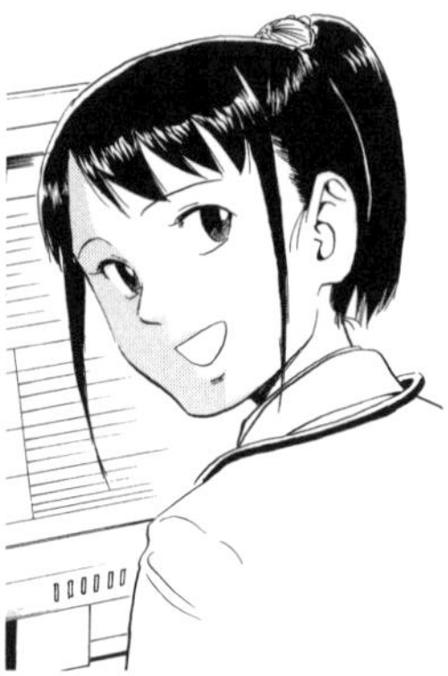

Chapter 6

救急研修 ①

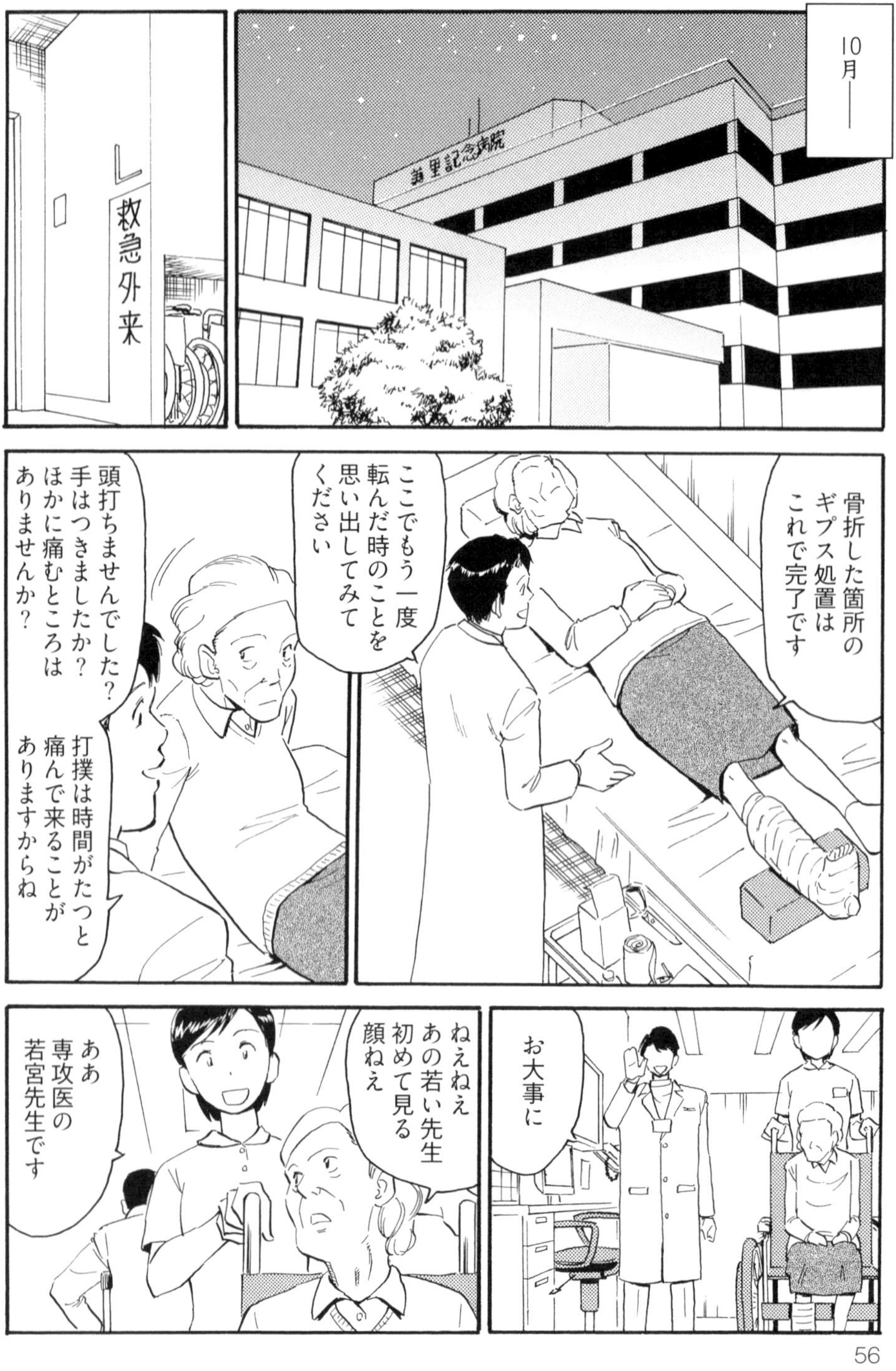
10月——
美里記念病院
救急外来
骨折した箇所のギプス処置はこれで完了です
ここでもう一度転んだ時のことを思い出してみてください
頭打ちませんでした？手はつきましたか？ほかに痛むところはありませんか？
打撲は時間がたつと痛んで来ることがありますからね
お大事に
ねえねえあの若い先生初めて見る顔ねえ
ああ専攻医の若宮先生です

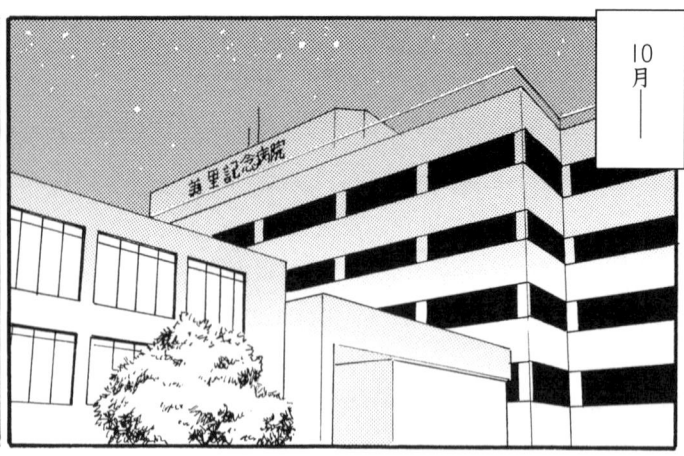

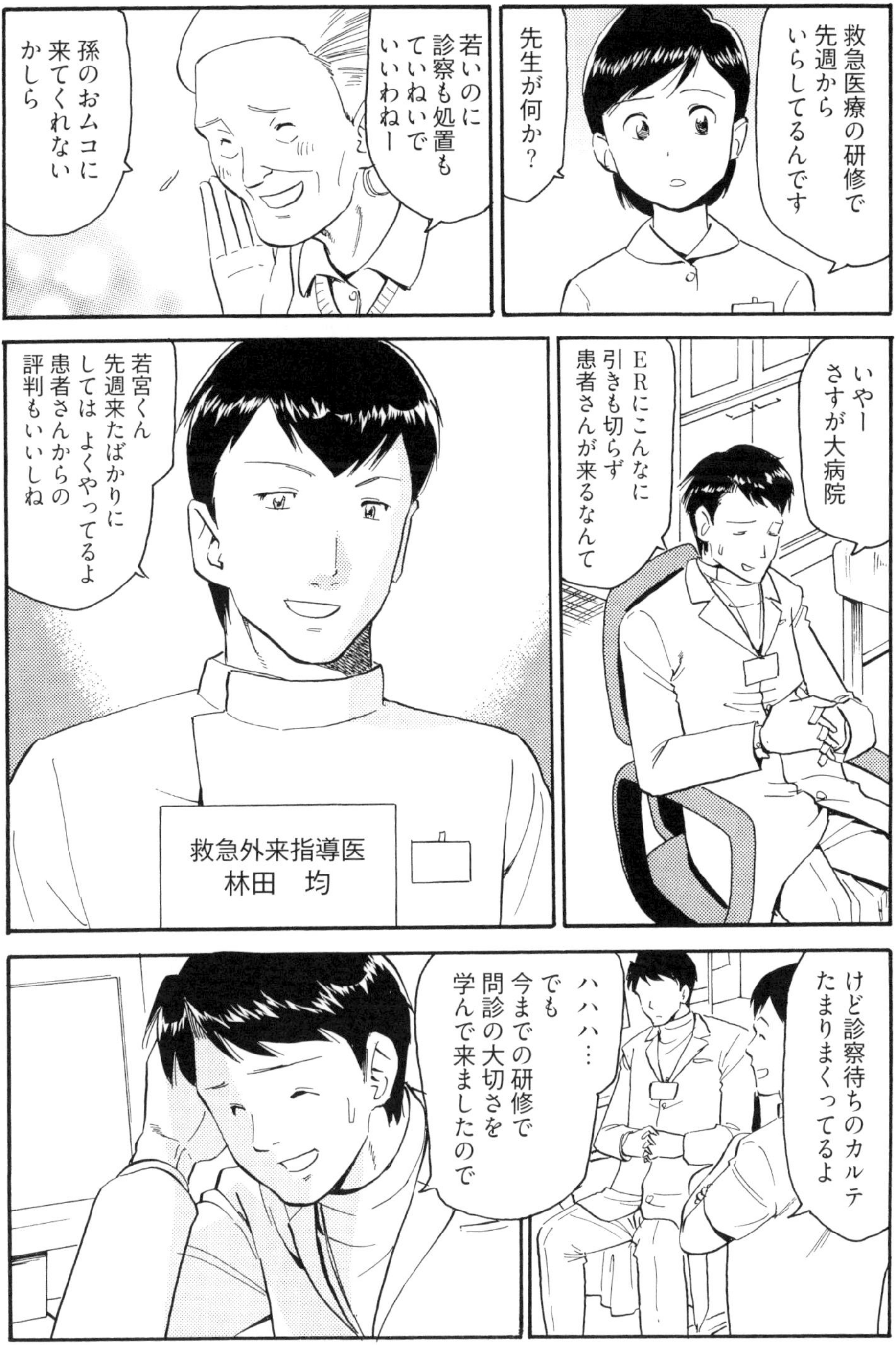
救急医療の研修で先週からいらしてるんです
先生が何か？
若いのに診察も処置もていねいでいいわねー
孫のおムコに来てくれないかしら
いやーさすが大病院
ERにこんなに引きも切らず患者さんが来るなんて
若宮くん先週来たばかりにしては よくやってるよ患者さんからの評判もいいしね
救急外来指導医
林田　均
けど診察待ちのカルテたまりまくってるよ
ハハハ…でも今までの研修で問診の大切さを学んで来ましたので

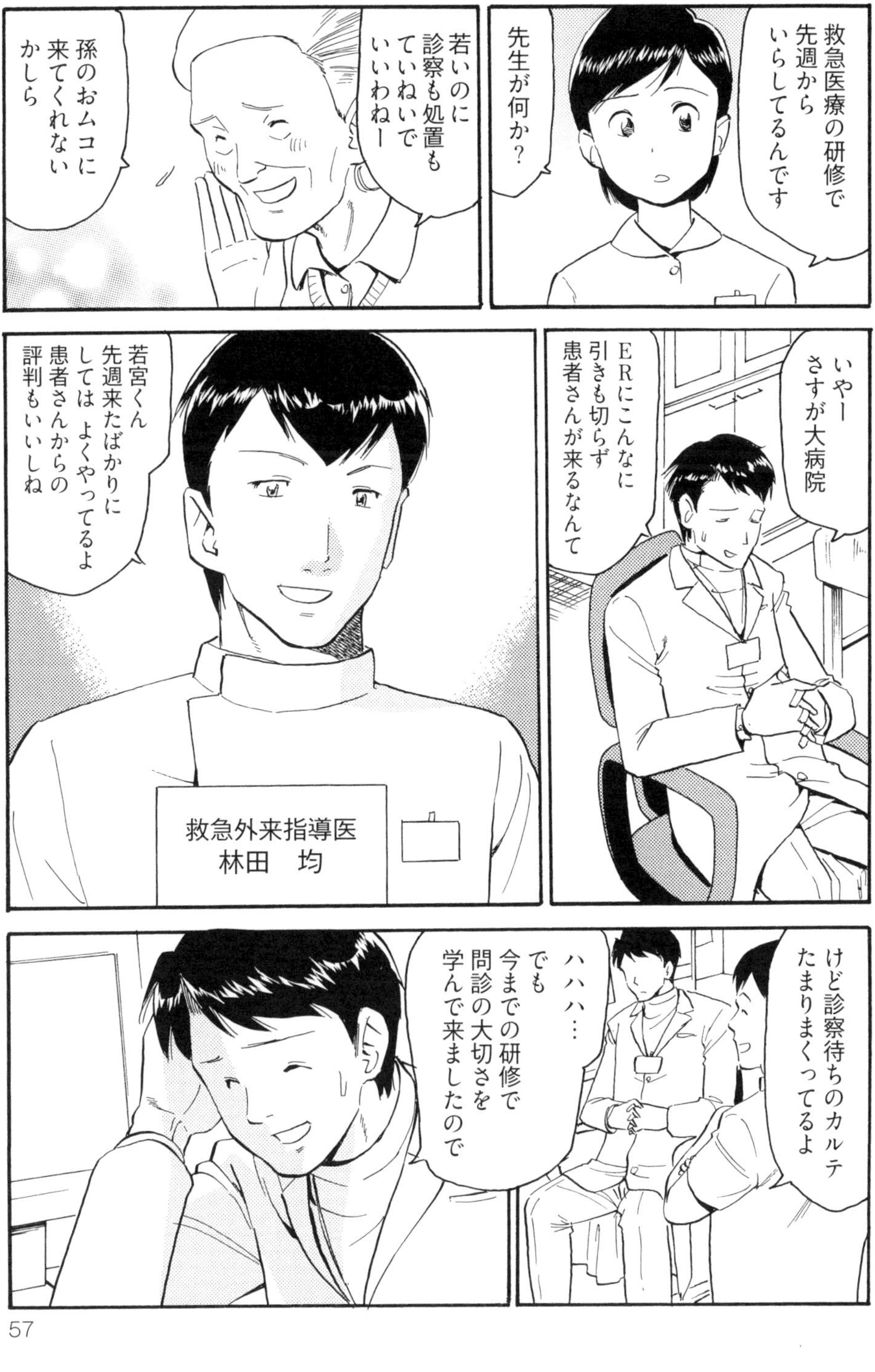

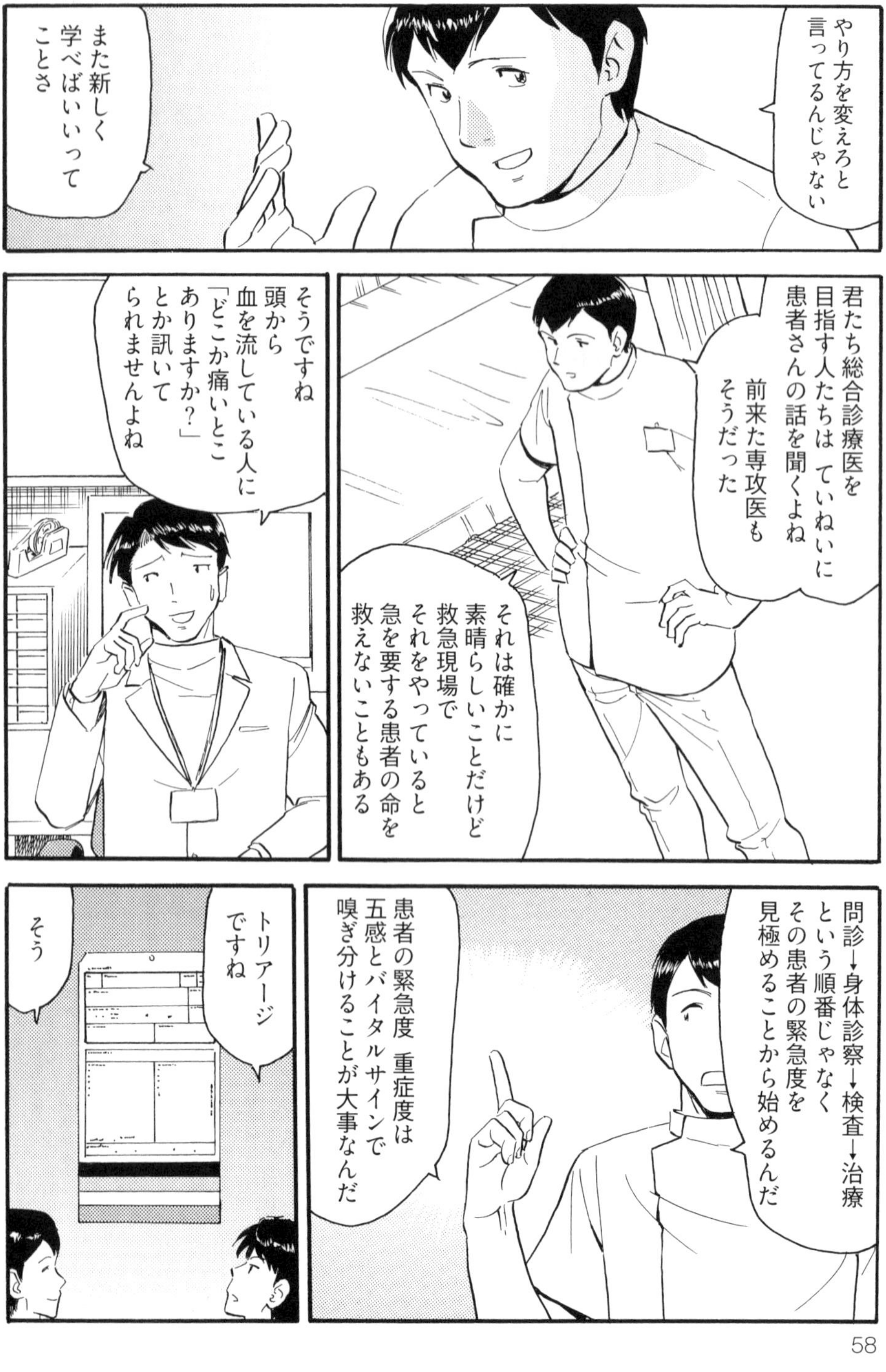
やり方を変えろと言ってるんじゃない
また新しく学べばいいってことさ
君たち総合診療医を目指す人たちは ていねいに患者さんの話を聞くよね
前来た専攻医もそうだった
それは確かに素晴らしいことだけど救急現場でそれをやっていると急を要する患者の命を救えないこともある
そうですね頭から血を流している人に「どこか痛いところありますか?」とか訊いてられませんよね
問診→身体診察→検査→治療という順番じゃなくその患者の緊急度を見極めることから始めるんだ
患者の緊急度 重症度は五感とバイタルサインで嗅ぎ分けることが大事なんだ
トリアージですね
そう

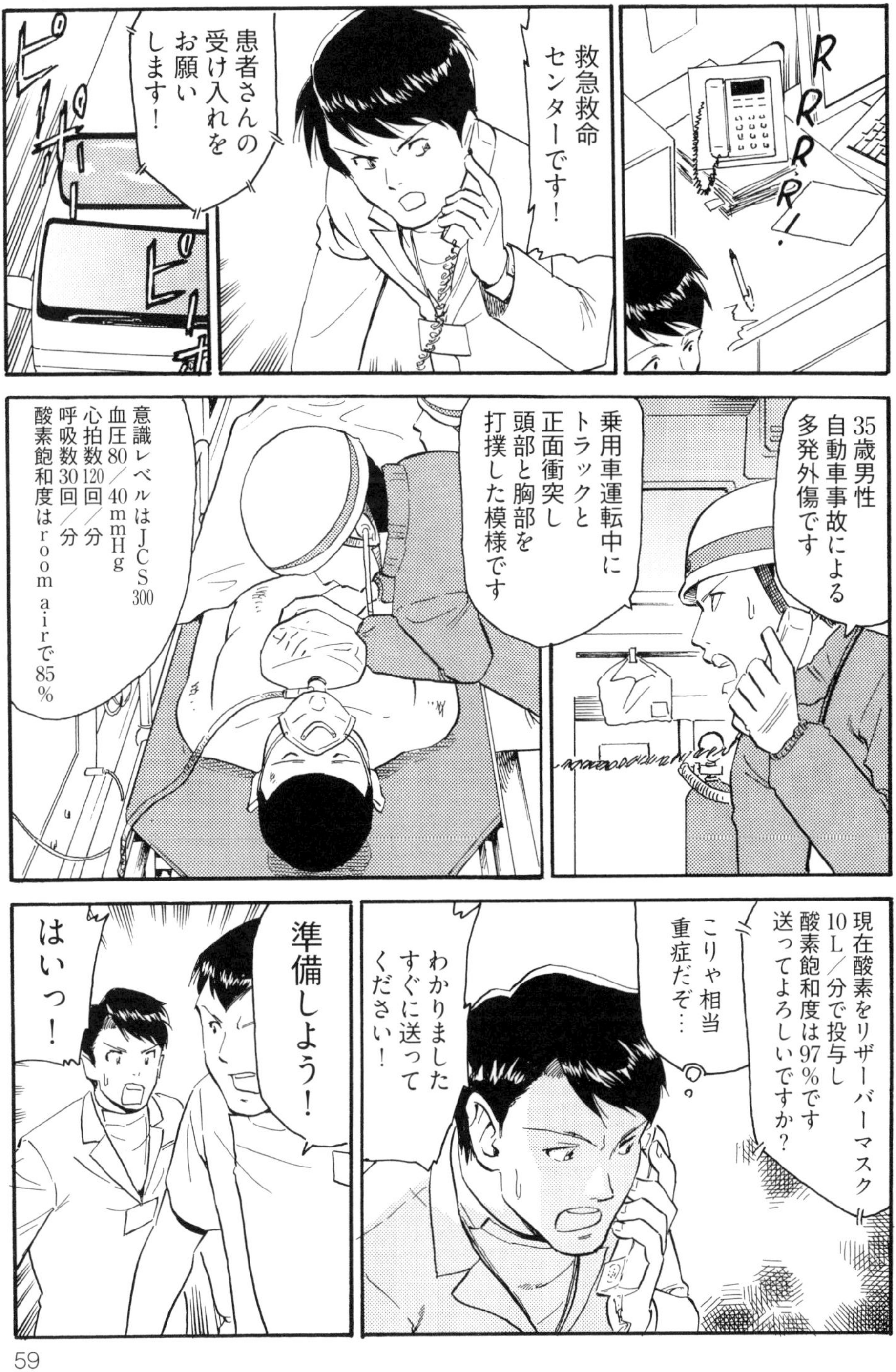
RRRR!
救急救命センターです！
患者さんの受け入れをお願いします！
ピーポー
ピーポ
35歳男性
自動車事故による多発外傷です
乗用車運転中にトラックと正面衝突し頭部と胸部を打撲した模様です
意識レベルはJCS300
血圧80／40mmHg
心拍数120回／分
呼吸数30回／分
酸素飽和度はroom airで85%
現在酸素をリザーバーマスク10L／分で投与し酸素飽和度は97%です
送ってよろしいですか？
こりゃ相当重症だぞ…
わかりましたすぐに送ってください！
準備しよう！
はいっ！

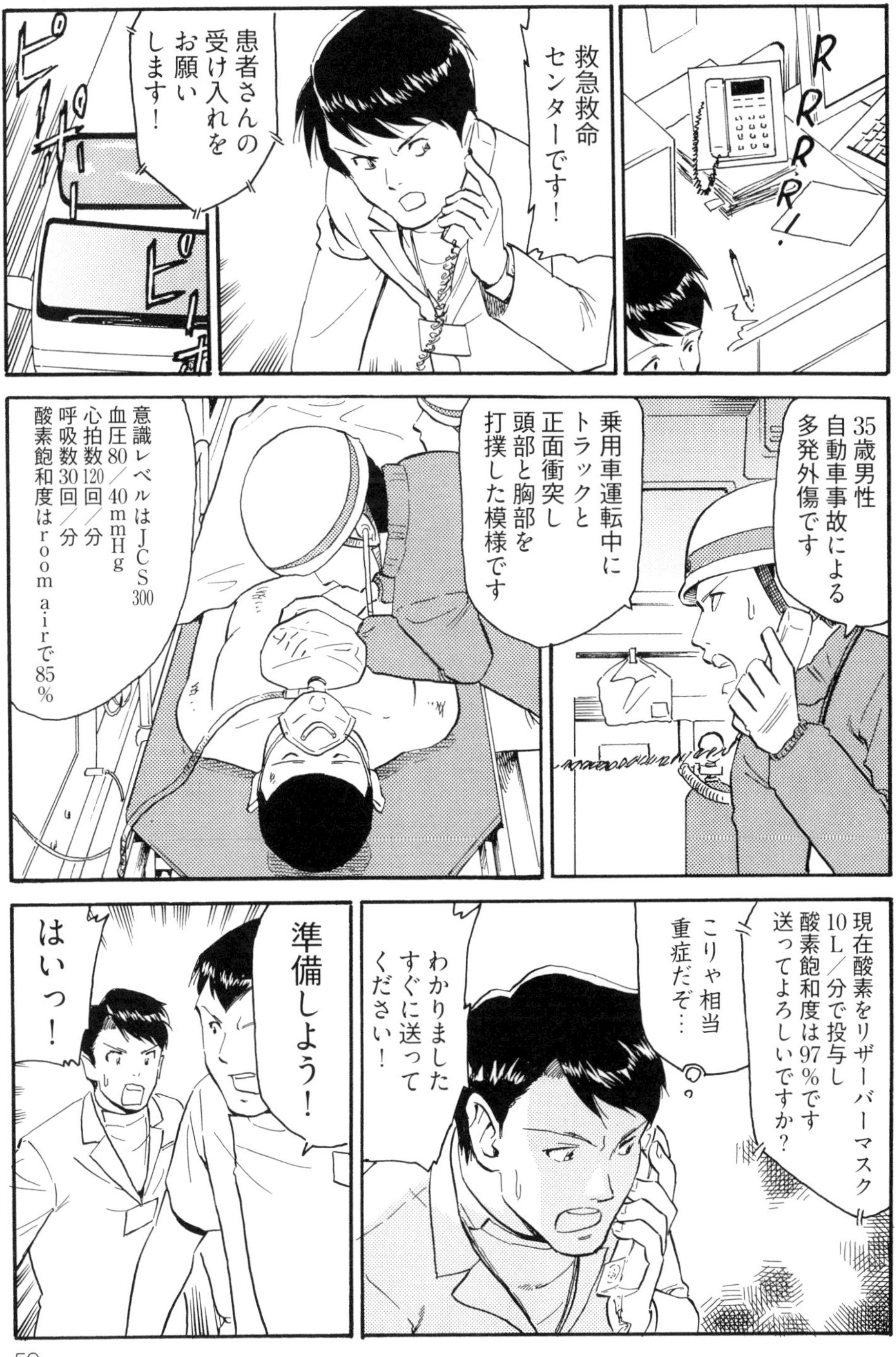

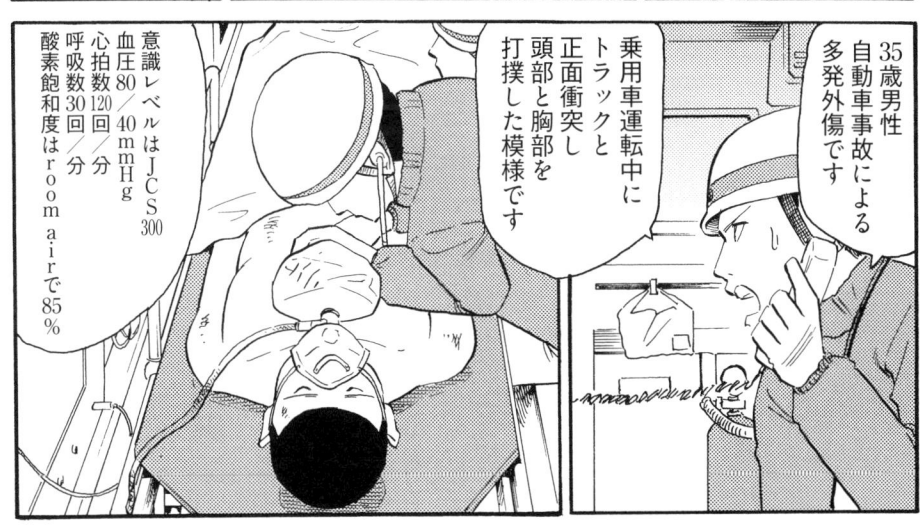

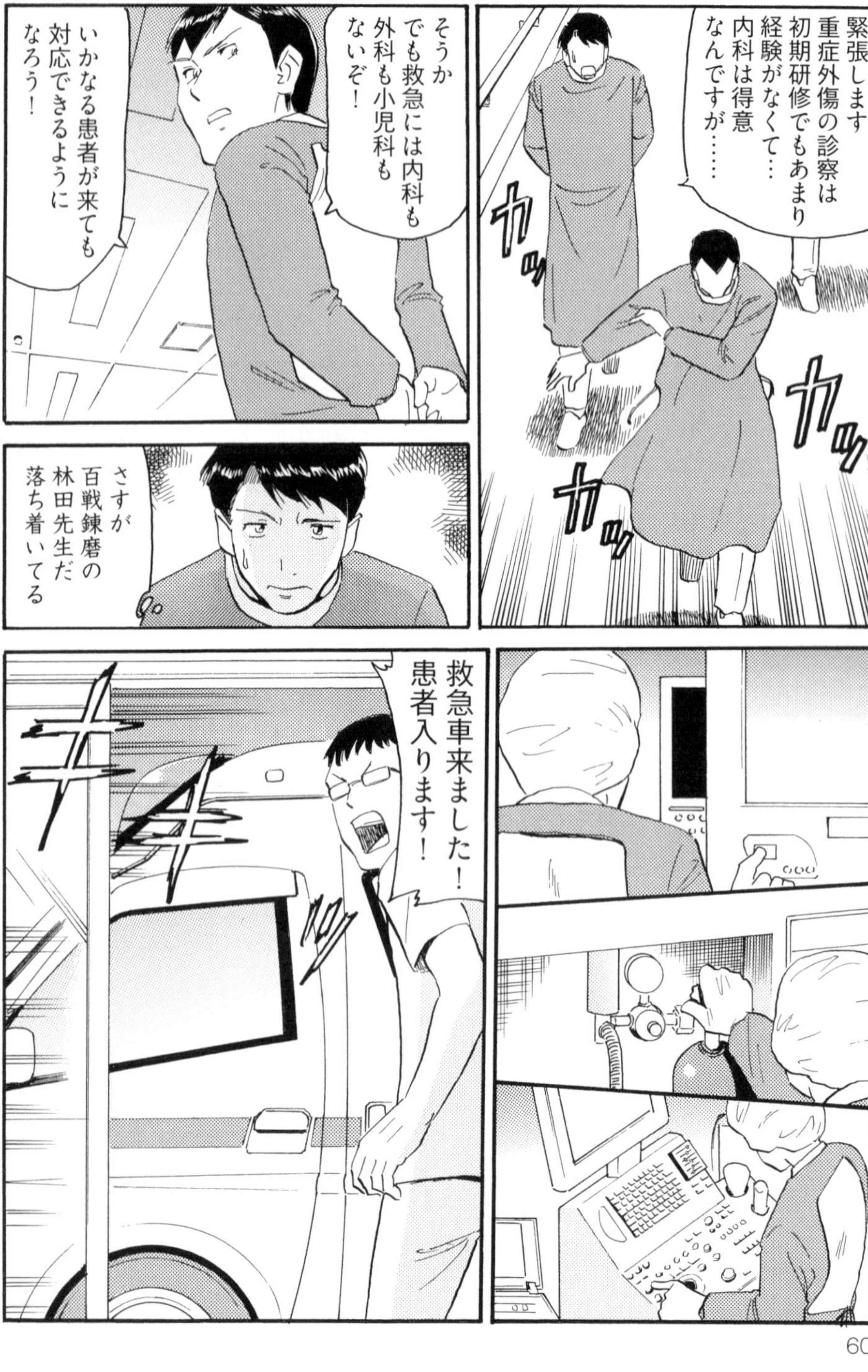
緊張します重症外傷の診察は初期研修でもあまり経験がなくて…内科は得意なんですが……
カッ
カッ
カッ
そうかでも救急には内科も外科も小児科もないぞ!
いかなる患者が来ても対応できるようになろう!
さすが百戦錬磨の林田先生だ落ち着いてる
救急車来ました!患者入ります!

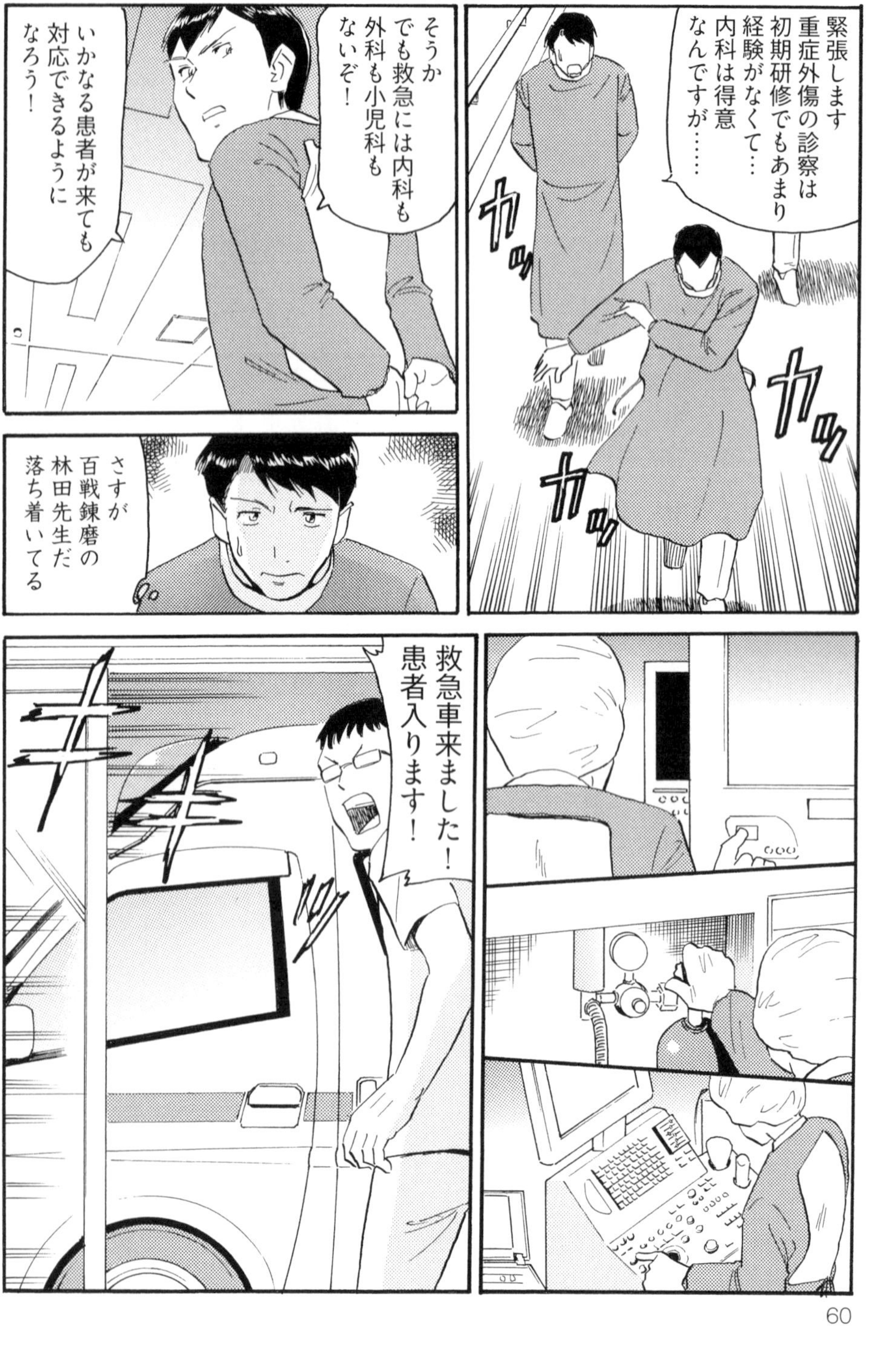

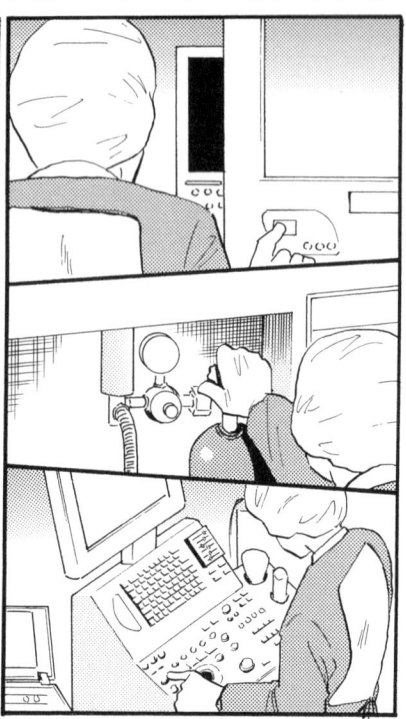

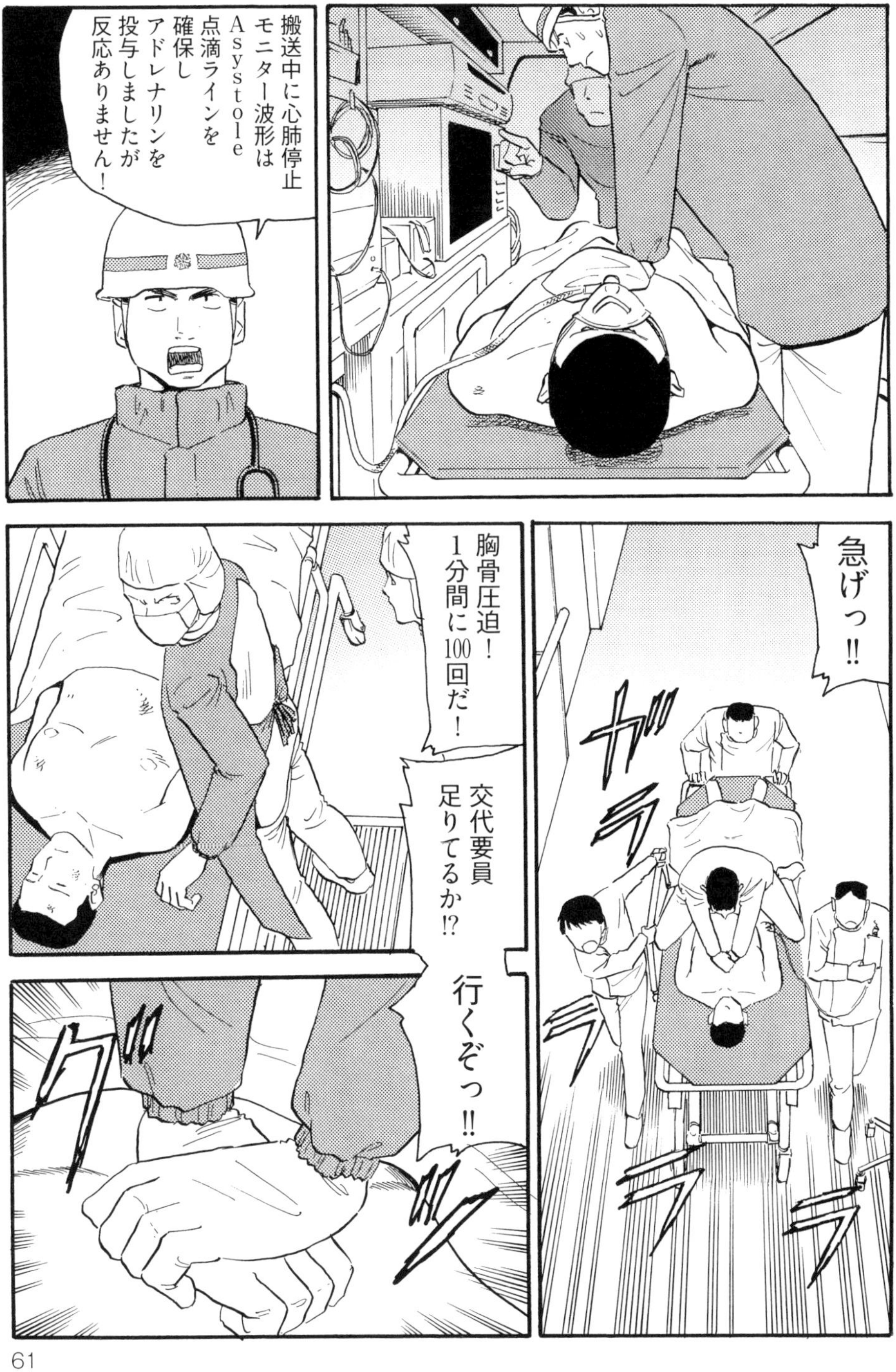

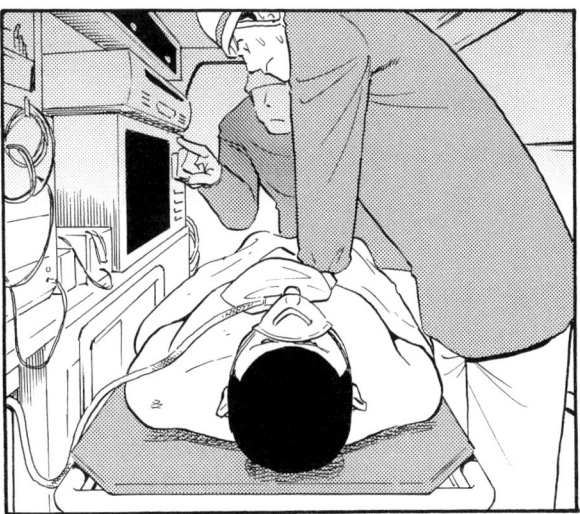

搬送中に心肺停止
モニター波形はAsystole
点滴ラインを確保し
アドレナリンを投与しましたが
反応ありません！
急げっ!!
ガラララ
胸骨圧迫！
1分間に100回だ！
交代要員足りてるか!?
行くぞっ!!
グッ

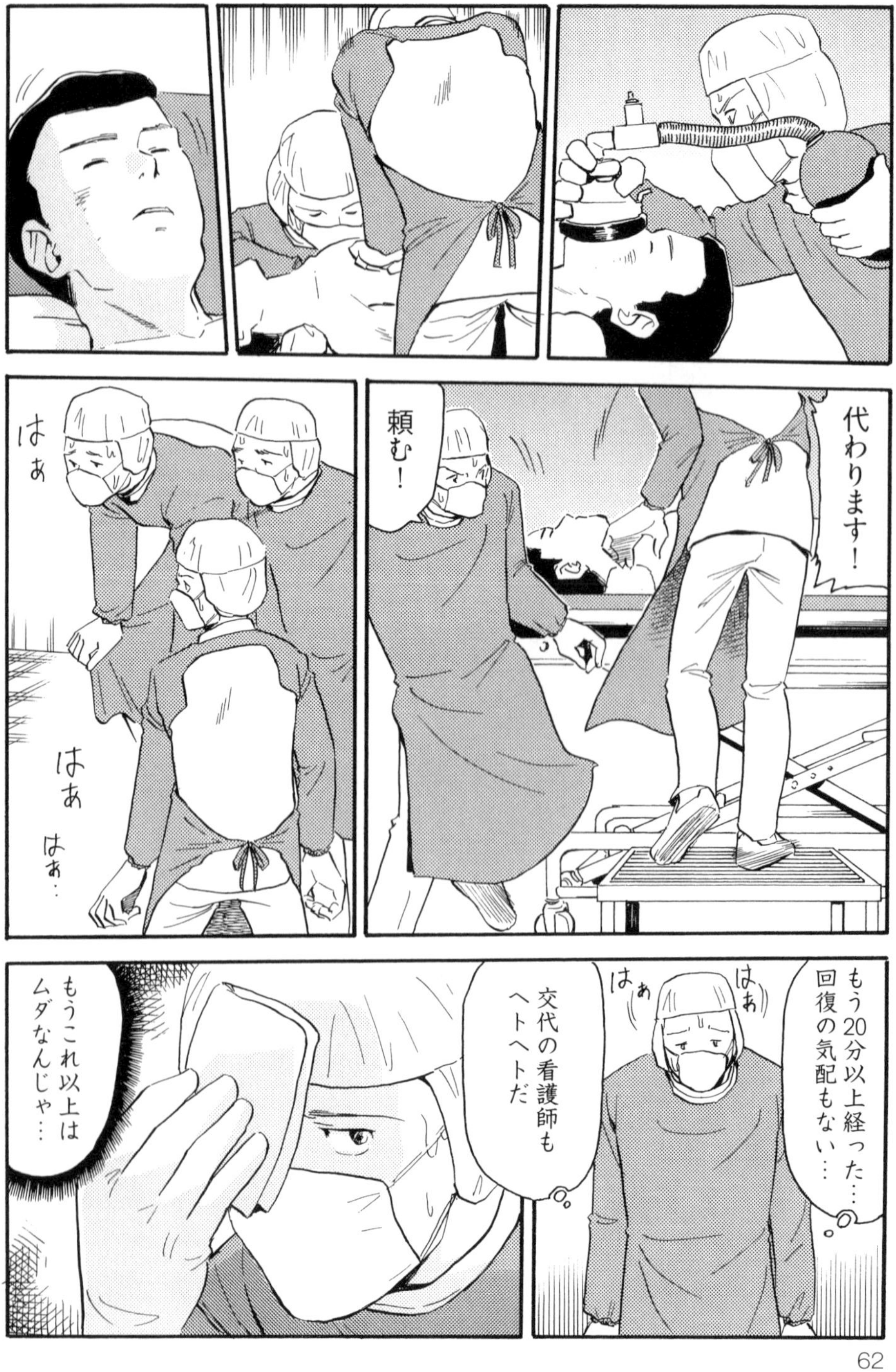
代わります！
頼む！
はぁ
はぁ
はぁ…
もう20分以上経った……
回復の気配もない…
はぁ
はぁ
交代の看護師もヘトヘトだ
もうこれ以上はムダなんじゃ…

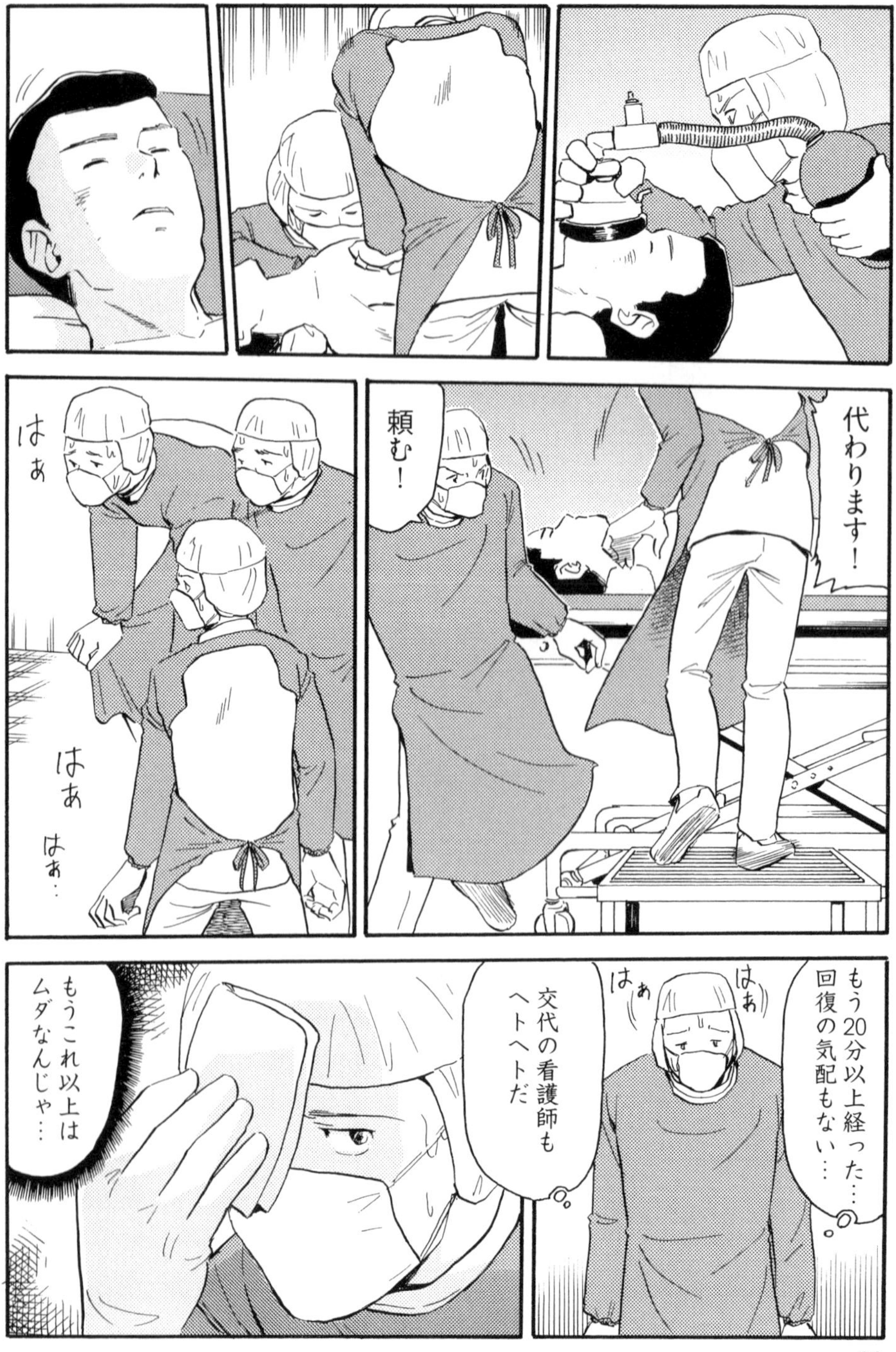

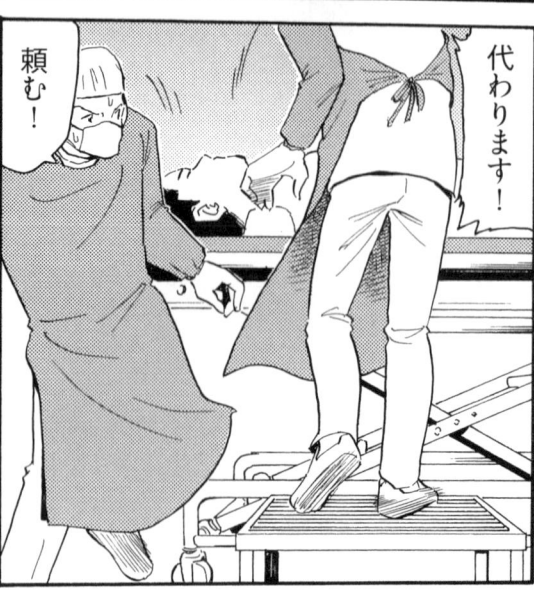

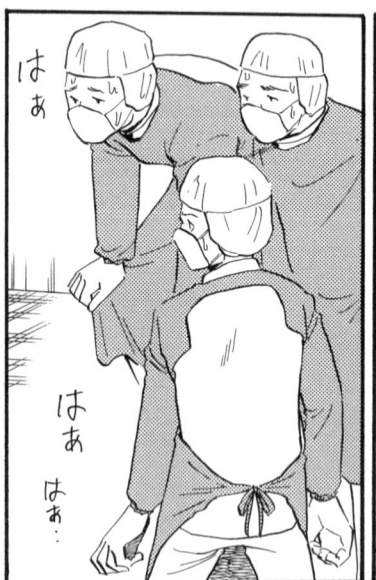

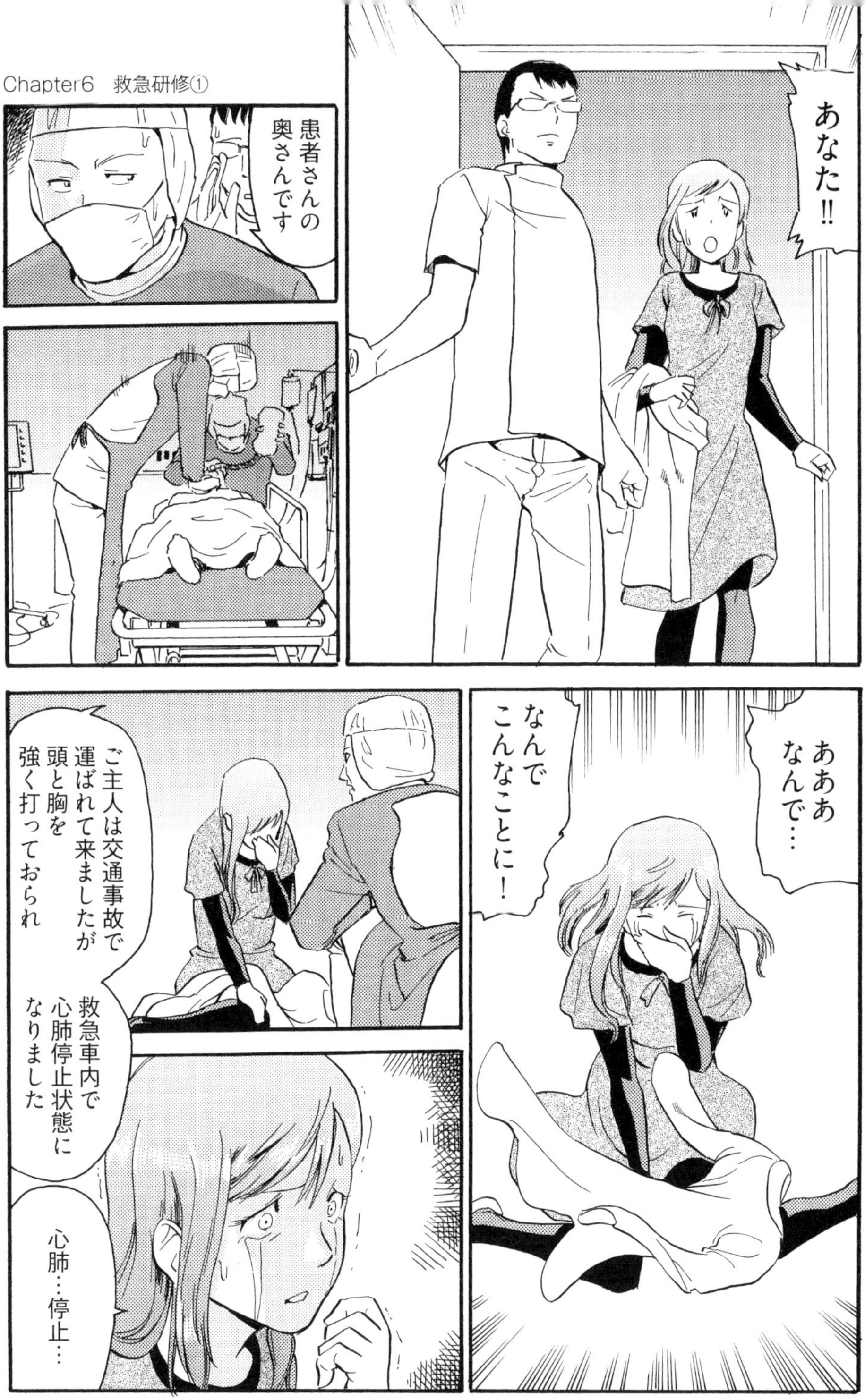
あなた‼
患者さんの奥さんです
ああなんで…
なんでこんなことに！
ご主人は交通事故で運ばれて来ましたが頭と胸を強く打っておられ
救急車内で心肺停止状態になりました
心肺…停止…

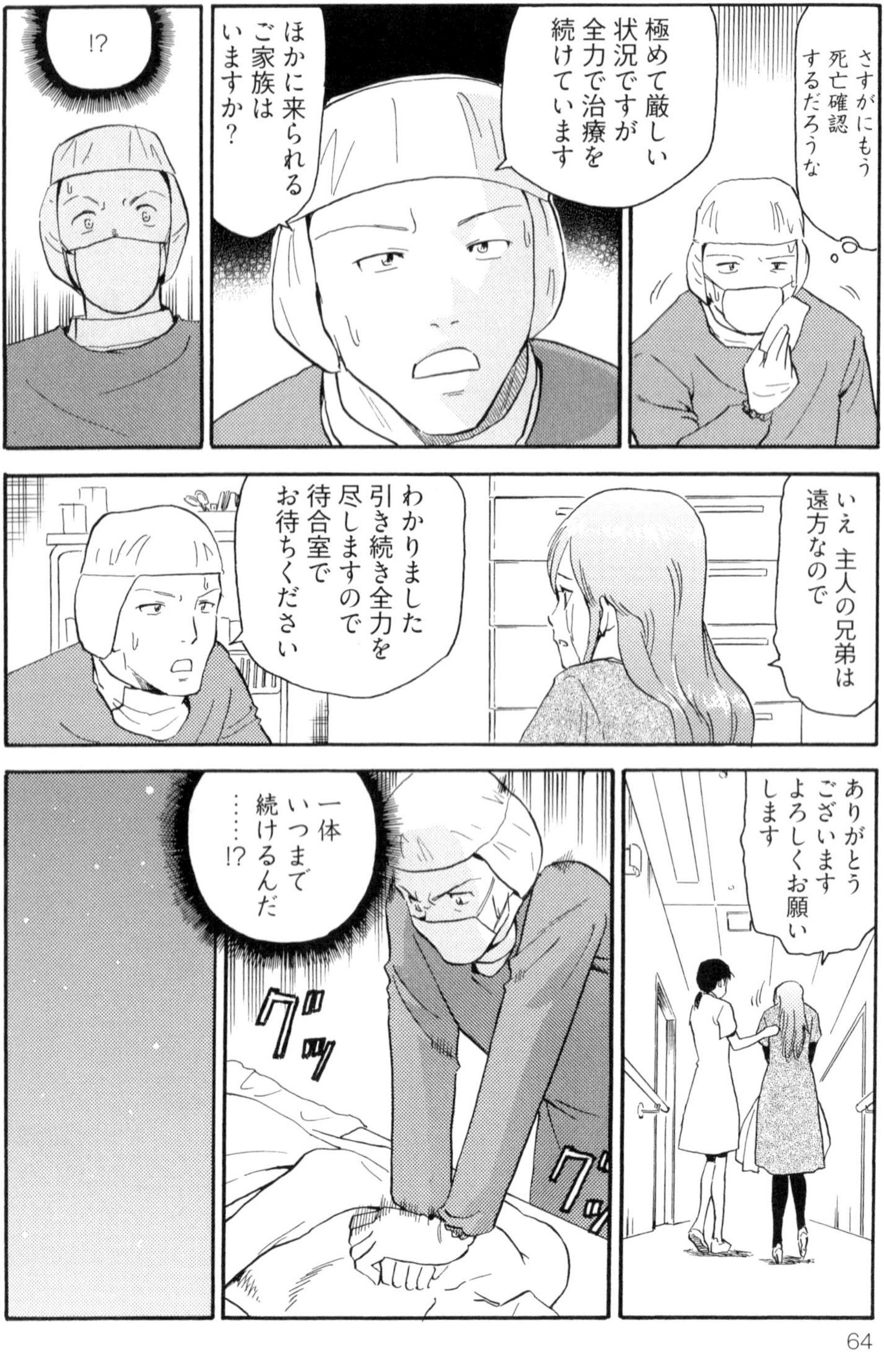
さすがにもう死亡確認するだろうな
極めて厳しい状況ですが全力で治療を続けています
ほかに来られるご家族はいますか？
!?
いえ 主人の兄弟は遠方なので
わかりました引き続き全力を尽しますので待合室でお待ちください
ありがとうございますよろしくお願いします
一体いつまで続けるんだ……!?
グッ
グッ

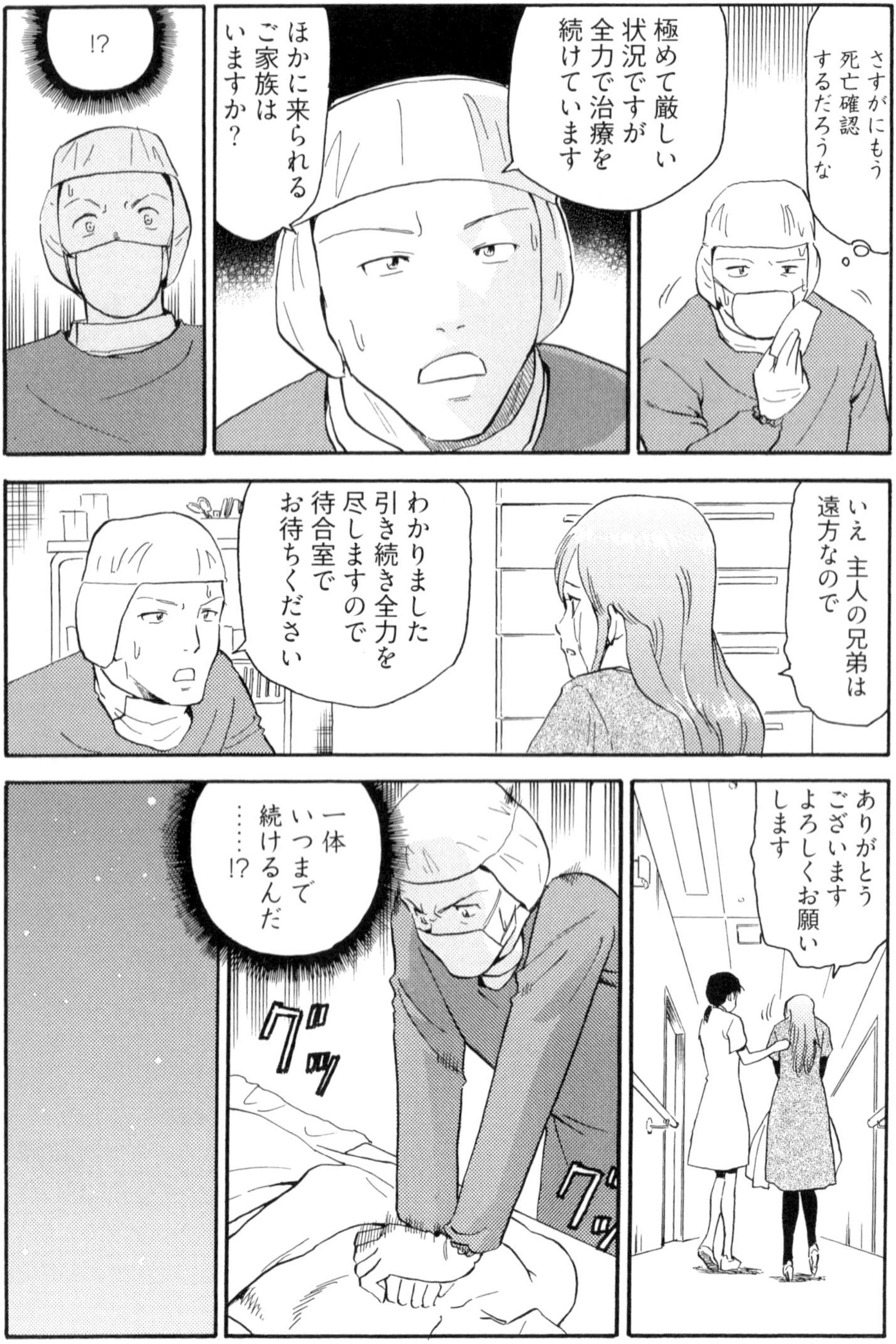

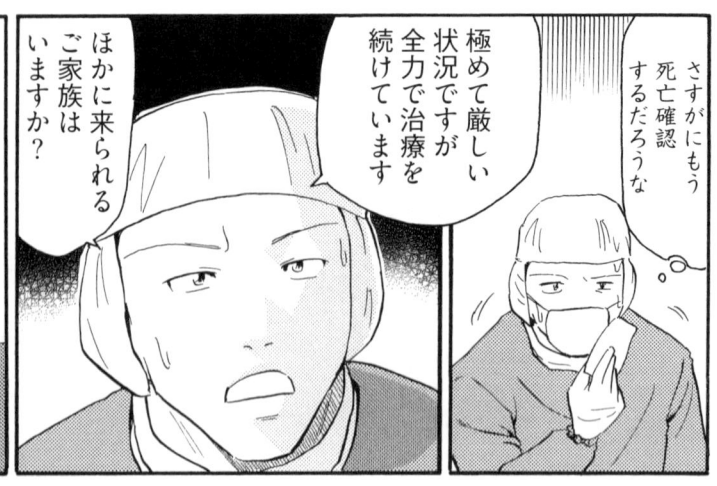

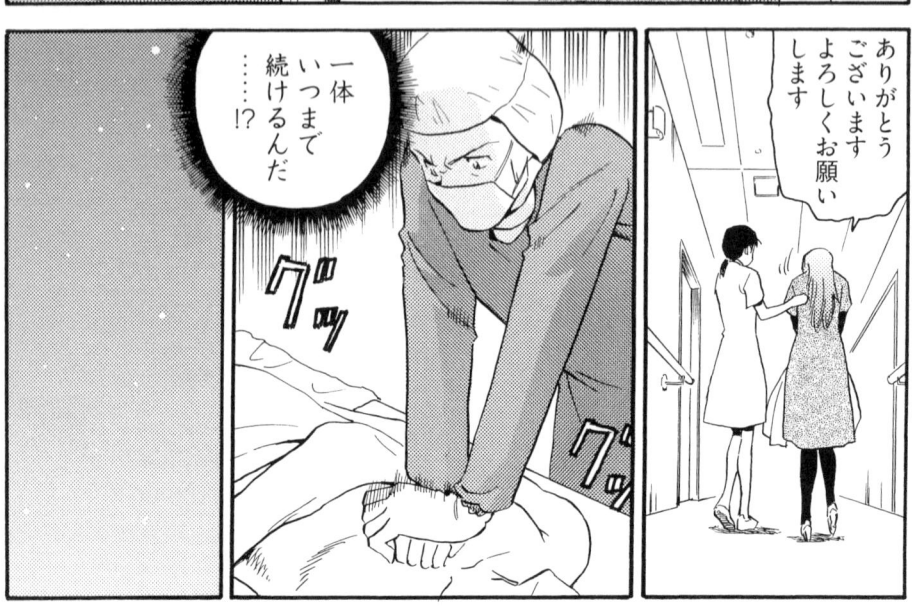

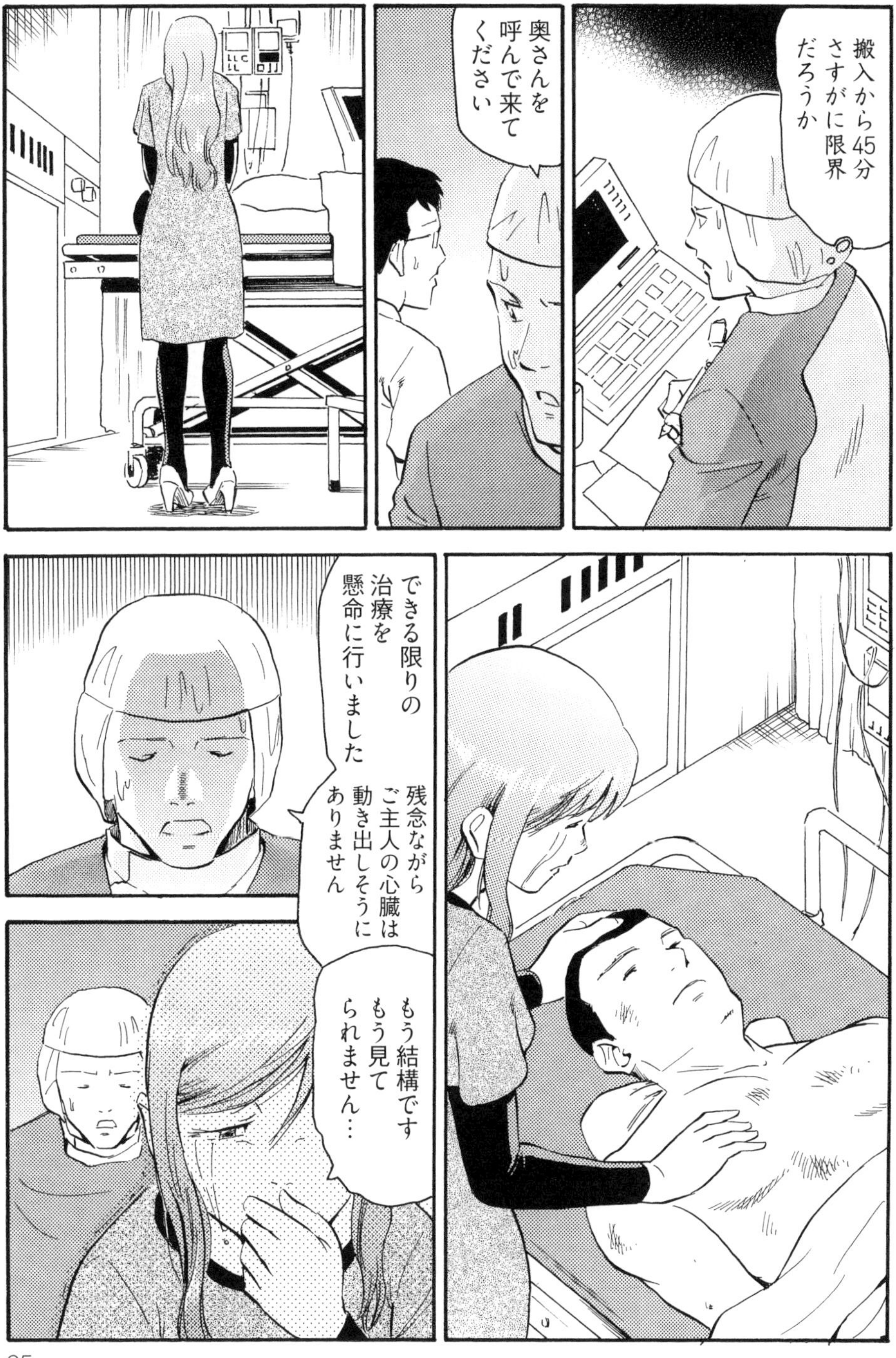
搬入から45分
さすがに限界
だろうか
奥さんを
呼んで来て
ください
できる限りの
治療を
懸命に行いました
残念ながら
ご主人の心臓は
動き出しそうに
ありません
もう結構です
もう見て
られません…

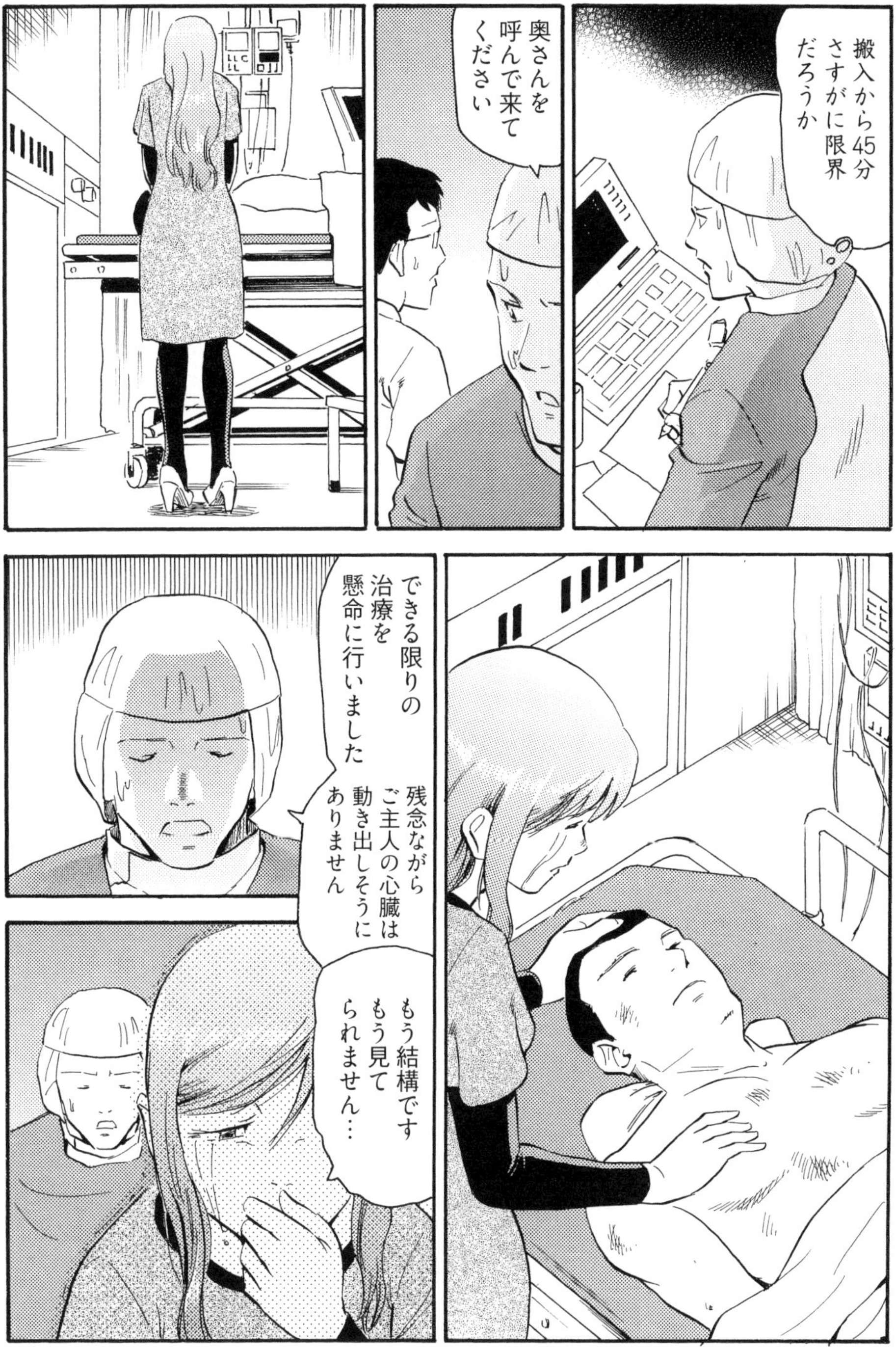

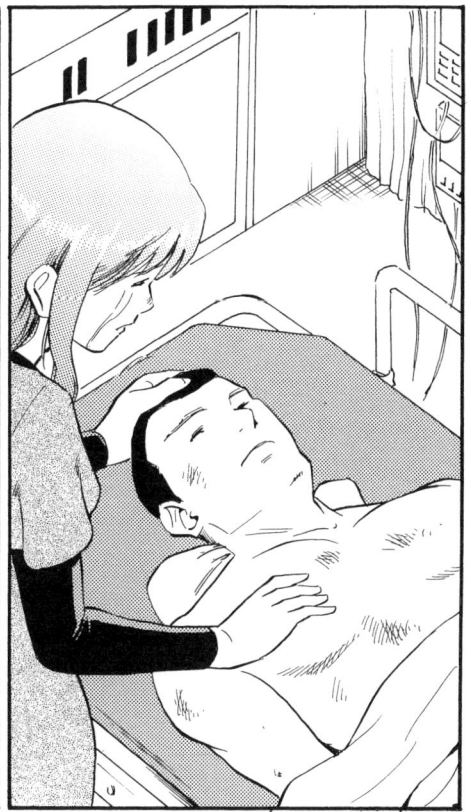

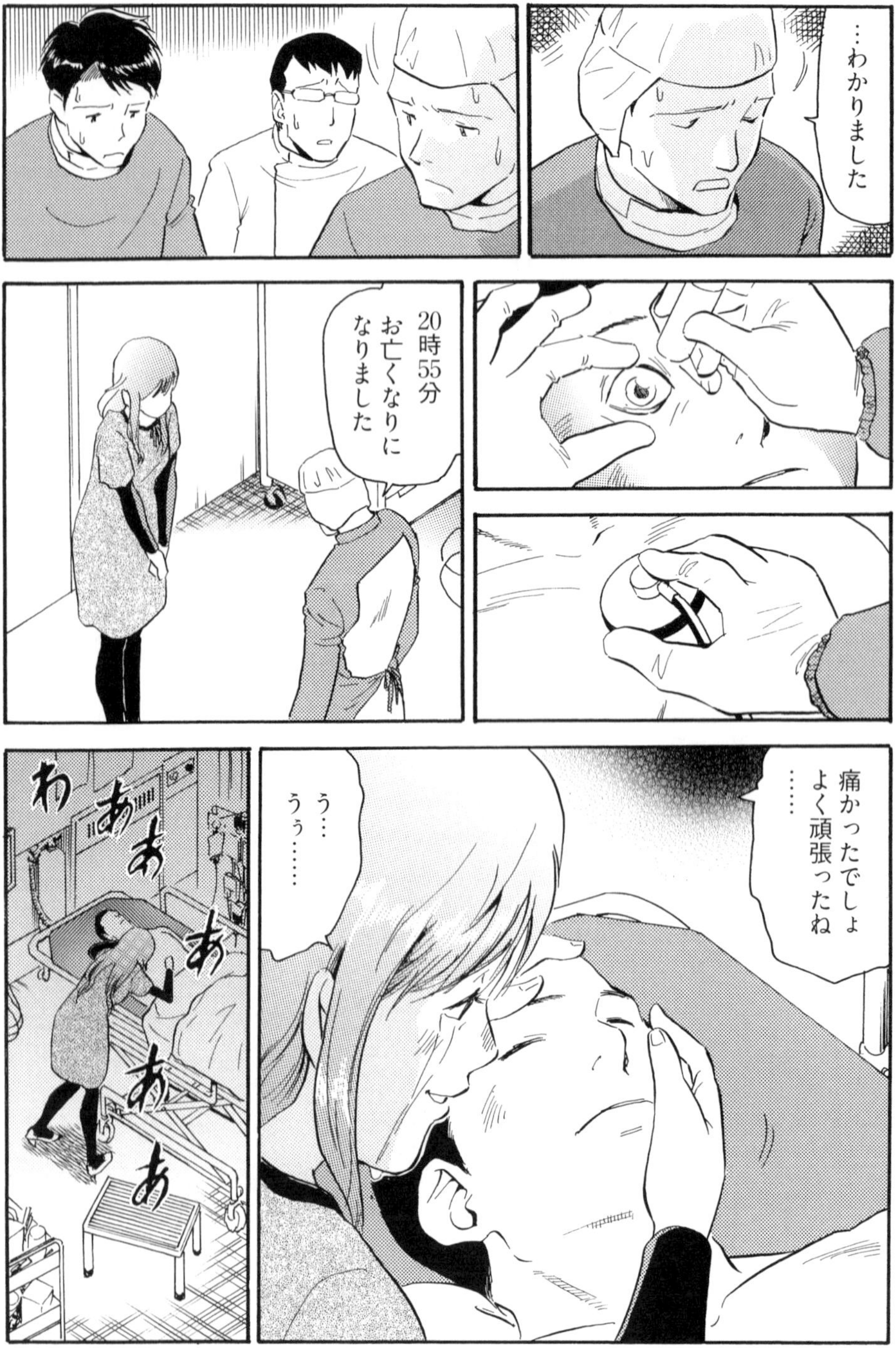
…わかりました
20時55分
お亡くなりになりました
痛かったでしょ
よく頑張ったね
……
う…
うぅ……
わあああああ

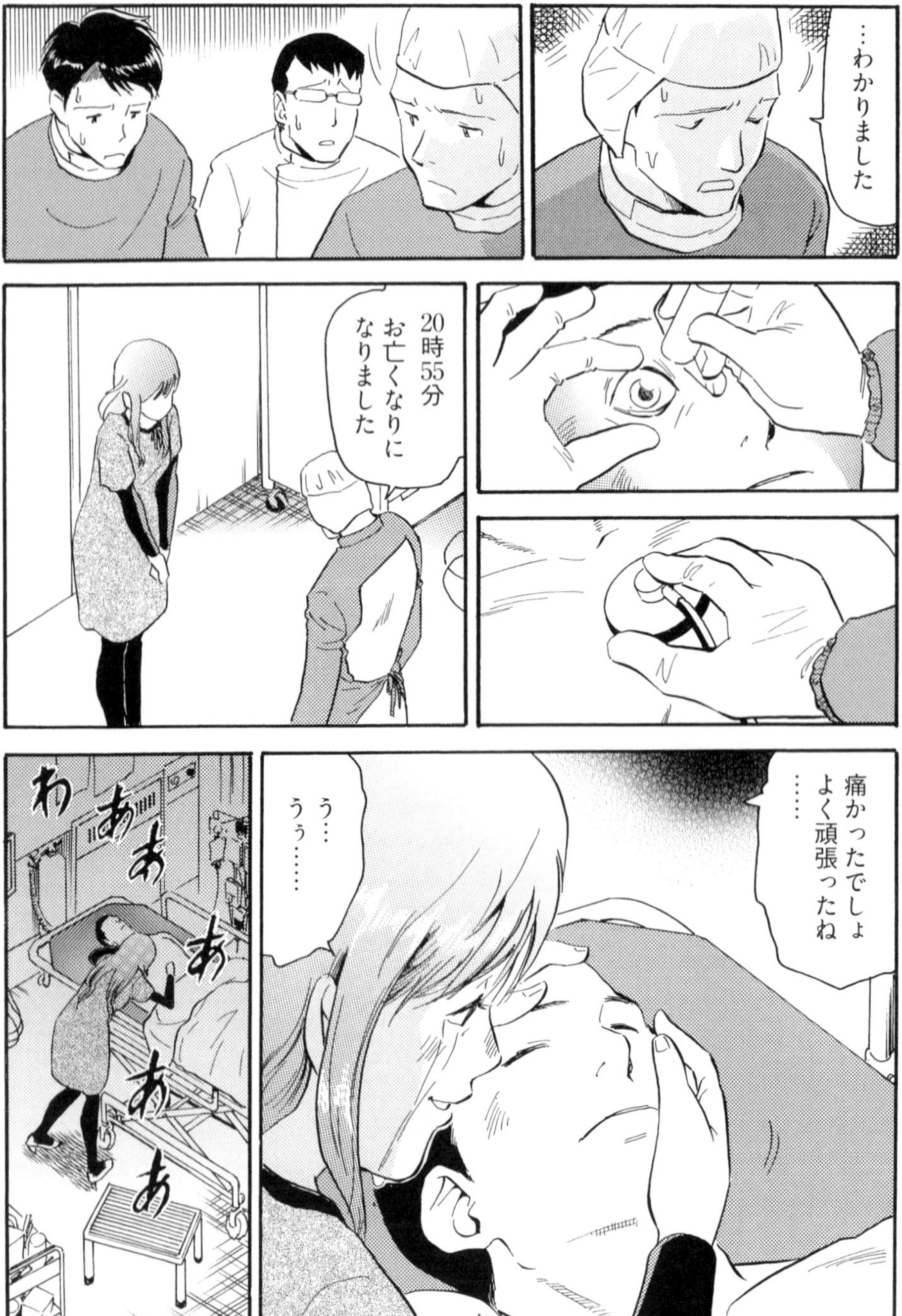

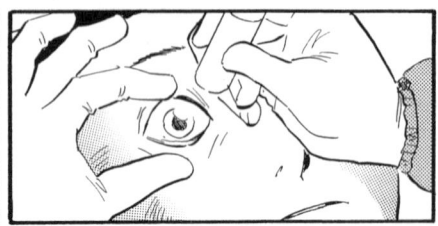

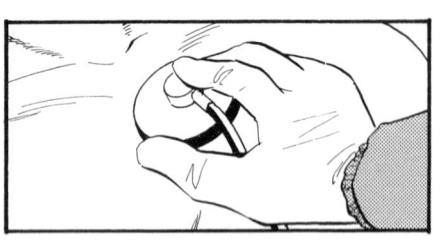

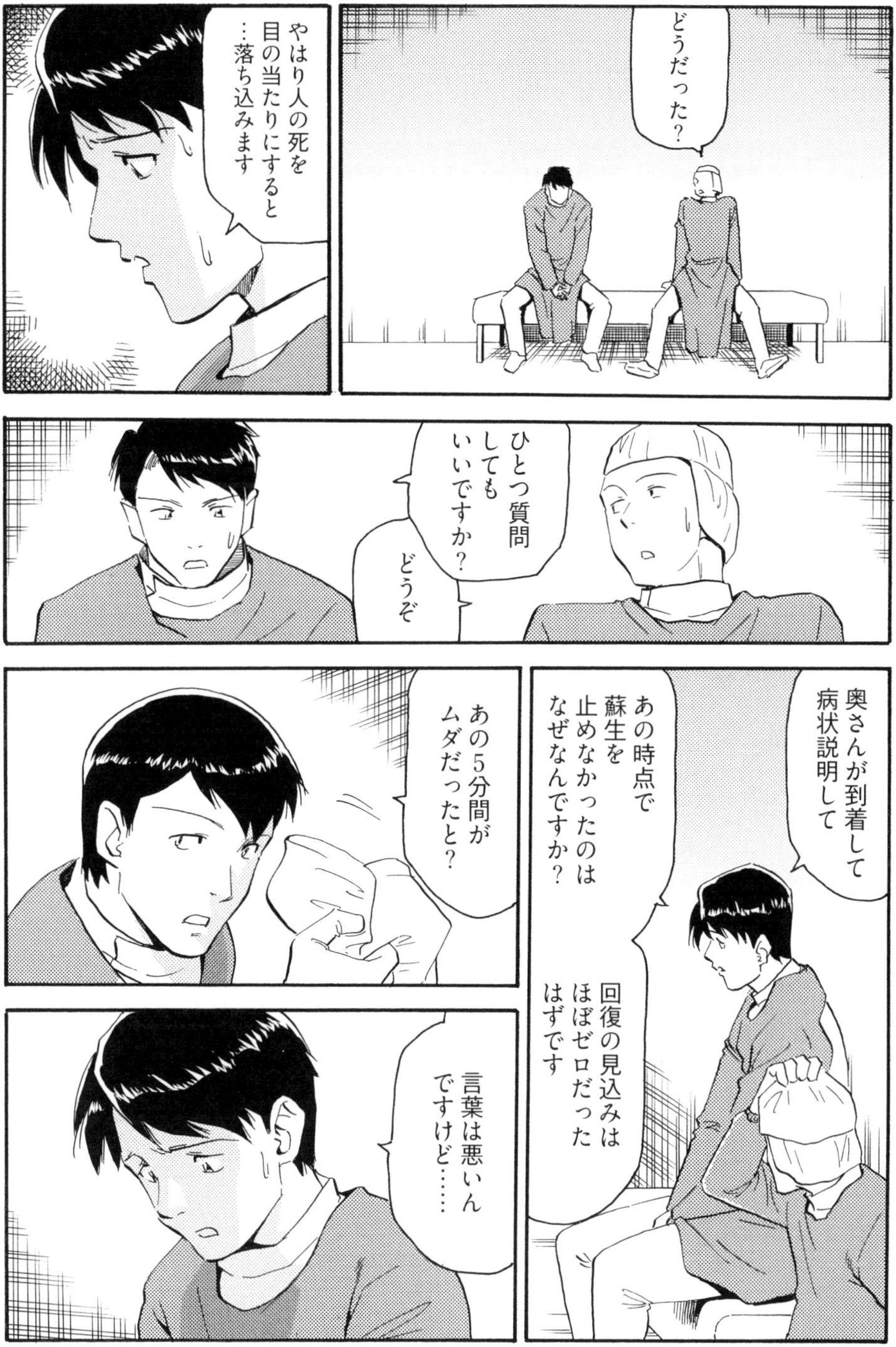
どうだった？
やはり人の死を
目の当たりにすると
…落ち込みます
ひとつ質問
してもいいですか？
どうぞ
奥さんが到着して
病状説明して
あの時点で
蘇生を
止めなかったのは
なぜなんですか？
回復の見込みは
ほぼゼロだった
はずです
あの5分間が
ムダだったと？
言葉は悪いん
ですけど……

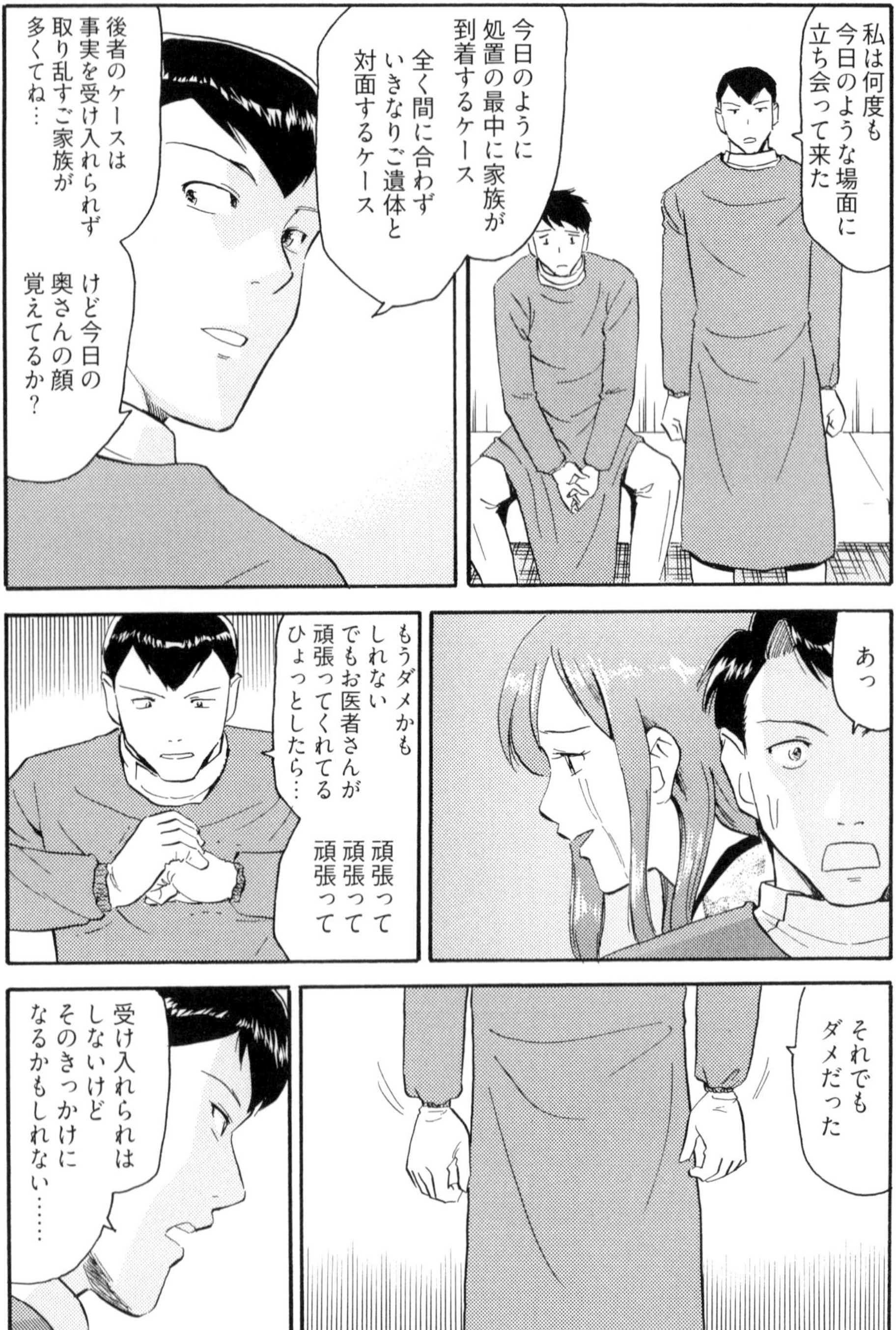
私は何度も今日のような場面に立ち会って来た
今日のように処置の最中に家族が到着するケース
全く間に合わずいきなりご遺体と対面するケース
後者のケースは事実を受け入れられず取り乱すご家族が多くてね…
けど今日の奥さんの顔覚えてるか?
あっ
もうダメかもしれないでもお医者さんが頑張ってくれてるひょっとしたら…
頑張って頑張って頑張って
それでもダメだった
受け入れられはしないけどそのきっかけになるかもしれない……

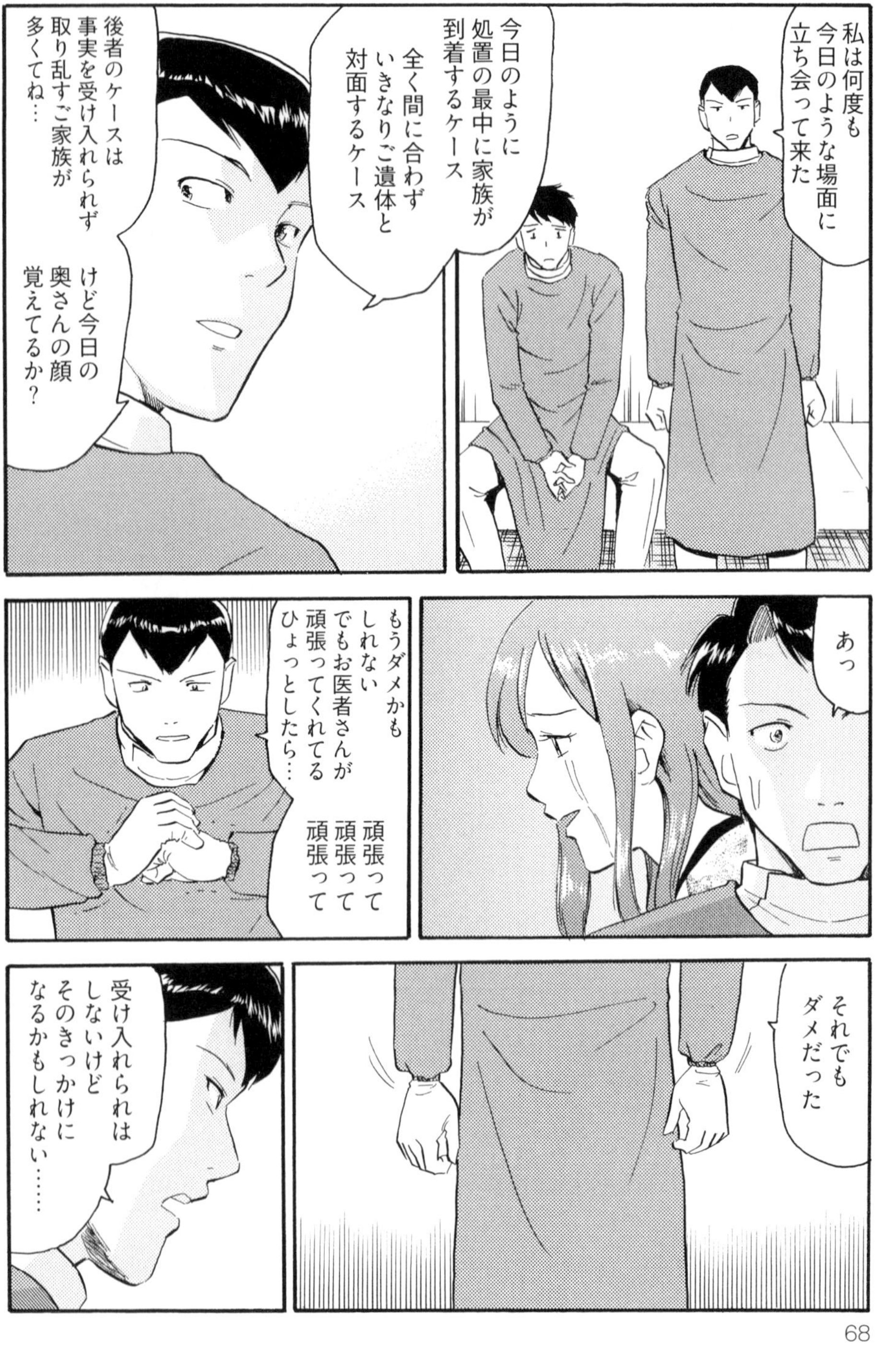

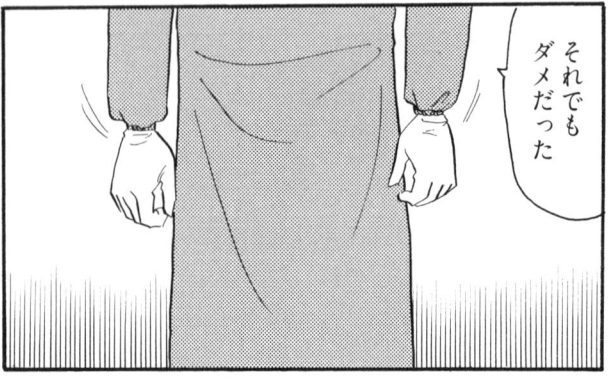

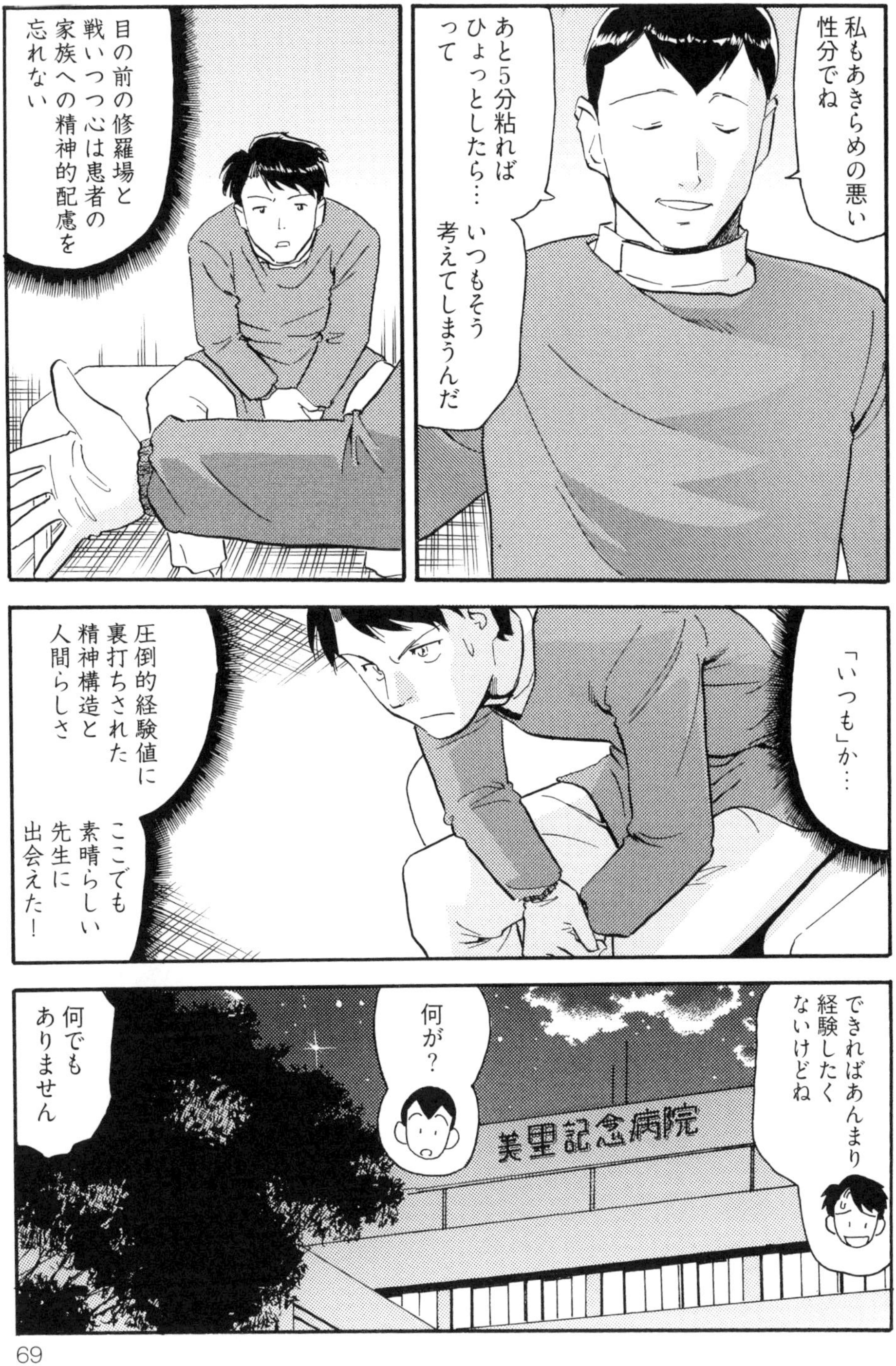
私もあきらめの悪い性分でね
あと5分粘ればひょっとしたら…って
いつもそう考えてしまうんだ
目の前の修羅場と戦いつつ心は患者の家族への精神的配慮を忘れない
「いつも」か…
圧倒的経験値に裏打ちされた精神構造と人間らしさ
ここでも素晴らしい先生に出会えた！
できればあんまり経験したくないけどね
何が？
美里記念病院
何でもありません

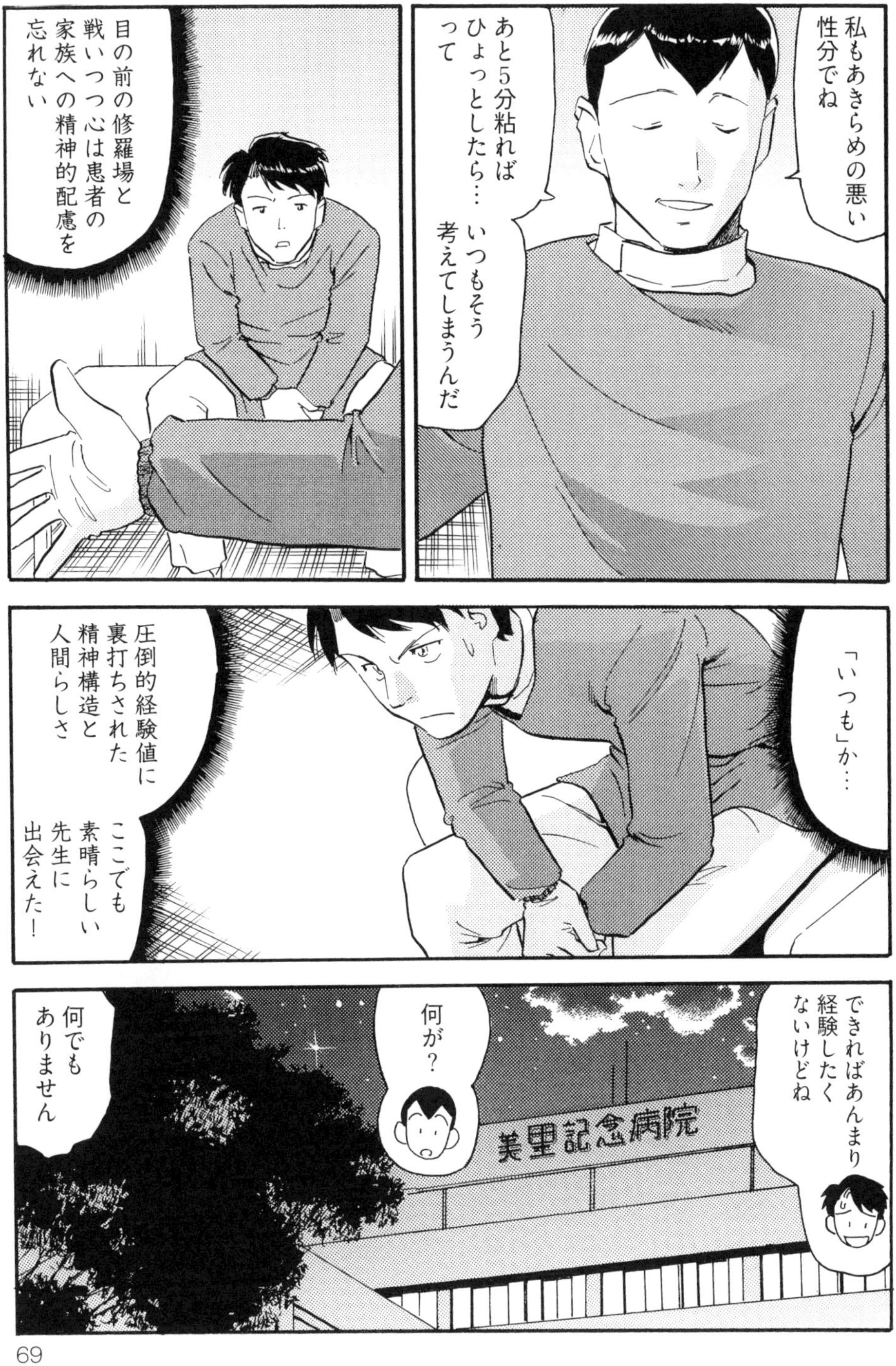

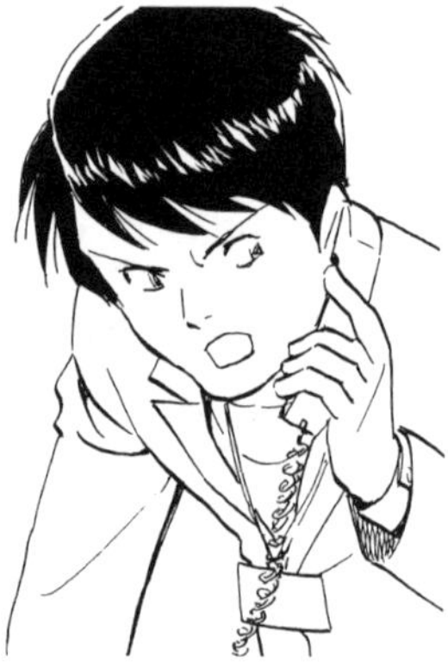

Chapter

7

救急研修 ②

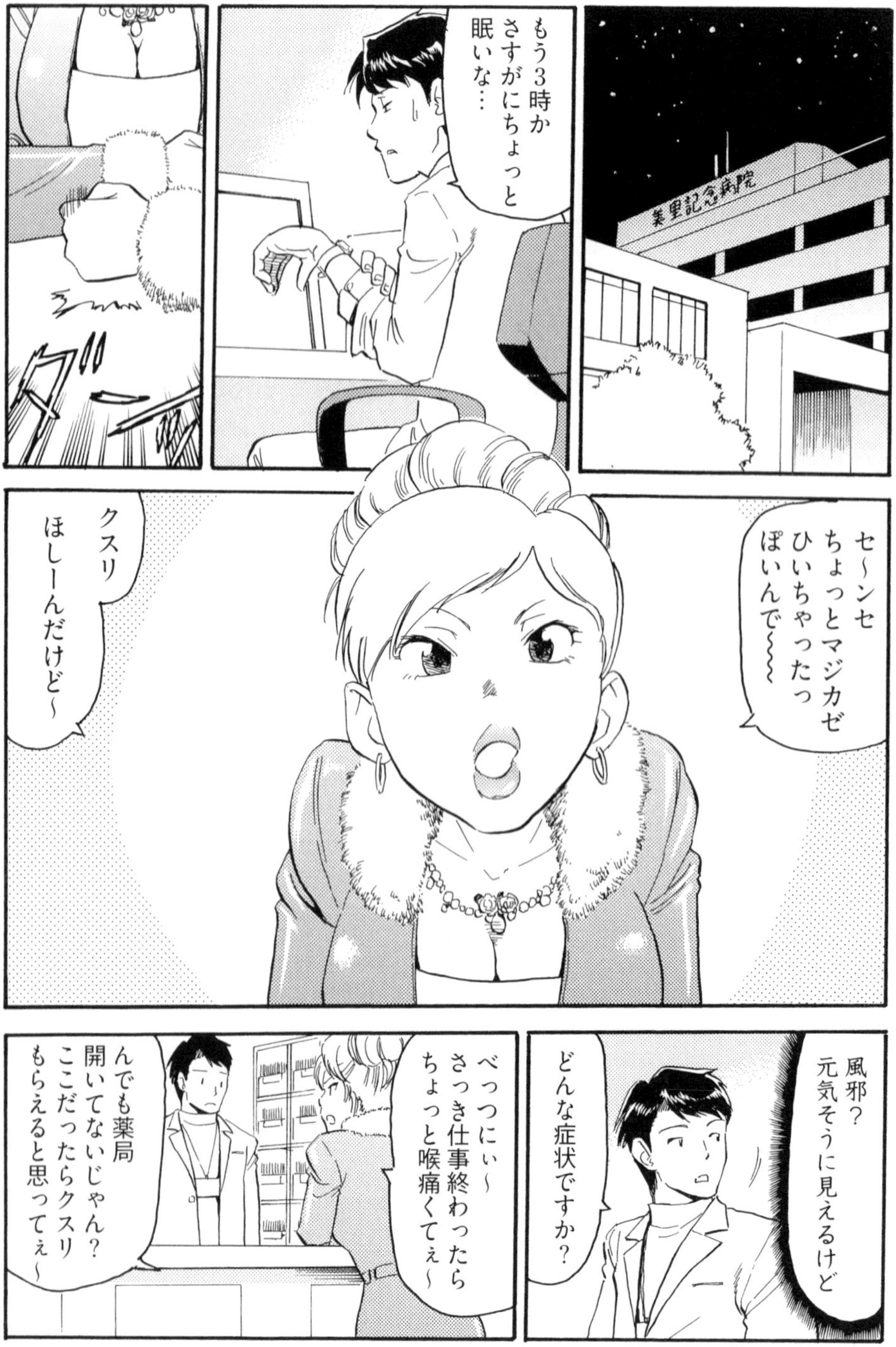
美里記念病院
もう3時か
さすがにちょっと
眠いな…
セ〜ンセ
ちょっとマジカゼ
ひいちゃったっ
ぽいんで〜〜〜
クスリ
ほしーんだけど〜
風邪?
元気そうに見えるけど
どんな症状ですか?
べっつにぃ〜
さっき仕事終わったら
ちょっと喉痛くてぇ〜
んでも薬局
開いてないじゃん?
ここだったらクスリ
もらえると思ってぇ〜

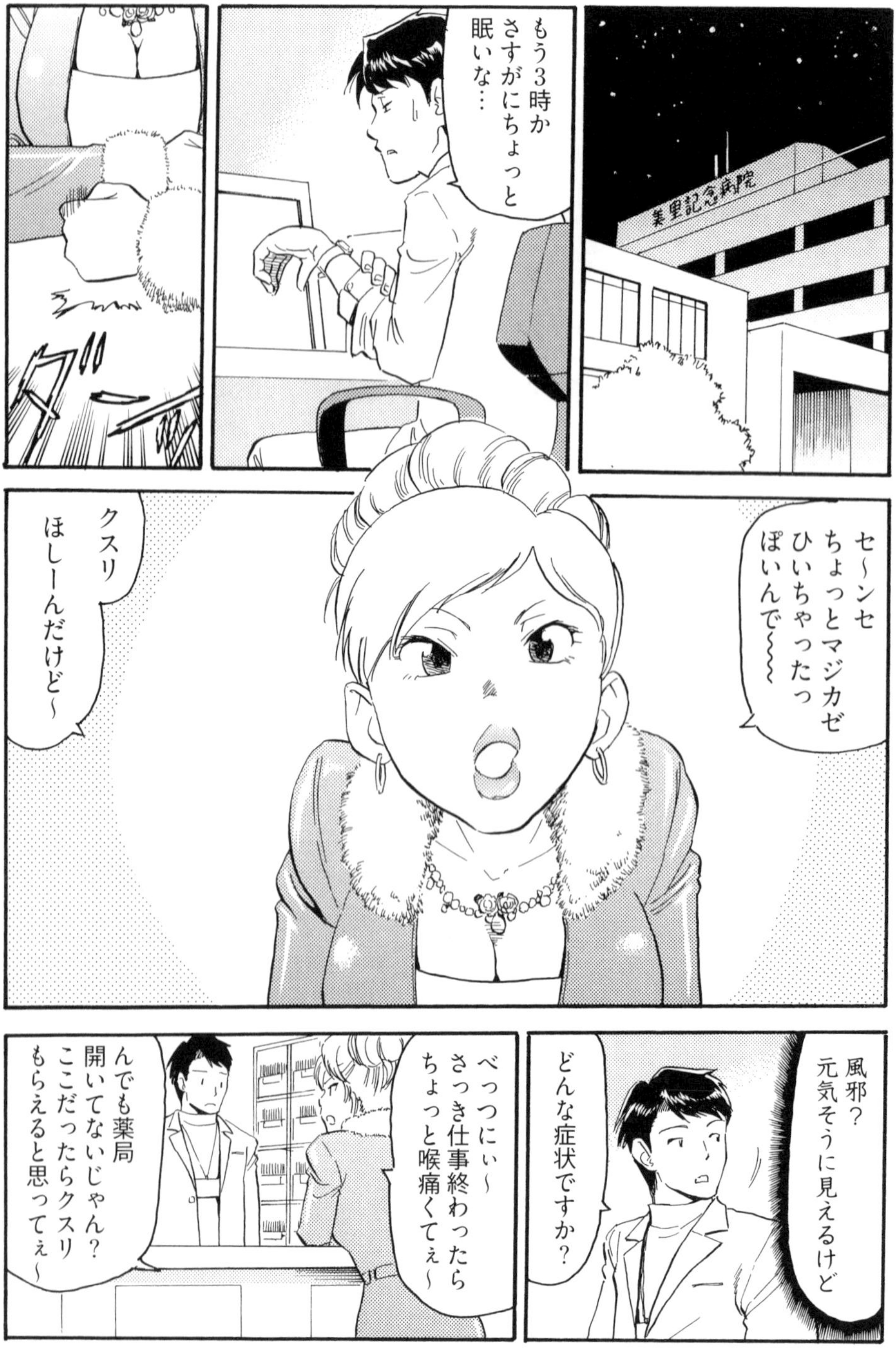

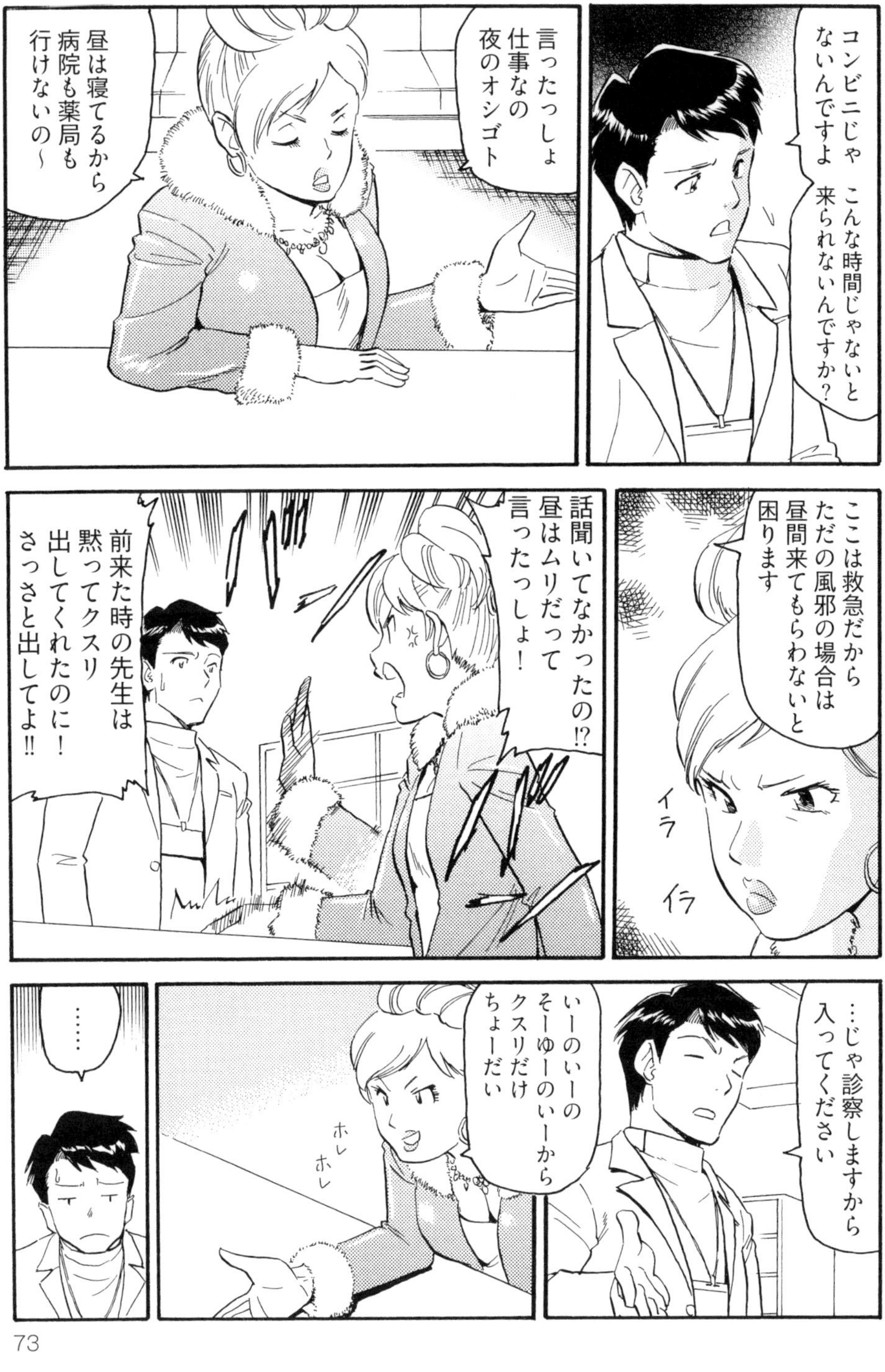
コンビニじゃないんですよ　こんな時間じゃないと来られないんですか？
言ったっしょ　仕事なの　夜のオシゴト
昼は寝てるから　病院も薬局も　行けないの～
ここは救急だから　ただの風邪の場合は　昼間来てもらわないと　困ります
イラ
イラ
話聞いてなかったの⁉　昼はムリだって　言ったっしょ！
前来た時の先生は　黙ってクスリ　出してくれたのに！　さっさと出してよ‼
…じゃ診察しますから　入ってください
いーのいーの　そーゆーのいーから　クスリだけ　ちょーだい
ホレ
ホレ
……

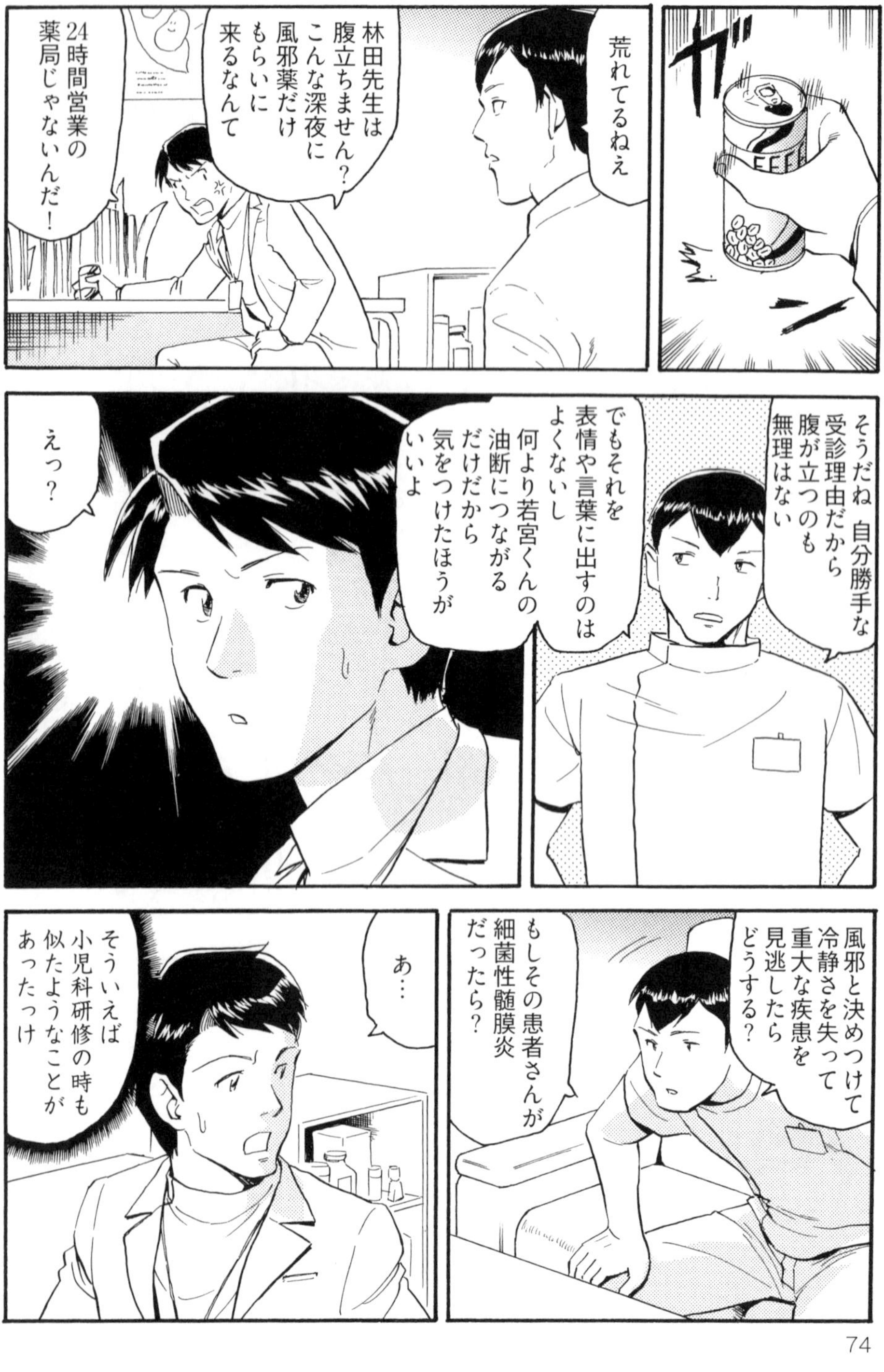
ガ
荒れてるねえ
林田先生は腹立ちません？こんな深夜に風邪薬だけもらいに来るなんて
24時間営業の薬局じゃないんだ！
そうだね 自分勝手な受診理由だから腹が立つのも無理はない
でもそれを表情や言葉に出すのはよくないし 何より若宮くんの油断につながるだけだから気をつけたほうがいいよ
えっ？
風邪と決めつけて冷静さを失って重大な疾患を見逃したらどうする？
もしその患者さんが細菌性髄膜炎だったら？
あ…
そういえば小児科研修の時も似たようなことがあったっけ

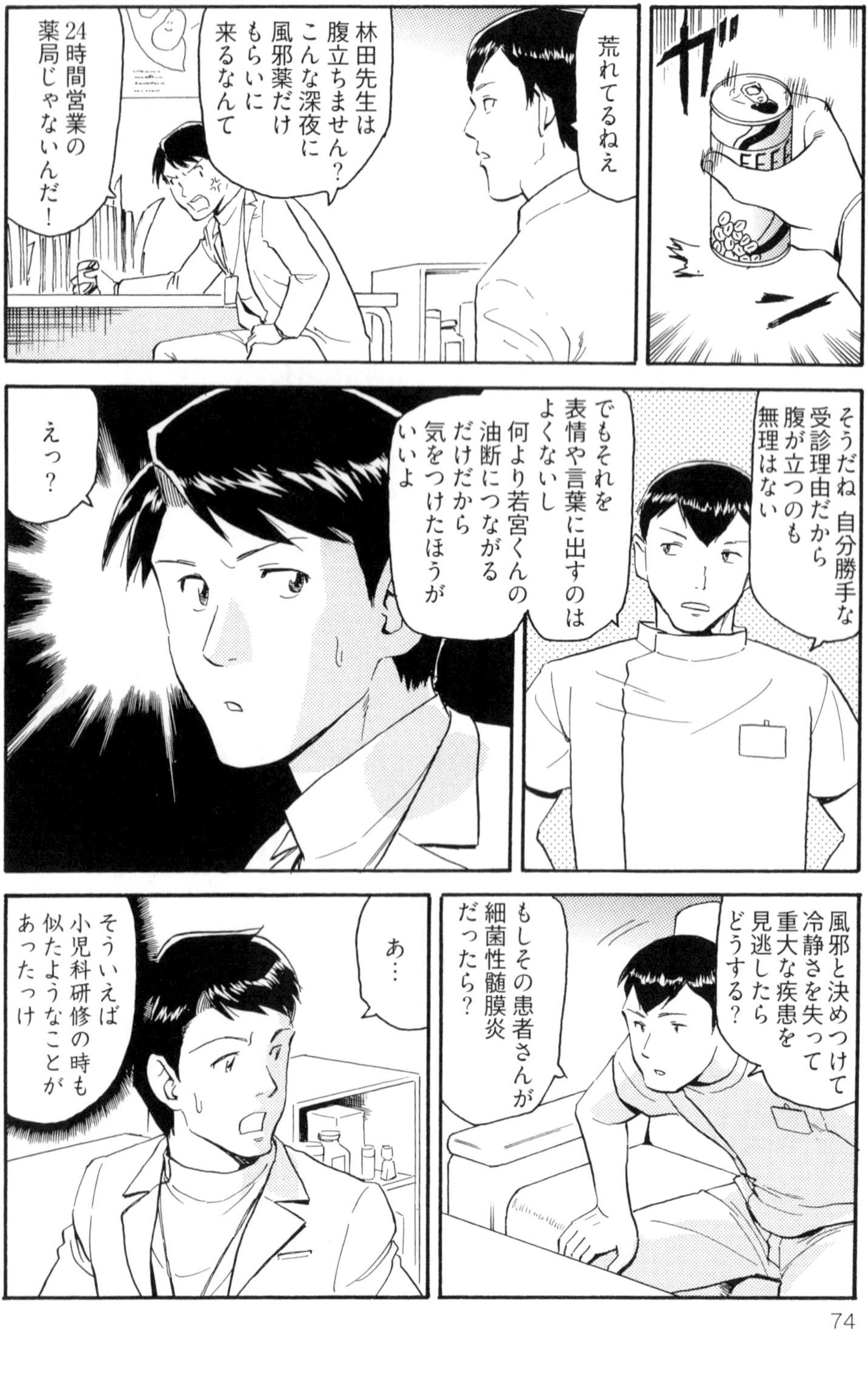

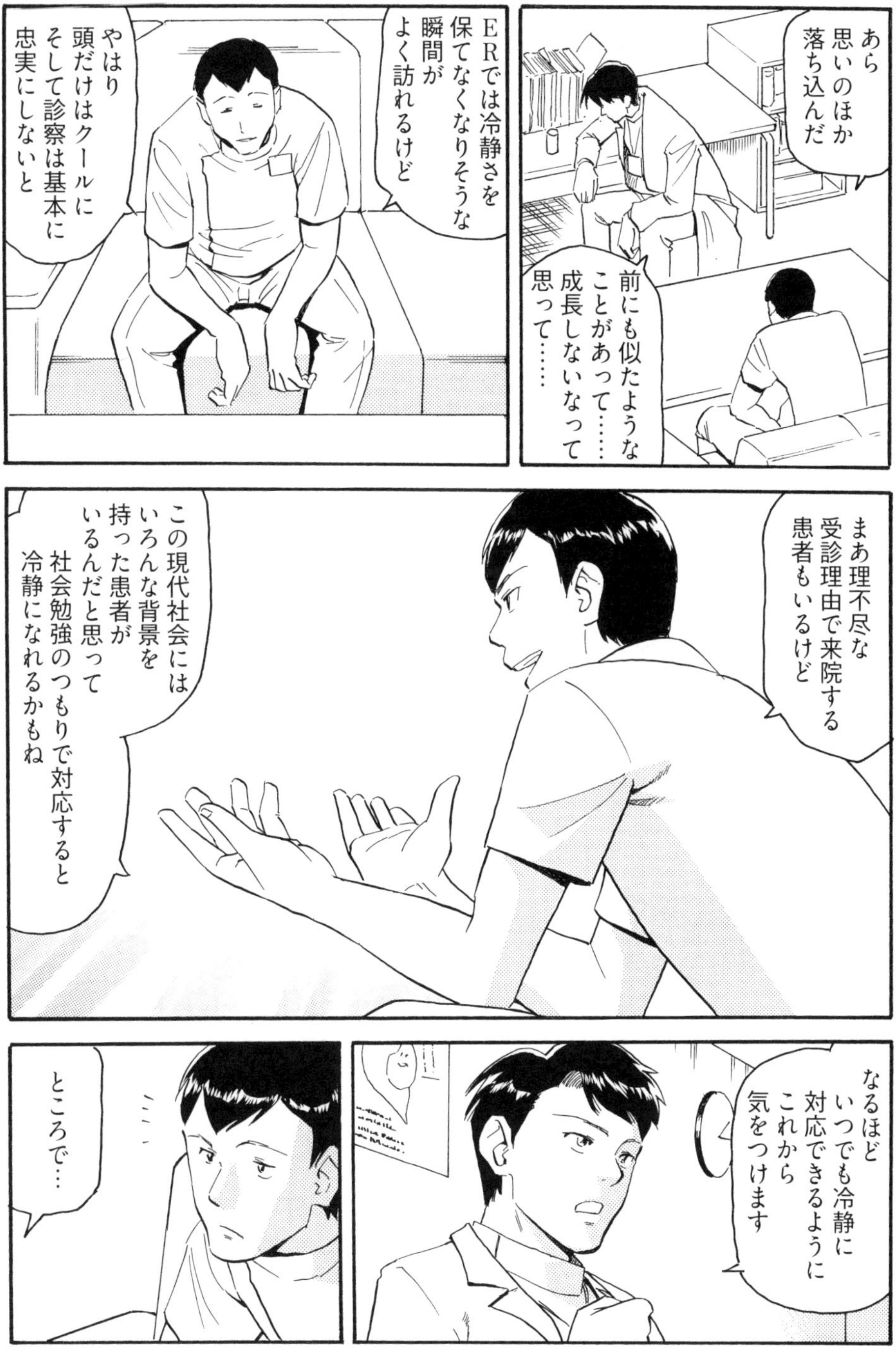
あら思いのほか落ち込んだ
前にも似たようなことがあって……成長しないなって思って……
ERでは冷静さを保てなくなりそうな瞬間がよく訪れるけど
やはり頭だけはクールにそして診察は基本に忠実にしないと
まあ理不尽な受診理由で来院する患者もいるけど
この現代社会にはいろんな背景を持った患者がいるんだと思って社会勉強のつもりで対応すると冷静になれるかもね
なるほど いつでも冷静に対応できるようにこれから気をつけます
ところで…

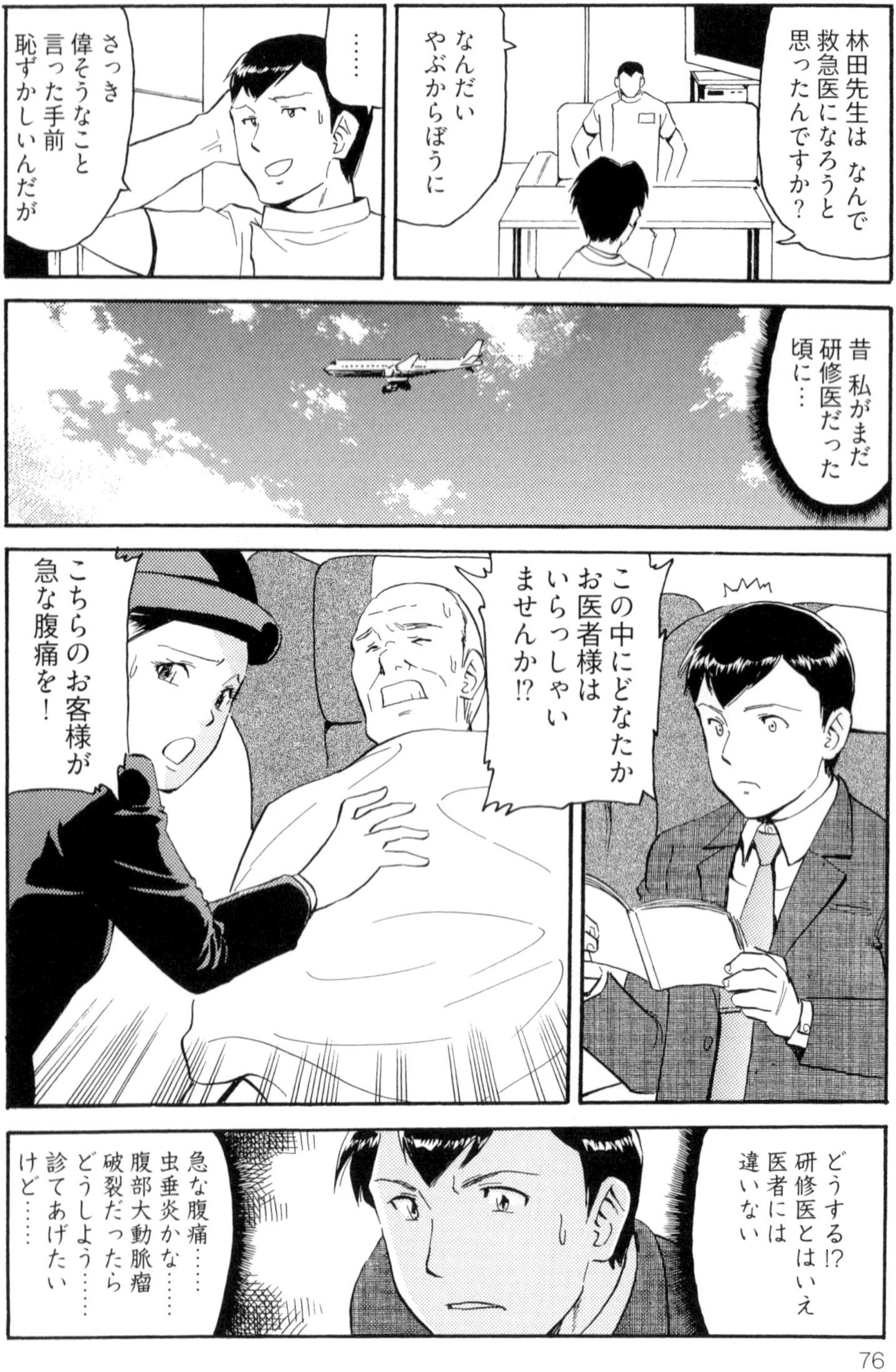
林田先生は なんで救急医になろうと思ったんですか？
なんだい やぶからぼうに
……
さっき偉そうなこと言った手前恥ずかしいんだが
昔 私がまだ研修医だった頃に…
この中にどなたかお医者様はいらっしゃいませんか⁉
こちらのお客様が急な腹痛を！
どうする⁉ 研修医とはいえ医者には違いない
急な腹痛…… 虫垂炎かな…… 腹部大動脈瘤破裂だったらどうしよう…… 診てあげたいけど……

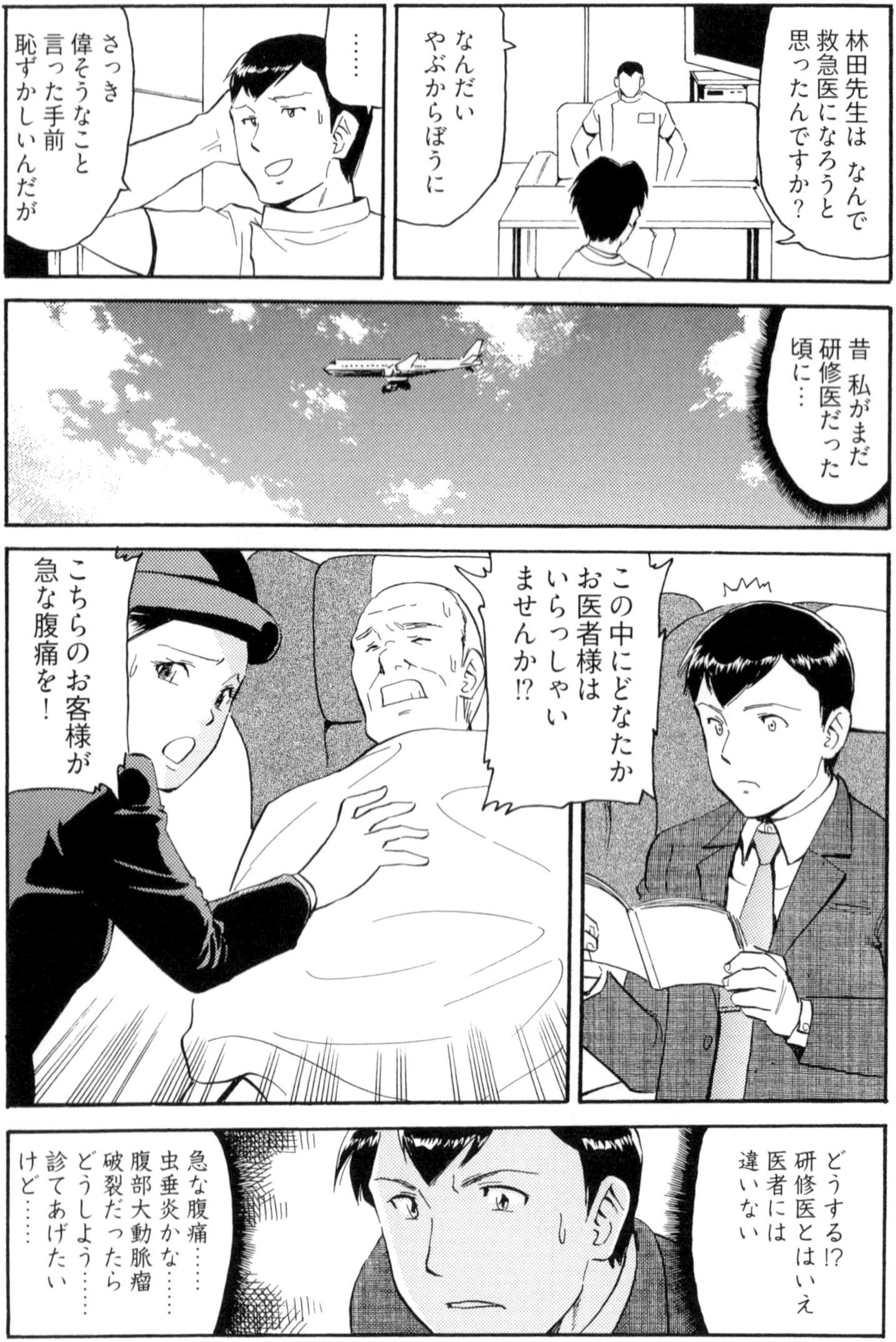

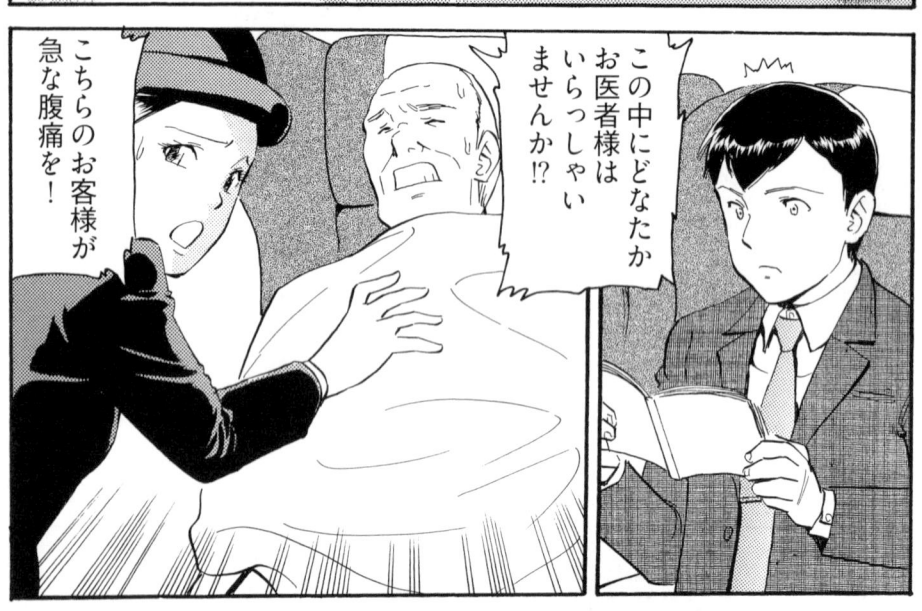

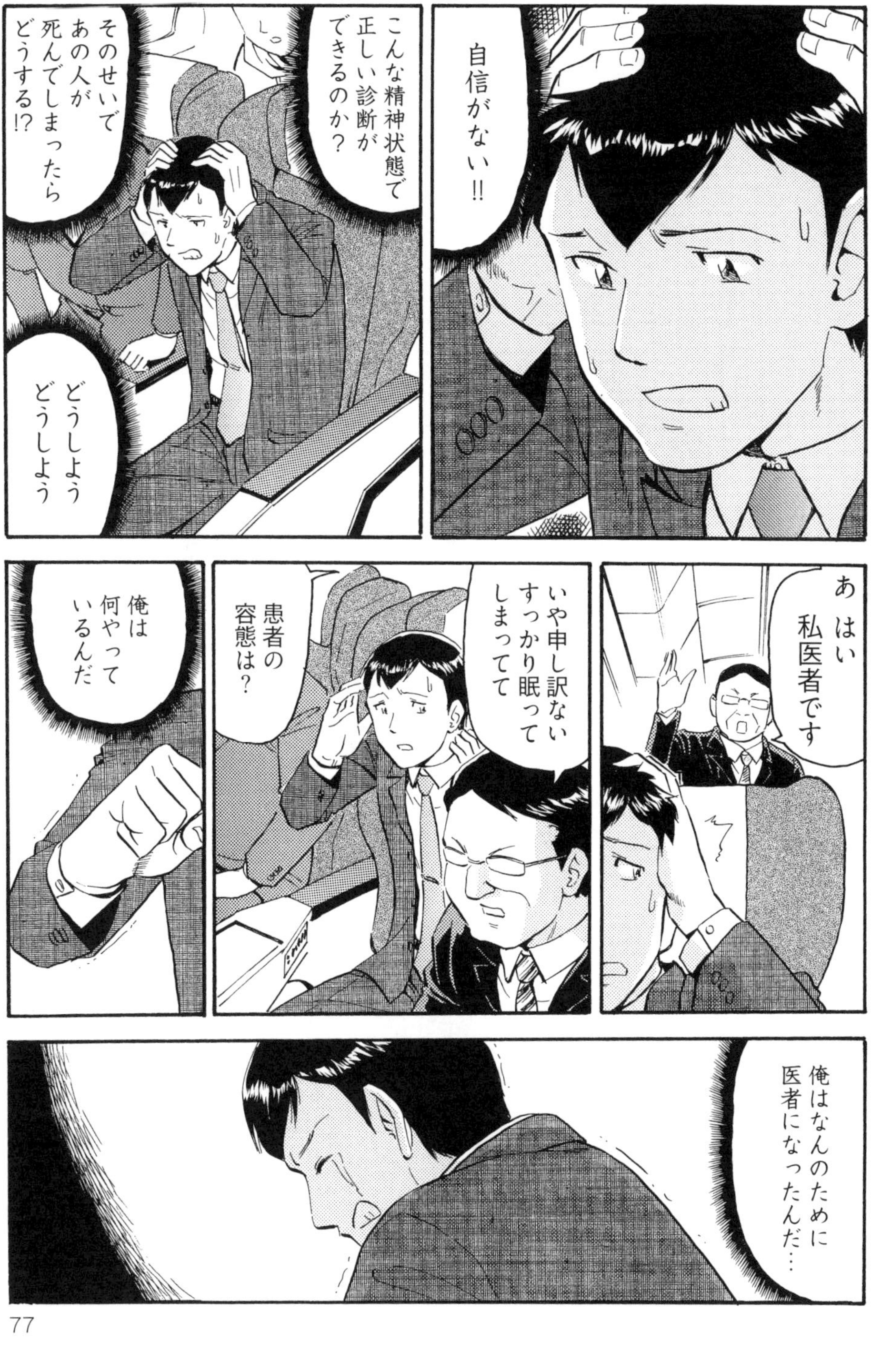
自信がない!!
こんな精神状態で正しい診断ができるのか？
そのせいであの人が死んでしまったらどうする!?
どうしようどうしよう
あ はい 私医者です
いや申し訳ないすっかり眠ってしまってて
患者の容態は？
俺は何やっているんだ
俺はなんのために医者になったんだ…

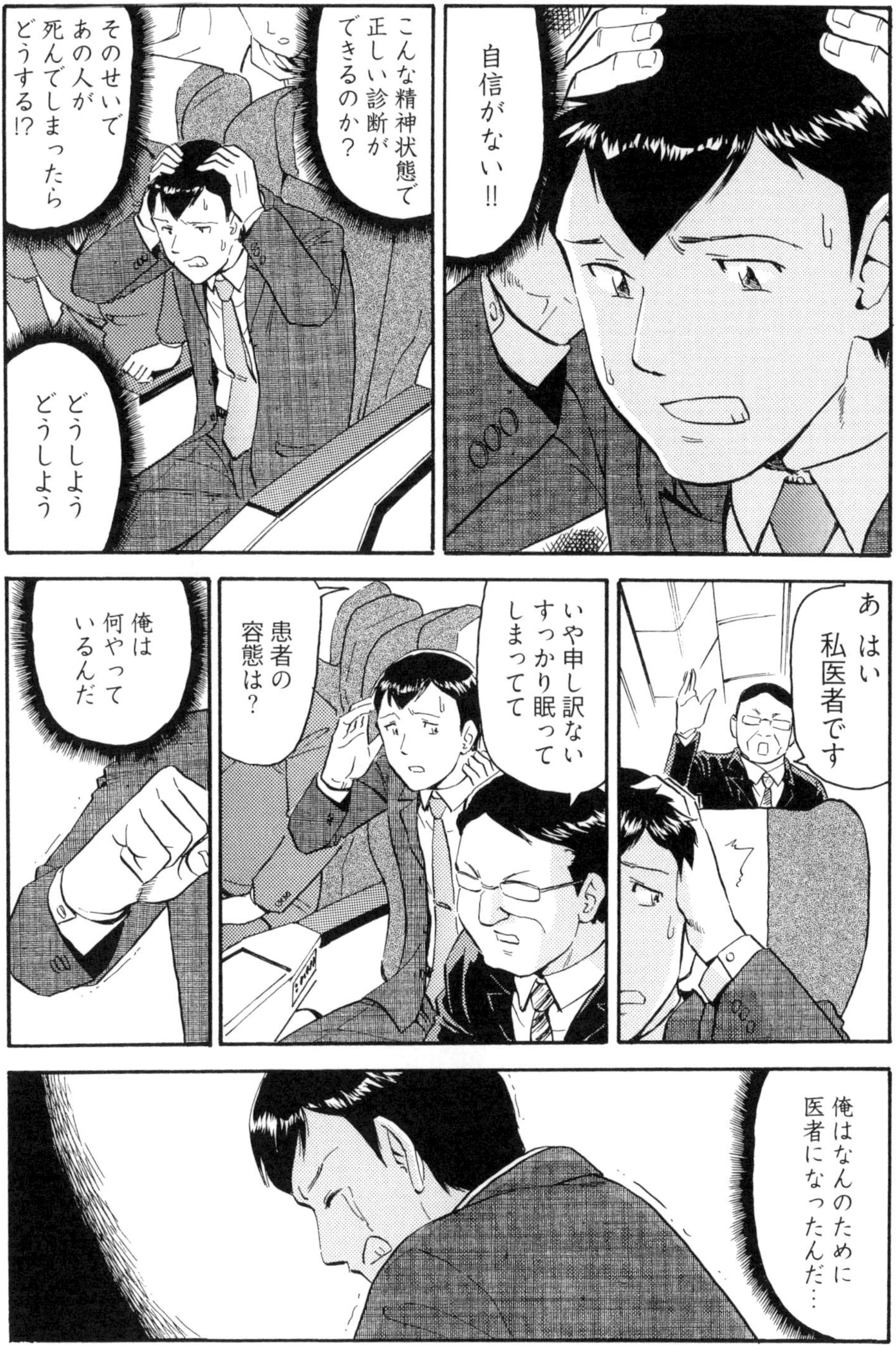

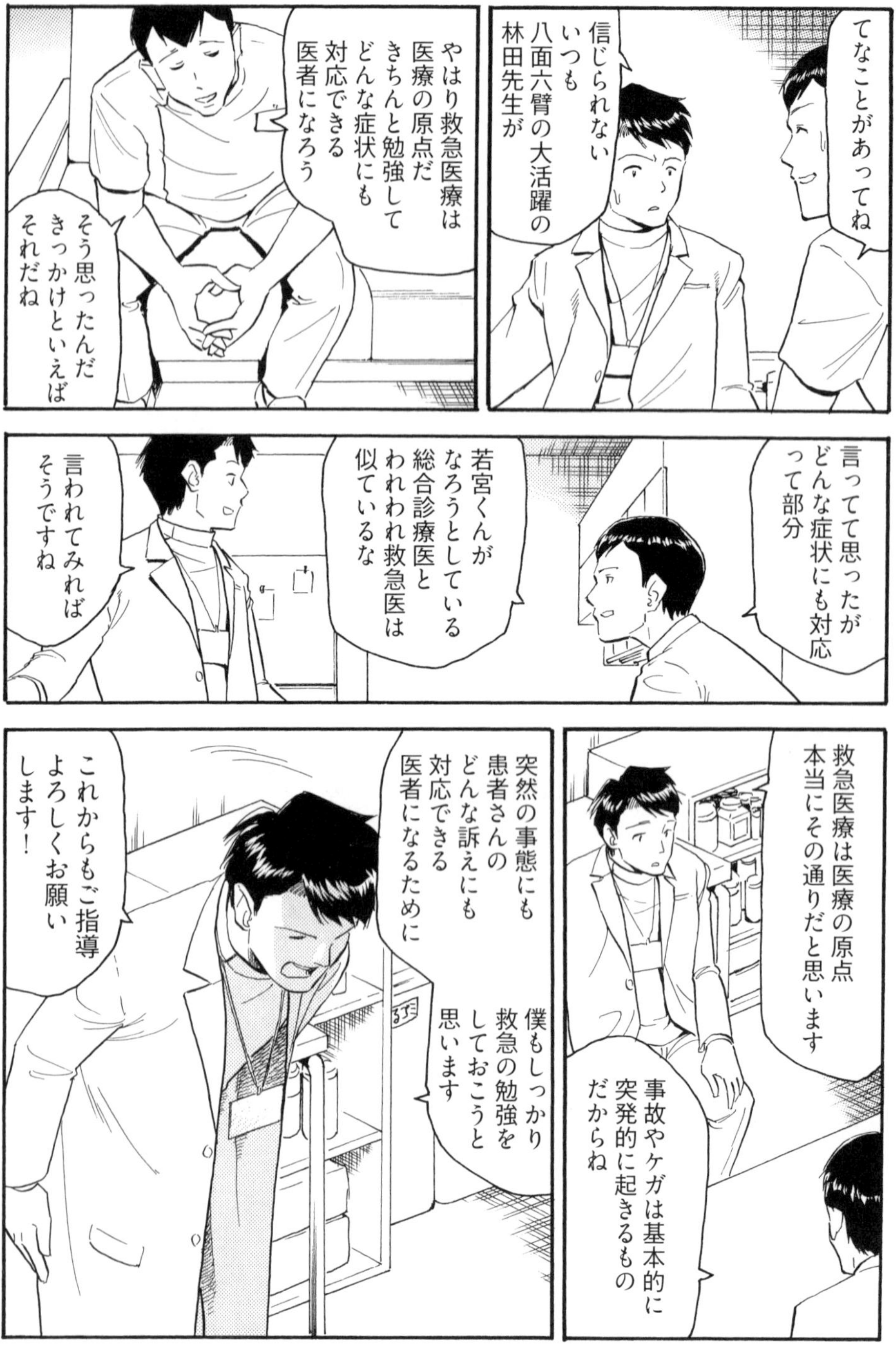
てなことがあってね
信じられない いつも八面六臂の大活躍の林田先生が
やはり救急医療は医療の原点だ きちんと勉強して どんな症状にも対応できる医者になろう
そう思ったんだ きっかけといえばそれだね
言ってて思ったが どんな症状にも対応って部分
若宮くんがなろうとしている総合診療医と われわれ救急医は似ているな
言われてみればそうですね
救急医療は医療の原点 本当にその通りだと思います
事故やケガは基本的に突発的に起きるものだからね
突然の事態にも 患者さんのどんな訴えにも対応できる医者になるために
僕もしっかり救急の勉強をしておこうと思います
これからもご指導よろしくお願いします!

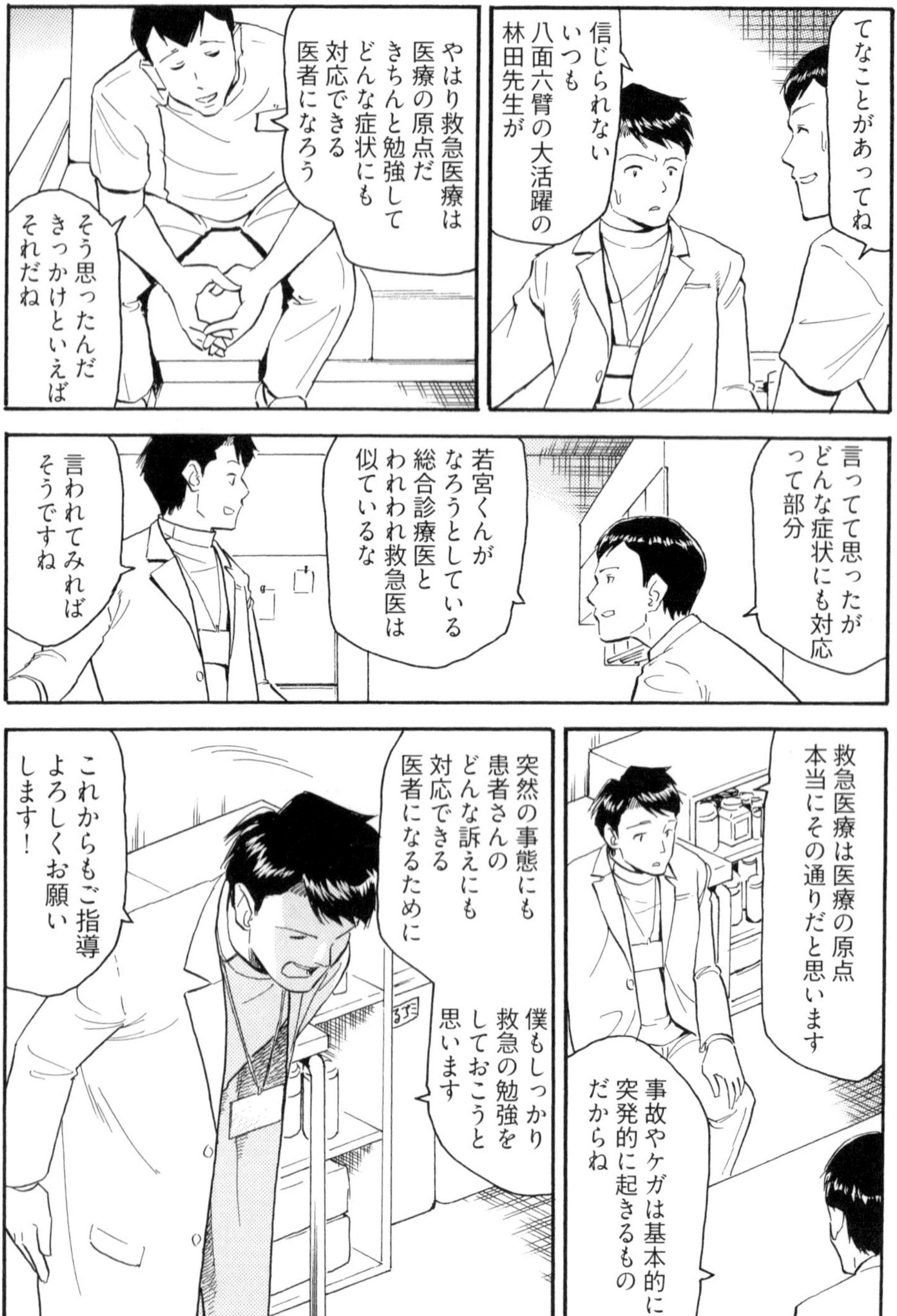

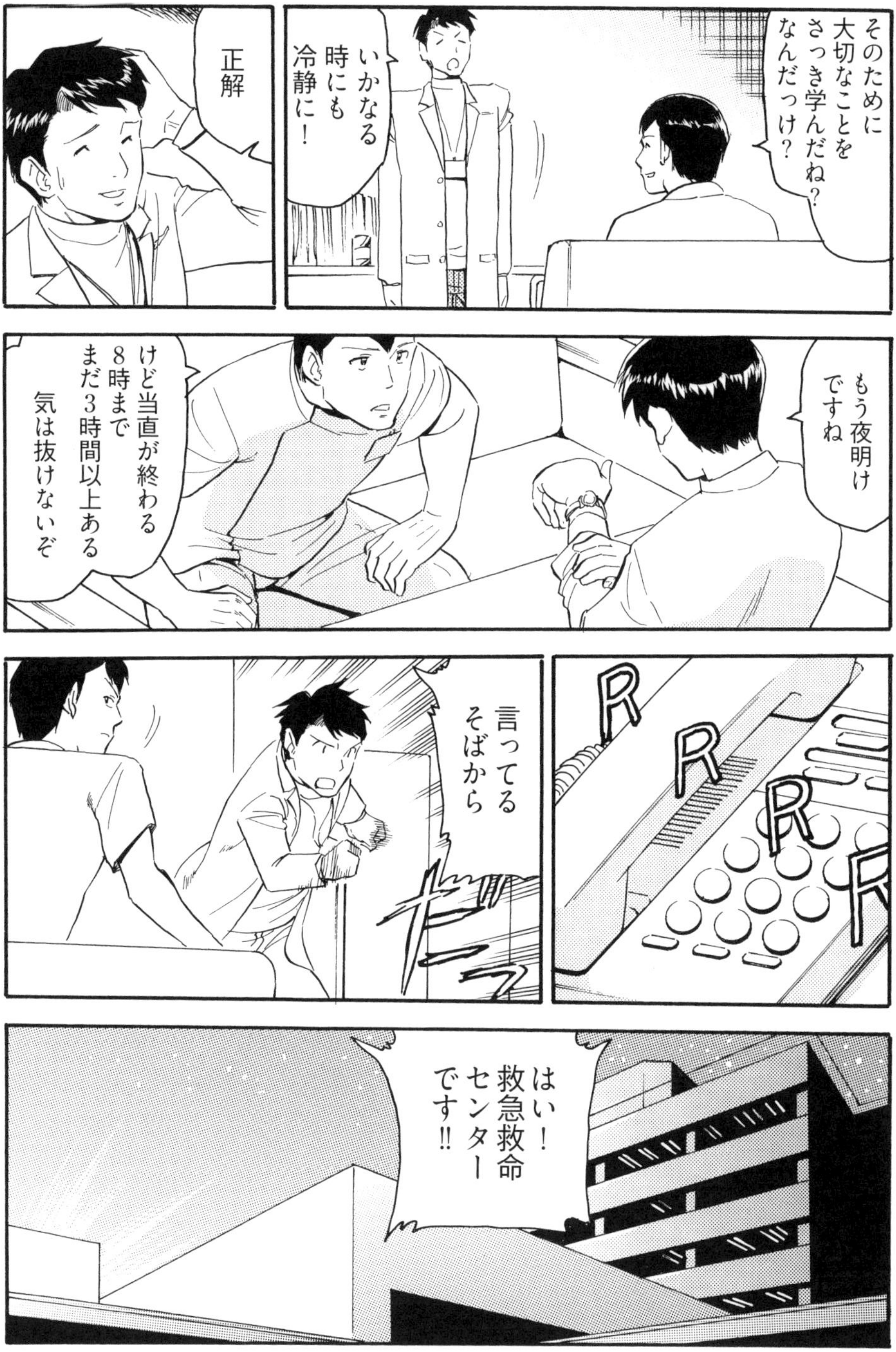
そのために大切なことをさっき学んだね？なんだっけ？
いかなる時にも冷静に！
正解
もう夜明けですね
けど当直が終わる8時までまだ3時間以上ある気は抜けないぞ
R R R R
言ってるそばから
ダーッ
はい！救急救命センターです!!

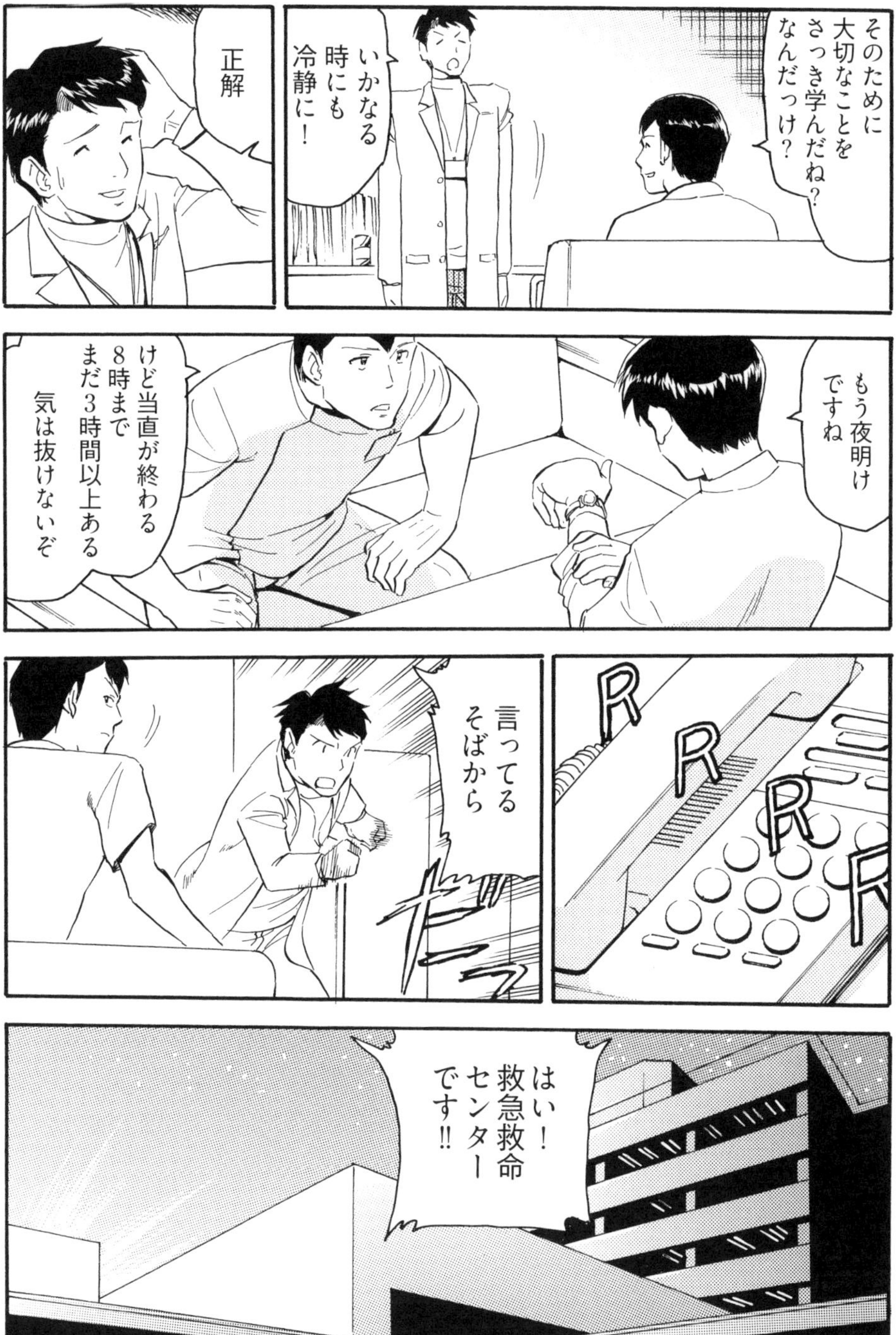

救急研修

総合診療医・家庭医を志す医師にとって、救急外来で数多くの診療経験を積むことはきわめて大切です。指導医の林田先生が言っていたとおり、**「いかなる患者が来ても対応する」**という基本原則は、総合診療とも共通しています。また、社会的問題にもなっている、いわゆる**「コンビニ受診」**への対応や、**救急室での看取りにおける家族ケア**などは、総合診療の実践にも直結するので、救急研修でぜひとも経験しておきたいところです。

一方、救急外来では、一般外来と同じ診療手法が通用しないことも知っておくべきです。一般外来の診療は、通常「問診→身体診察→検査→治療」の順に行いますが、状態が安定しない場合や致死的疾患を疑った場合の救急初療のアプローチは異なります。急変する前に先手を打って行動する、まさに**「動きながら考える」**

意識が必要になってきます。致死的疾患、または適切な治療が受けられなければ機能予後に関わる状態を素早く見きわめること（**トリアージ**）と同時に、状態を安定させる行動（**アクション**）が求められます。バイタルサインの把握、そして酸素投与や点滴ライン確保が問診より優先する場合もあります。また、問診や身体診察も、じっくり行うのではなく、焦点を絞って素早く行うことが要求されます。

歩いて一般外来を受診する患者さんの中にも、致死的疾患が隠れていることがあります。そんな患者さんを適切にトリアージし、重症化する前に本当の意味で救命を最優先に行動できるようになるには、救急外来で多様な症候を診療する経験を積み重ねる時期が必要です。医療機器のない在宅医療や僻地医療の現場に出たとき、たとえ患者さんの急変に出くわしても、救急現場での経験があれば自信を持って落ち着いて対応できるはず。その意味で、やはり「**救急医療は医療の原点**」なのです。

【救急診療　ここがポイント！】

1 「考えてから動く」のではなく「**動きながら考える**」

2 すべての救急患者の評価は**トリアージ**から。①主訴、②意識&ABC、③バイタルサインの3項目で緊急度を把握。

3 トリアージで緊急性を察知したら、すぐ次の**アクション**を。①臥位にする、②処置室に移動、③O（酸素投与）、M（モニター装着）、I（IVライン確保）を実行。

4 **鑑別診断**は①生命を脅かす危険な疾患、②緊急度は低いが頻度の高い疾患の2つのカテゴリーに分けてリストアップ。

5 救急外来は診断する場ではなく、**危険な疾患を除外する**場所と認識しよう。できるだけ最短距離で疾患を除外できる検査（＝感度の高い検査）を活用。

6 たとえ診断がつかなくても、**入院させるか帰宅させるかの判断**は可能。ただし、帰宅させる判断はくれぐれも慎重に。

参考図書：
◆齊藤裕之、山畑佳篤『T&A動きながら考える救急初療・プライマリ・ケア編（上巻）』（二〇〇九年・ケアネットDVD）
◆齊藤裕之、茂木恒俊、金井伸行『T&A動きながら考える救急初療・プライマリ・ケア編（下巻）』（二〇〇九年・ケアネットDVD）

［金井伸行］

Chapter
8

診療所研修 ①

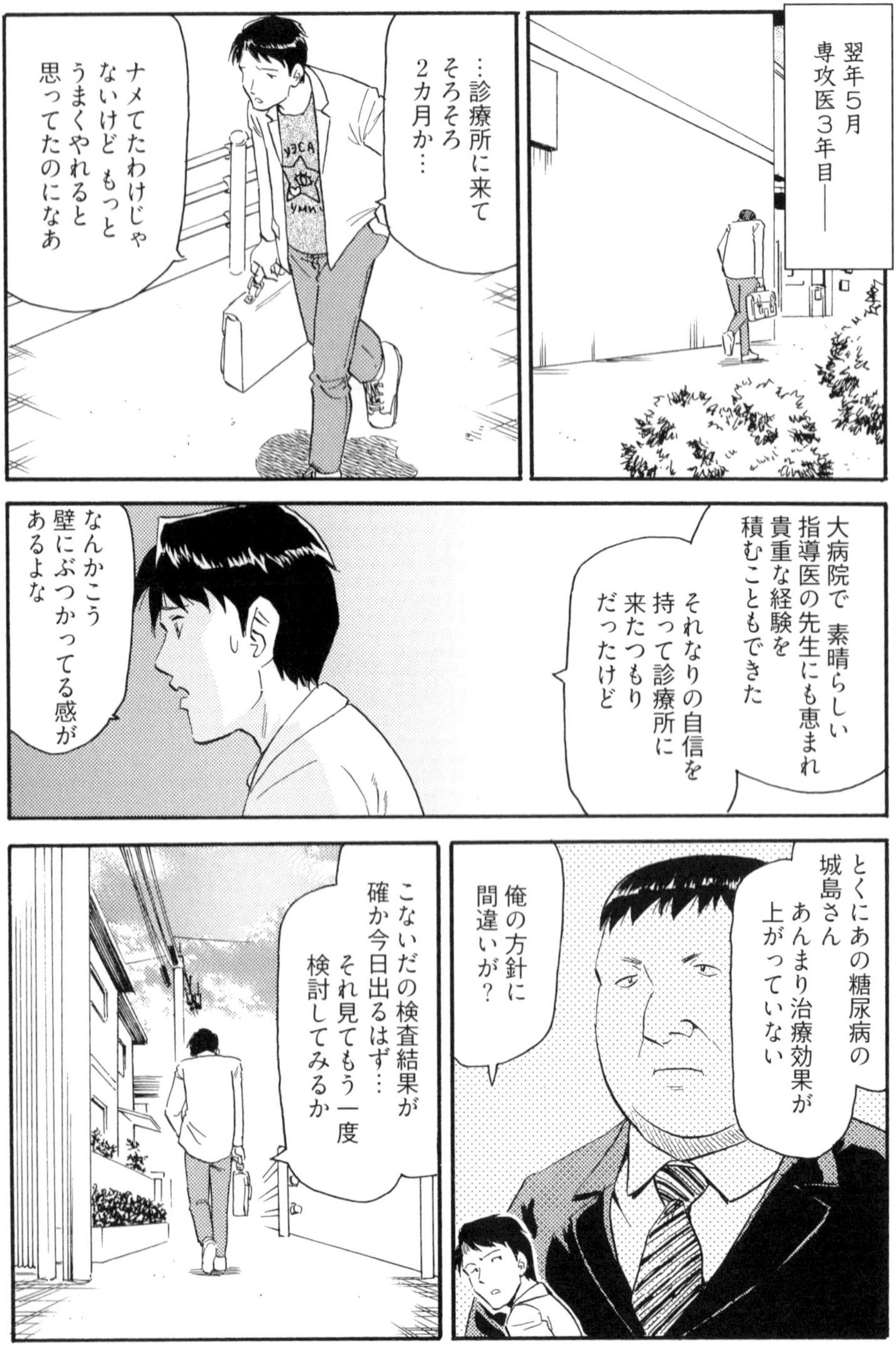
翌年5月
専攻医3年目――
…診療所に来て
そろそろ
2カ月か…
ナメてたわけじゃ
ないけど もっと
うまくやれると
思ってたのになあ
大病院で 素晴らしい
指導医の先生にも恵まれ
貴重な経験を
積むこともできた
それなりの自信を
持って診療所に
来たつもり
だったけど
なんかこう
壁にぶつかってる感が
あるよな
とくにあの糖尿病の
城島さん
あんまり治療効果が
上がっていない
俺の方針に
間違いが？
こないだの検査結果が
確か今日出るはず…
それ見てもう一度
検討してみるか

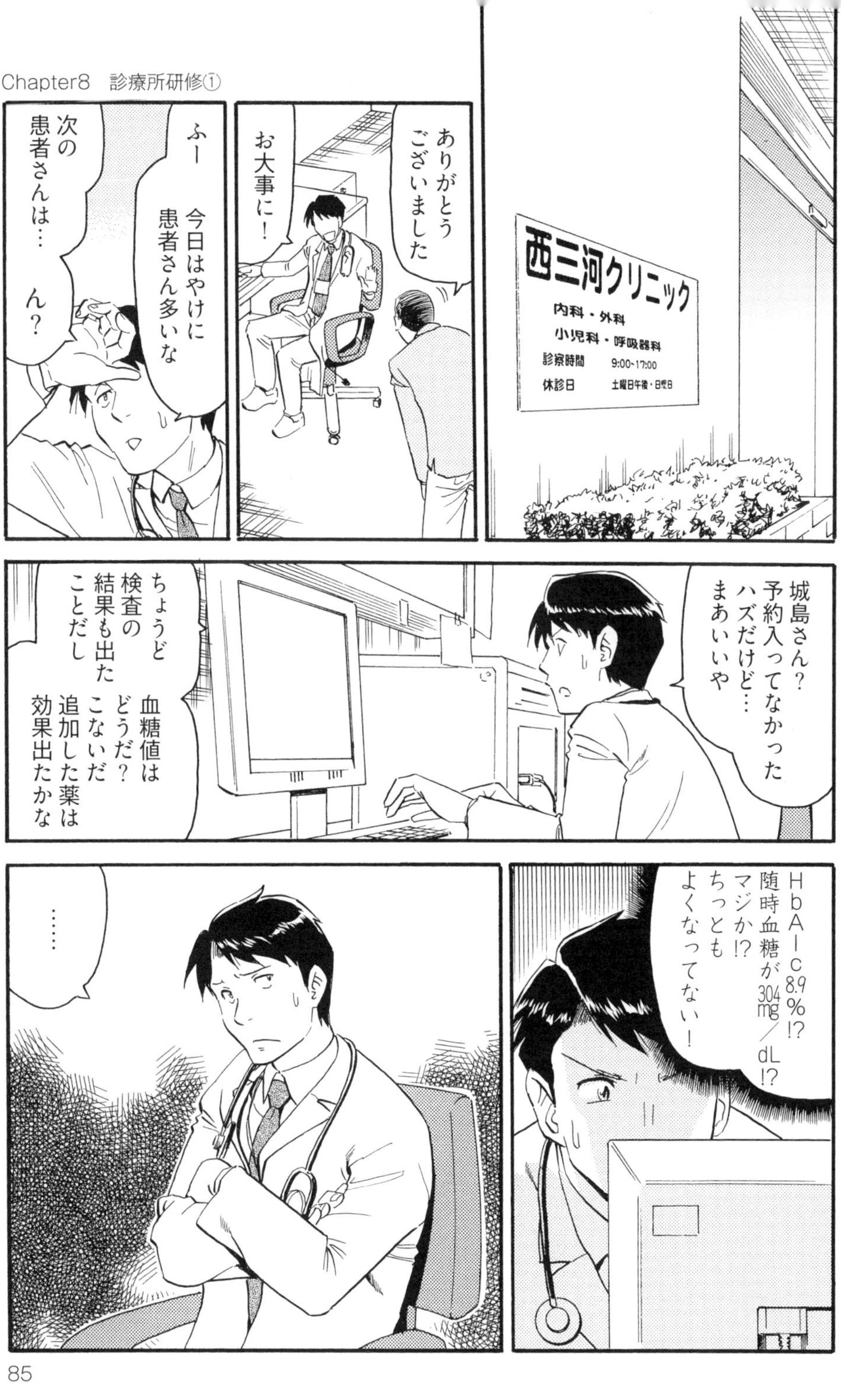
西三河クリニック
内科・外科
小児科・呼吸器科
診察時間　9:00~17:00
休診日　土曜日午後・日祝日
ありがとうございました
お大事に！
ふー　今日はやけに患者さん多いな
次の患者さんは…　ん？
城島さん？予約入ってなかったハズだけど…まあいいや
ちょうど検査の結果も出たことだし
血糖値はどうだ？こないだ追加した薬は効果出たかな
HbA1c 8.9％!?
随時血糖が304mg／dL!?
マジか!?
ちっともよくなってない！
……

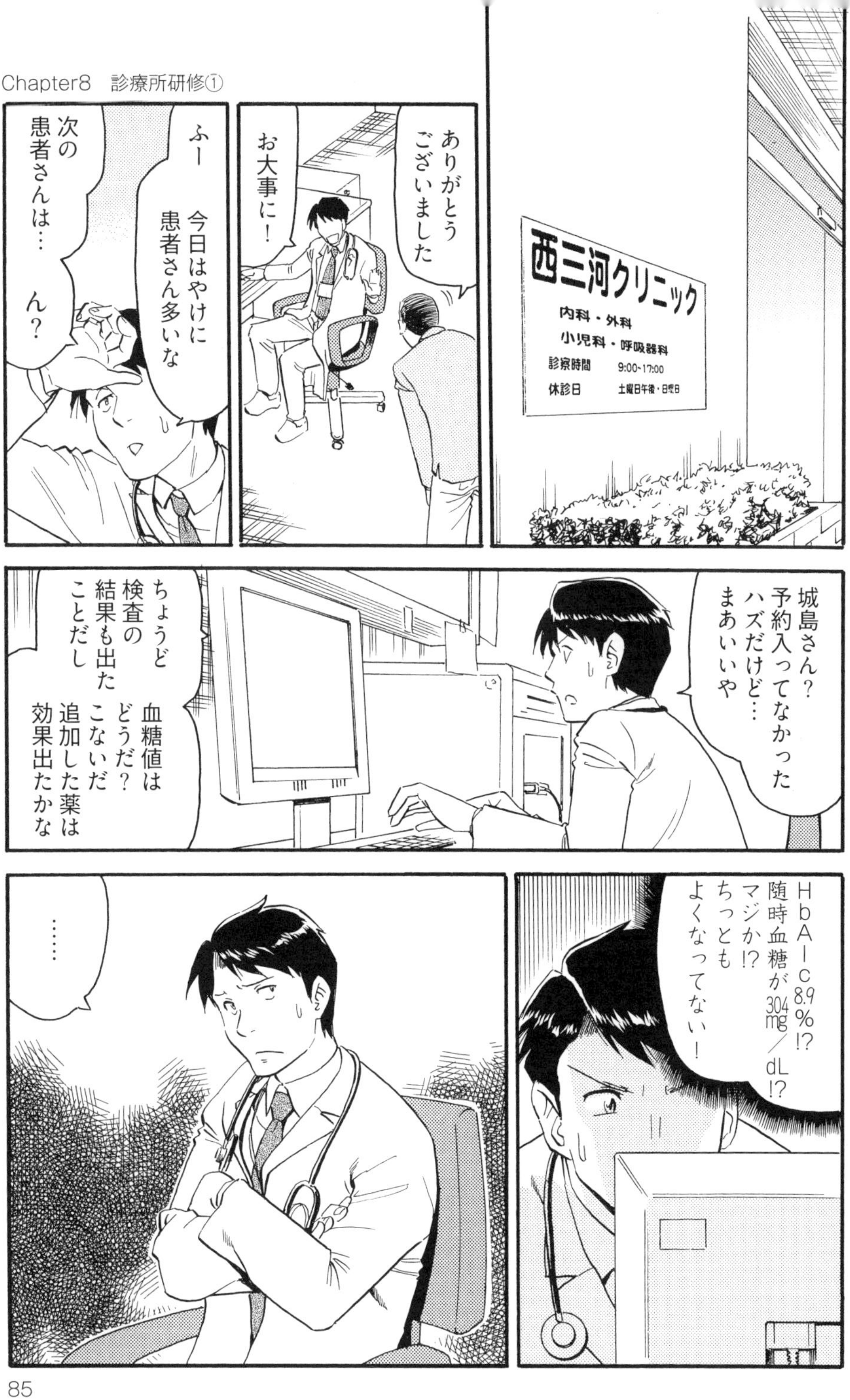

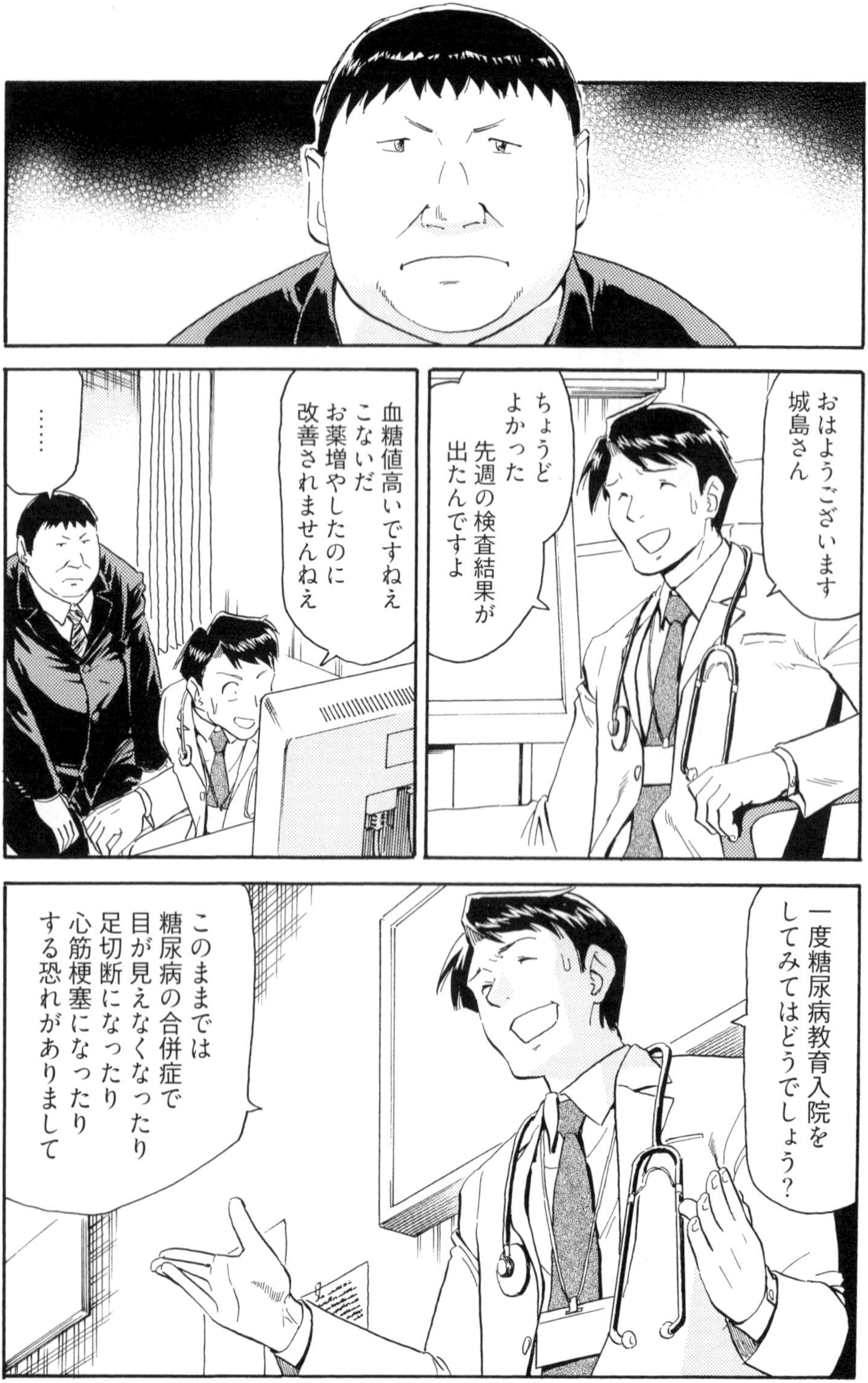
おはようございます城島さん
ちょうどよかった先週の検査結果が出たんですよ
血糖値高いですねえこないだお薬増やしたのに改善されませんねえ
……
一度糖尿病教育入院をしてみてはどうでしょう?
このままでは糖尿病の合併症で目が見えなくなったり足切断になったり心筋梗塞になったりする恐れがありまして

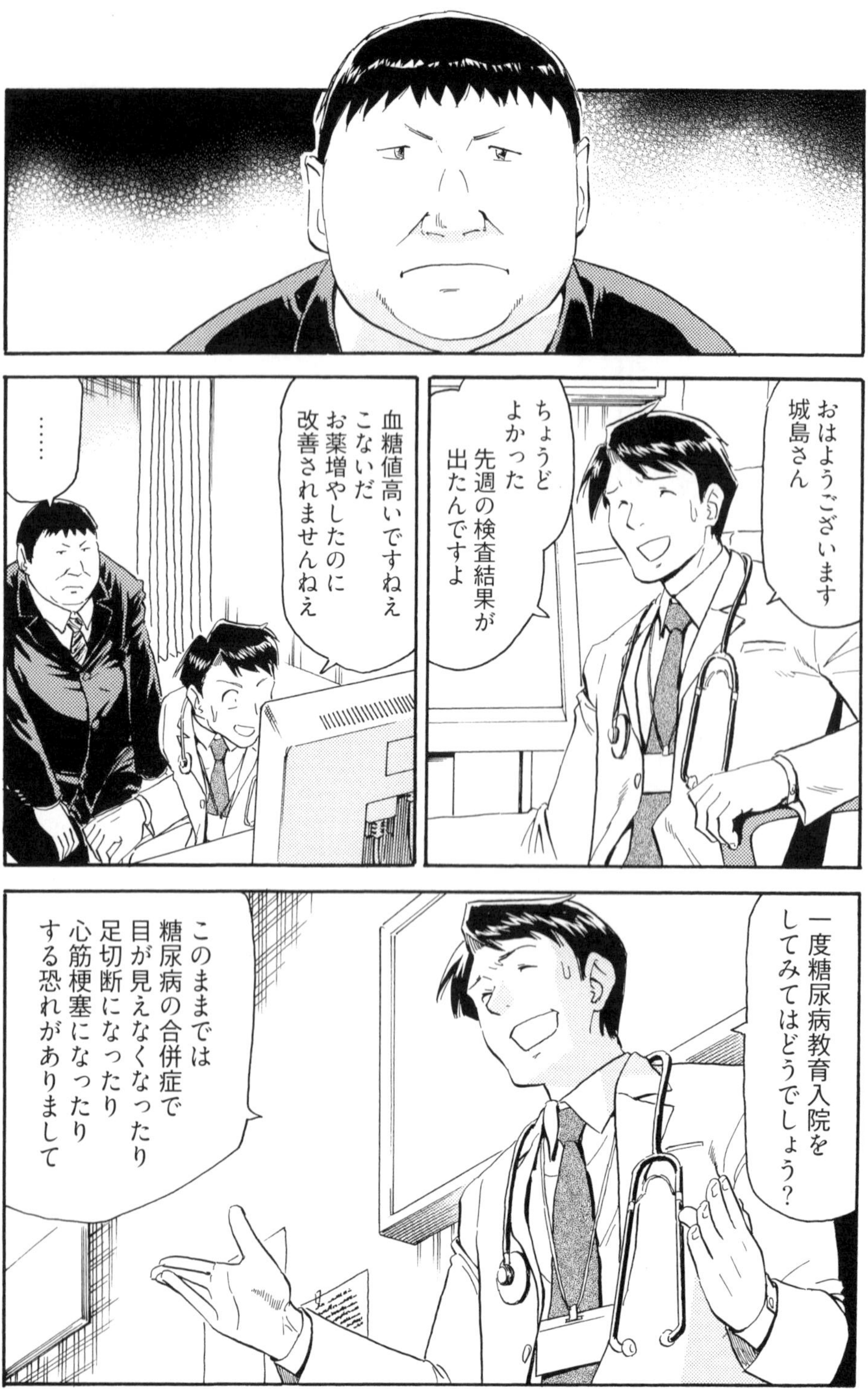

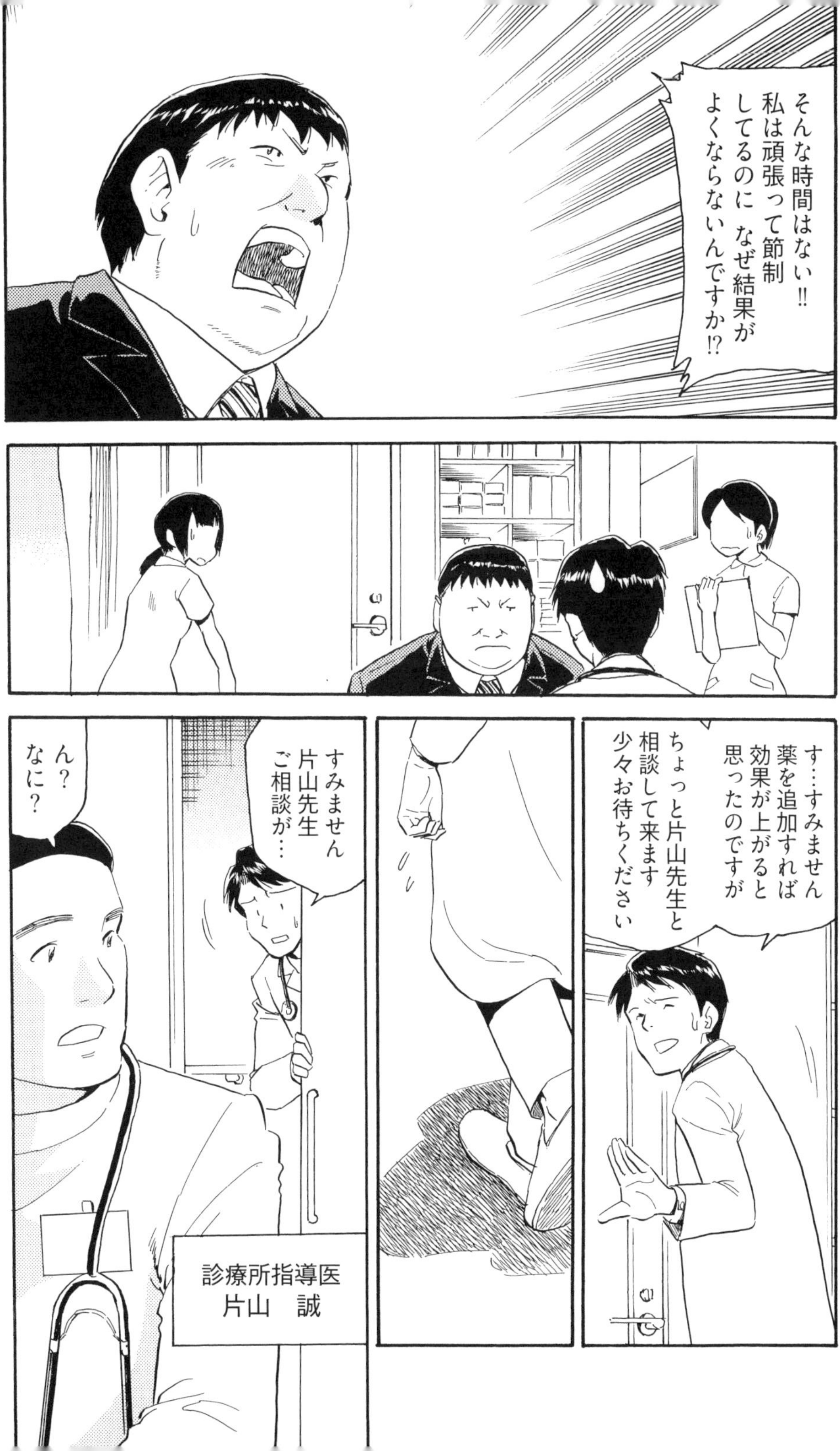
そんな時間はない‼
私は頑張って節制してるのに なぜ結果がよくならないんですか⁉
す…すみません 薬を追加すれば効果が上がると思ったのですが
ちょっと片山先生と相談して来ます 少々お待ちください
すみません 片山先生 ご相談が…
ん？ なに？
診療所指導医
片山　誠

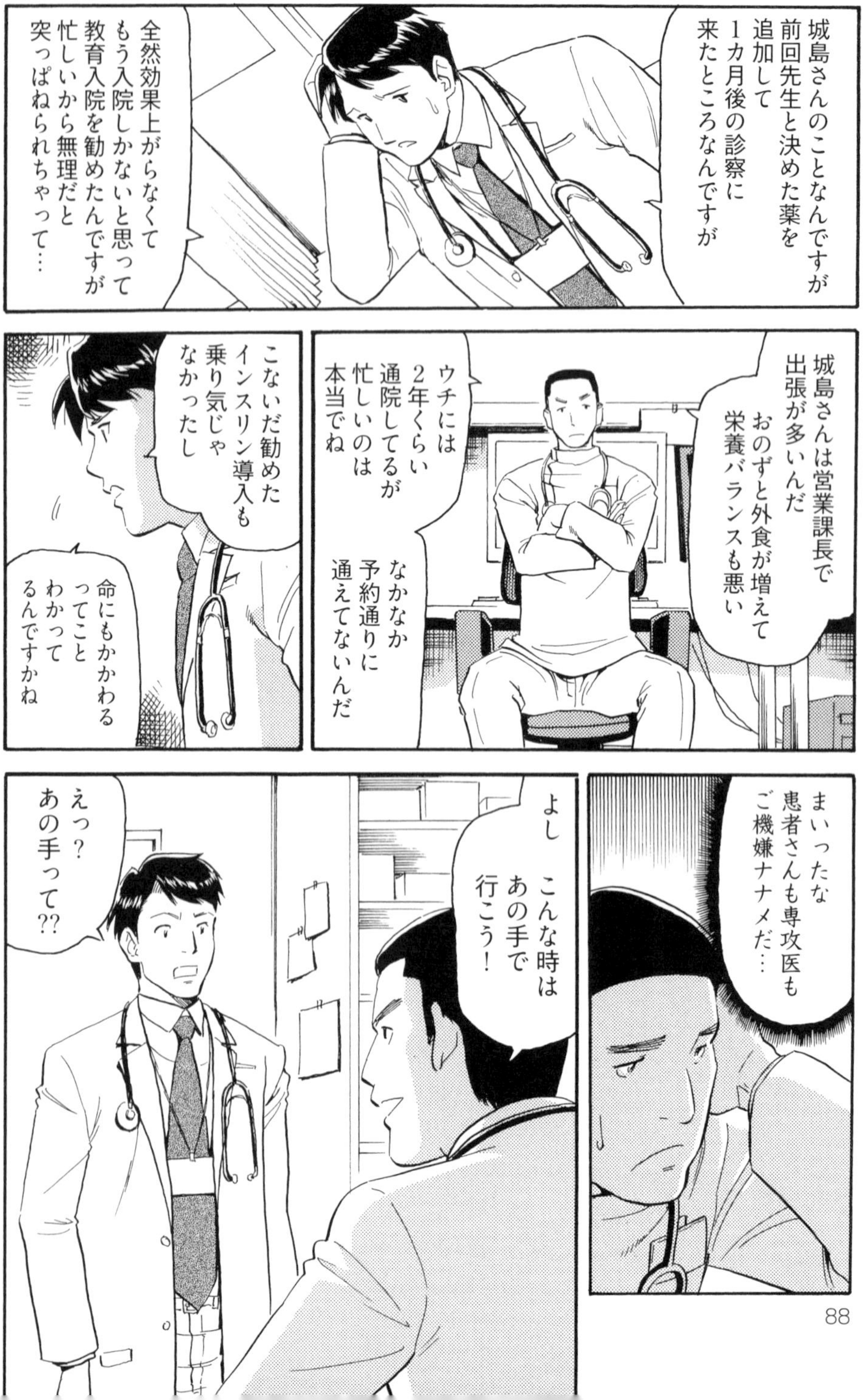
城島さんのことなんですが
前回先生と決めた薬を
追加して
1カ月後の診察に
来たところなんですが
全然効果上がらなくて
もう入院しかないと思って
教育入院を勧めたんですが
忙しいから無理だと
突っぱねられちゃって…
城島さんは営業課長で
出張が多いんだ
おのずと外食が増えて
栄養バランスも悪い
ウチには
2年くらい
通院してるが
忙しいのは
本当でね
なかなか
予約通りに
通えてないんだ
こないだ勧めた
インスリン導入も
乗り気じゃ
なかったし
命にもかかわる
ってこと
わかって
るんですかね
まいったな
患者さんも専攻医も
ご機嫌ナナメだ…
よし　こんな時は
あの手で
行こう!
えっ?
あの手って??

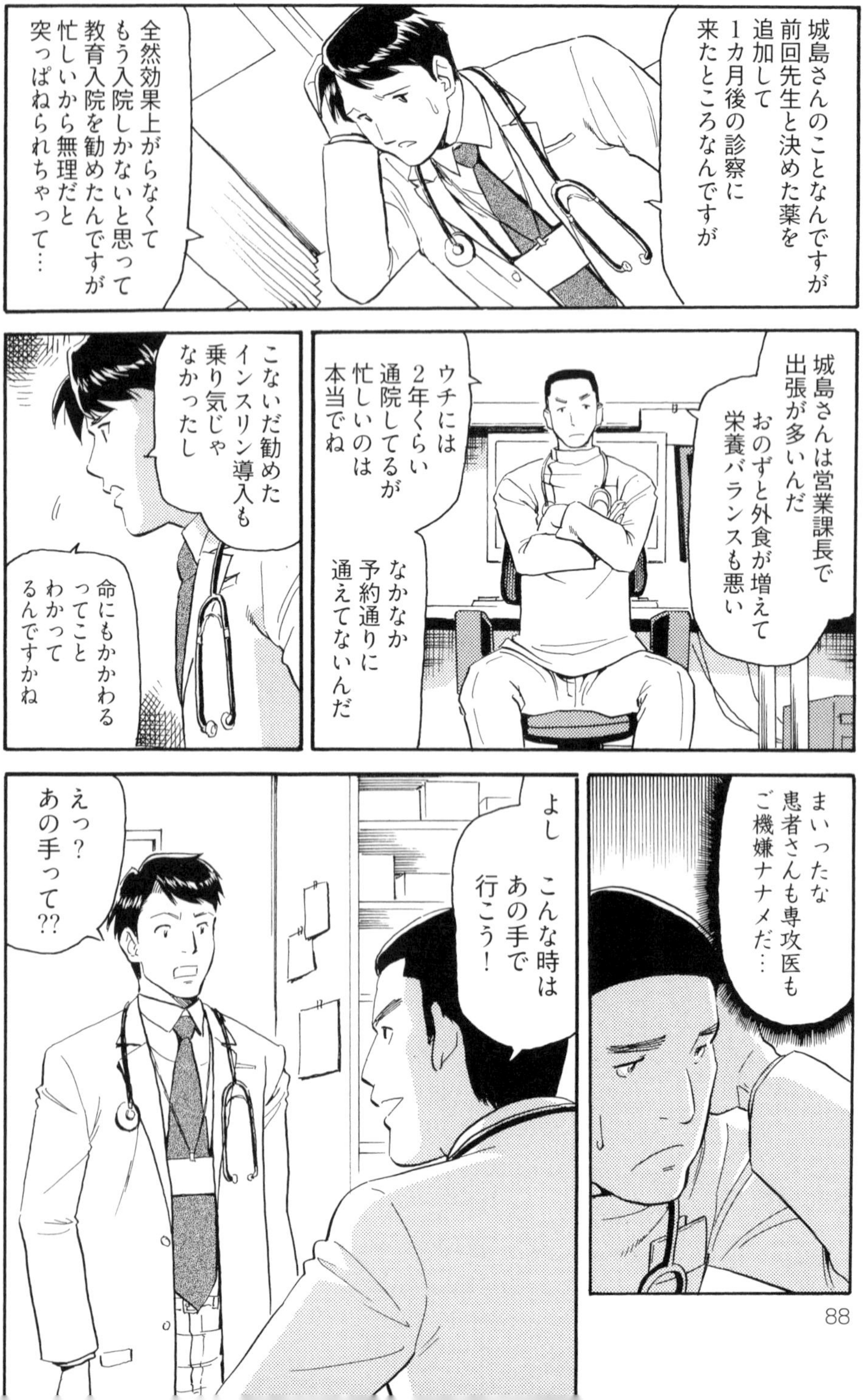

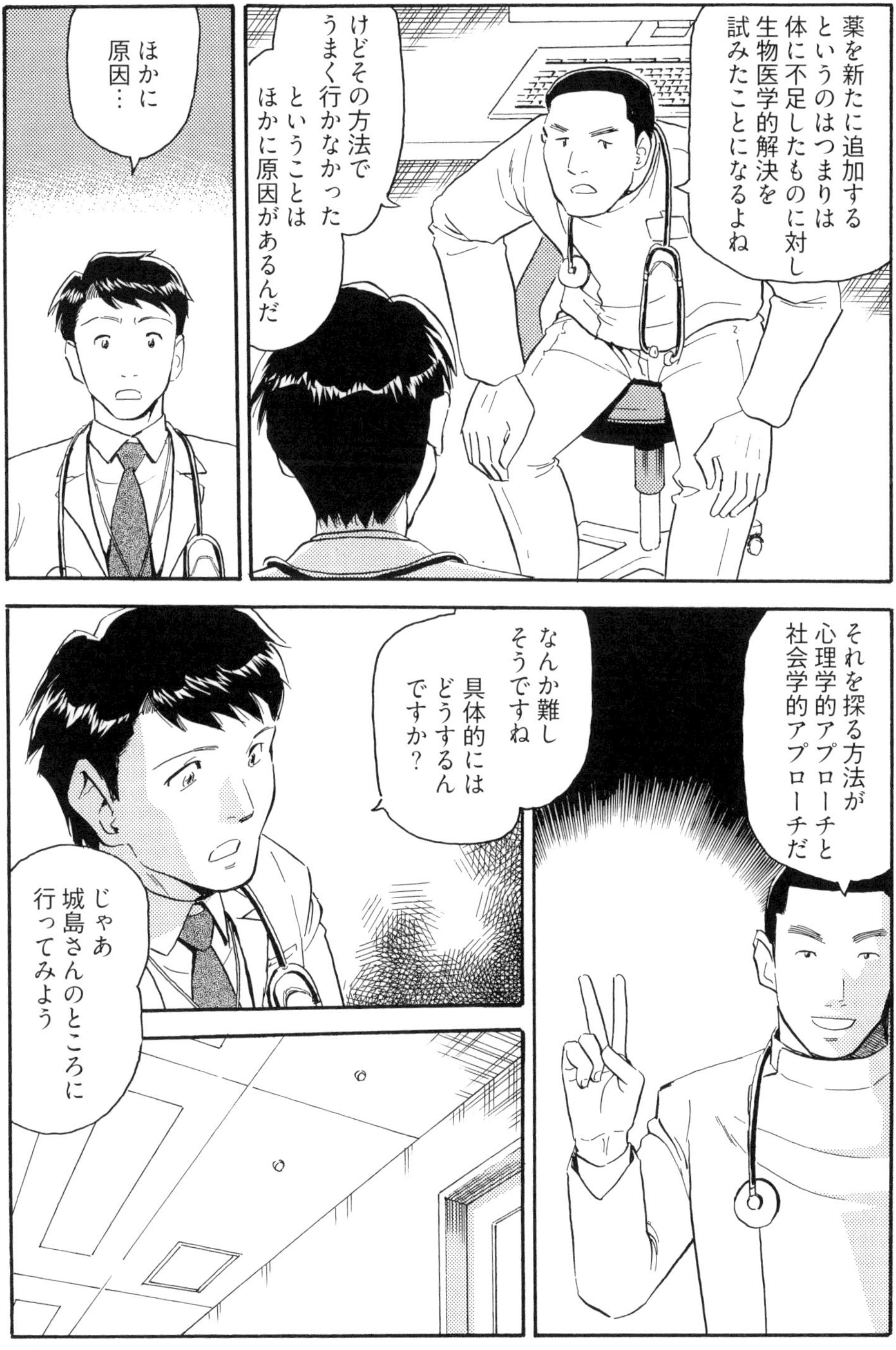
薬を新たに追加するというのはつまりは体に不足したものに対し生物医学的解決を試みたことになるよね
けどその方法でうまく行かなかったということはほかに原因があるんだ
ほかに原因…
それを探る方法が心理学的アプローチと社会学的アプローチだ
なんか難しそうですね　具体的にはどうするんですか？
じゃあ城島さんのところに行ってみよう

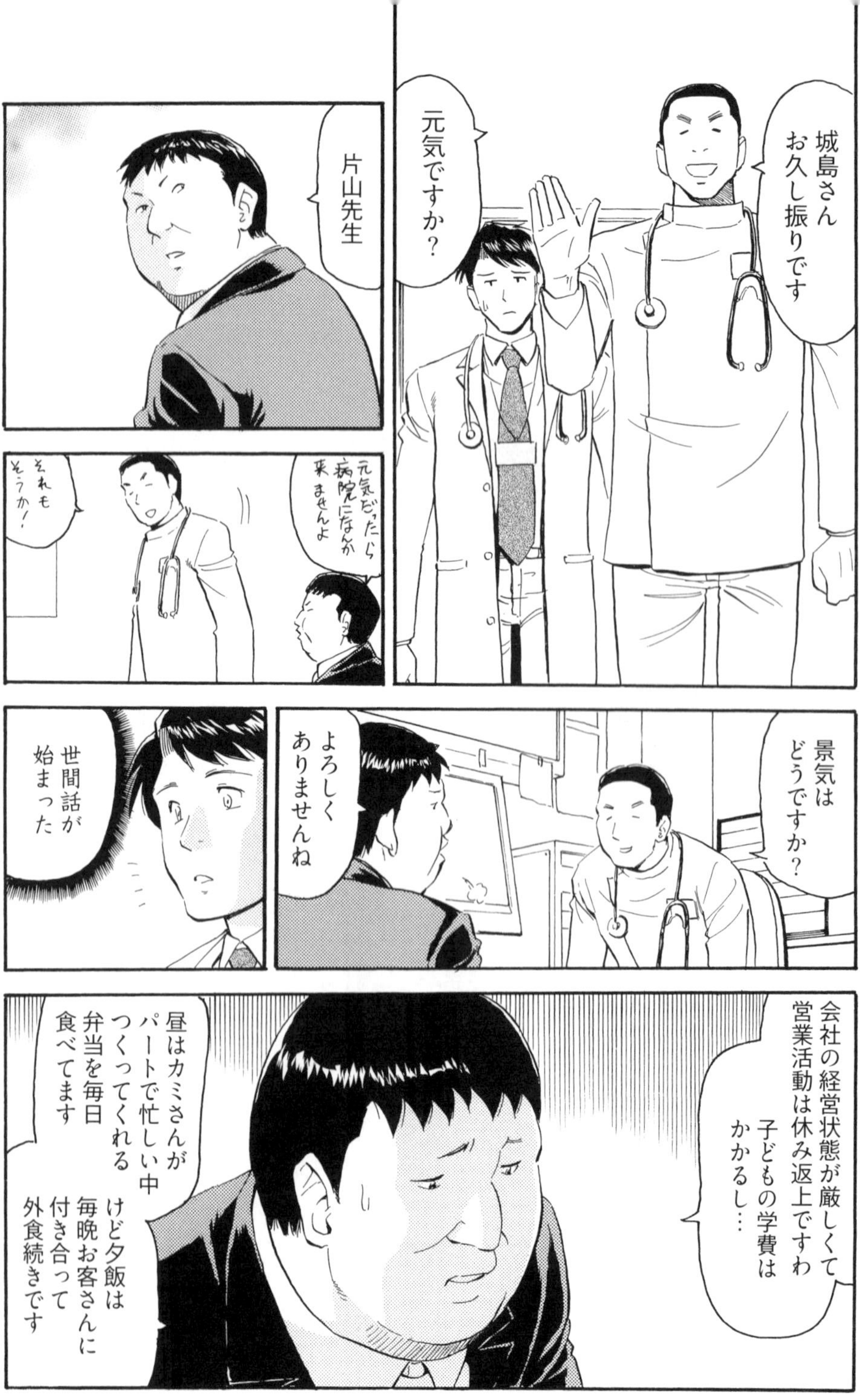
城島さんお久し振りです
元気ですか？
片山先生
元気だったら病院になんか来ませんよ
それもそうか！
景気はどうですか？
よろしくありませんね
世間話が始まった
会社の経営状態が厳しくて営業活動は休み返上ですわ
子どもの学費はかかるし…
昼はカミさんがパートで忙しい中つくってくれる弁当を毎日食べてます
けど夕飯は毎晩お客さんに付き合って外食続きです

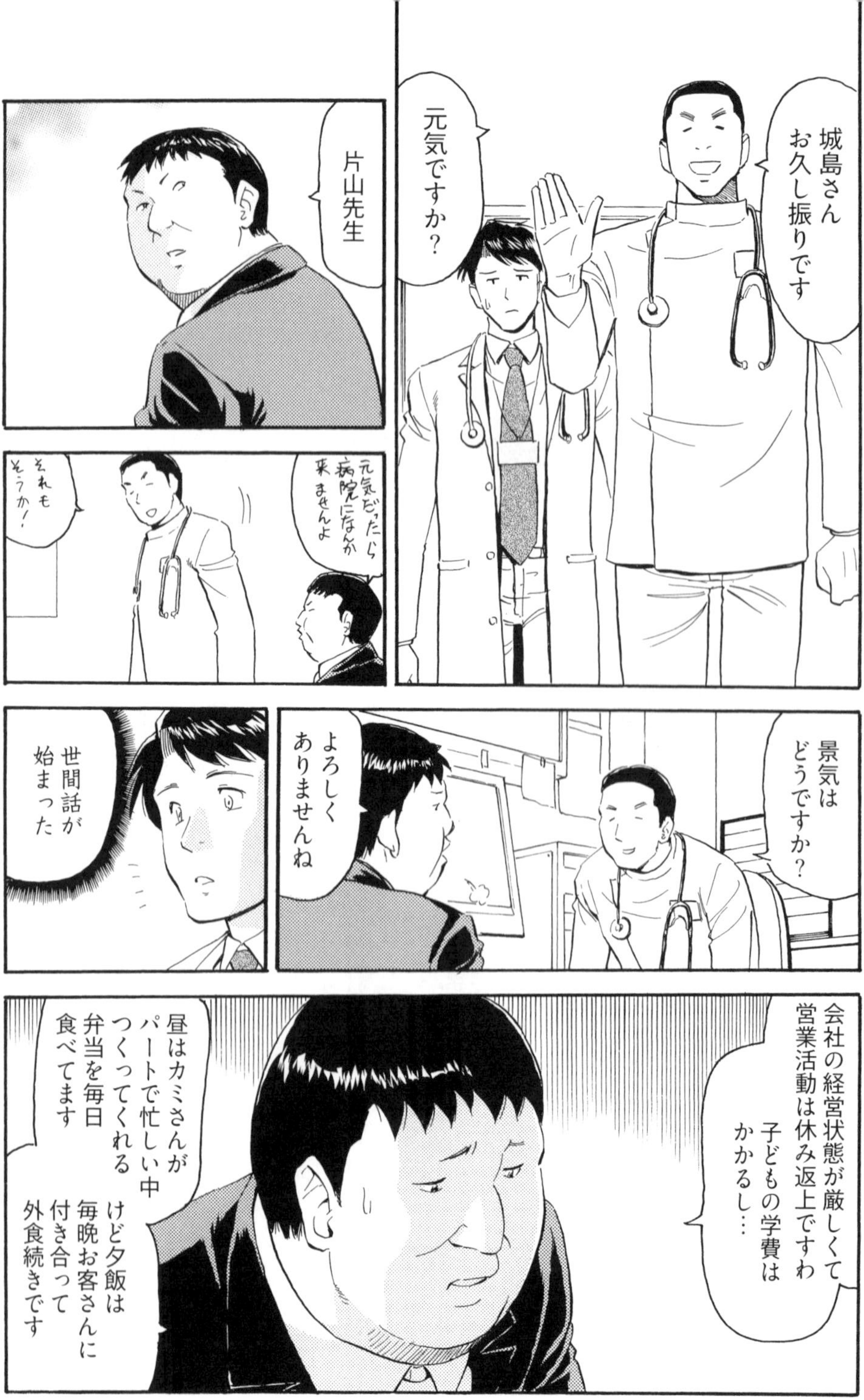

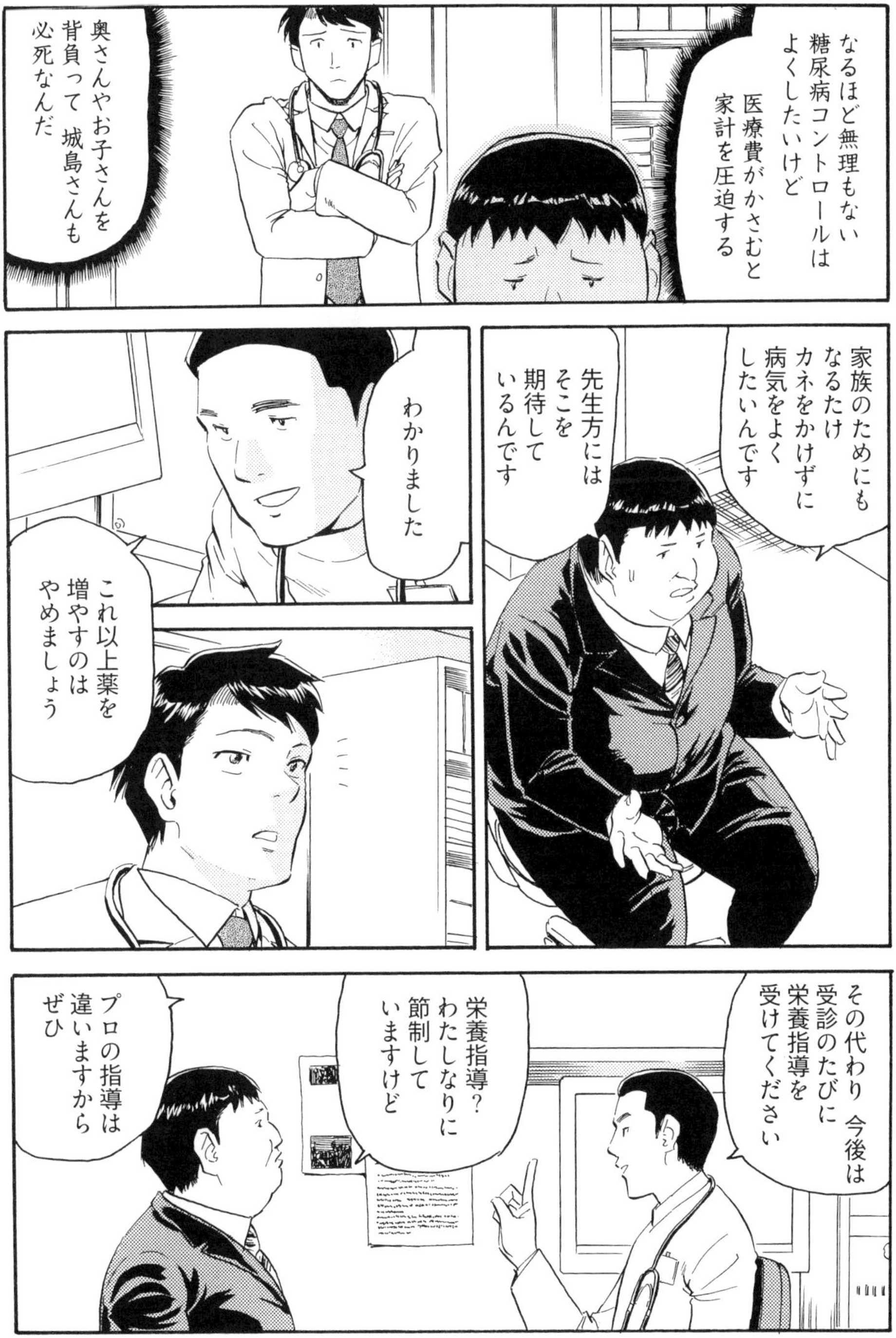
なるほど無理もない 糖尿病コントロールは よくしたいけど 医療費がかさむと 家計を圧迫する
奥さんやお子さんを 背負って 城島さんも 必死なんだ
家族のためにも なるたけ カネをかけずに 病気をよく したいんです
先生方には そこを 期待して いるんです
わかりました
これ以上薬を 増やすのは やめましょう
その代わり 今後は 受診のたびに 栄養指導を 受けてください
栄養指導? わたしなりに 節制して いますけど
プロの指導は 違いますから ぜひ

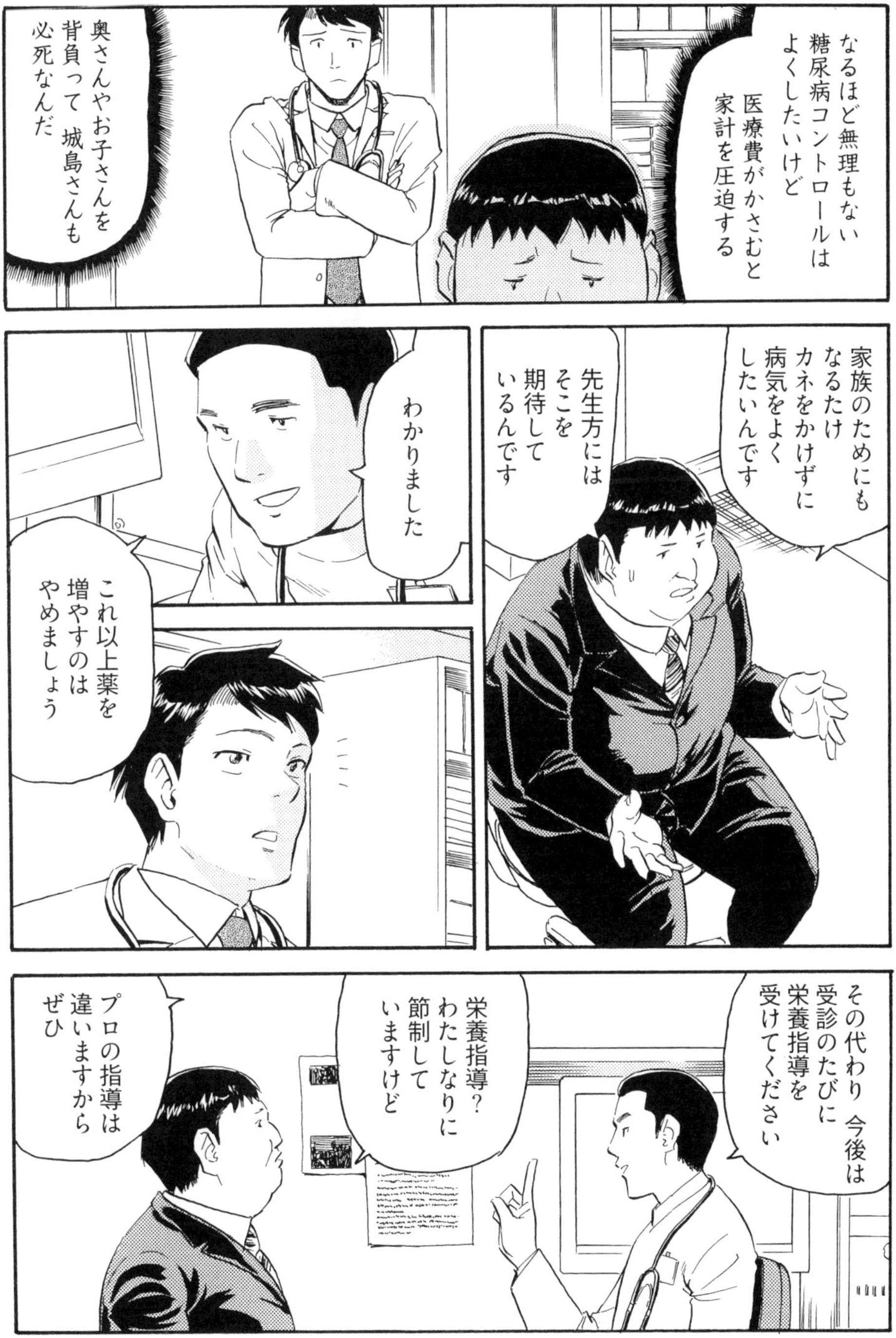

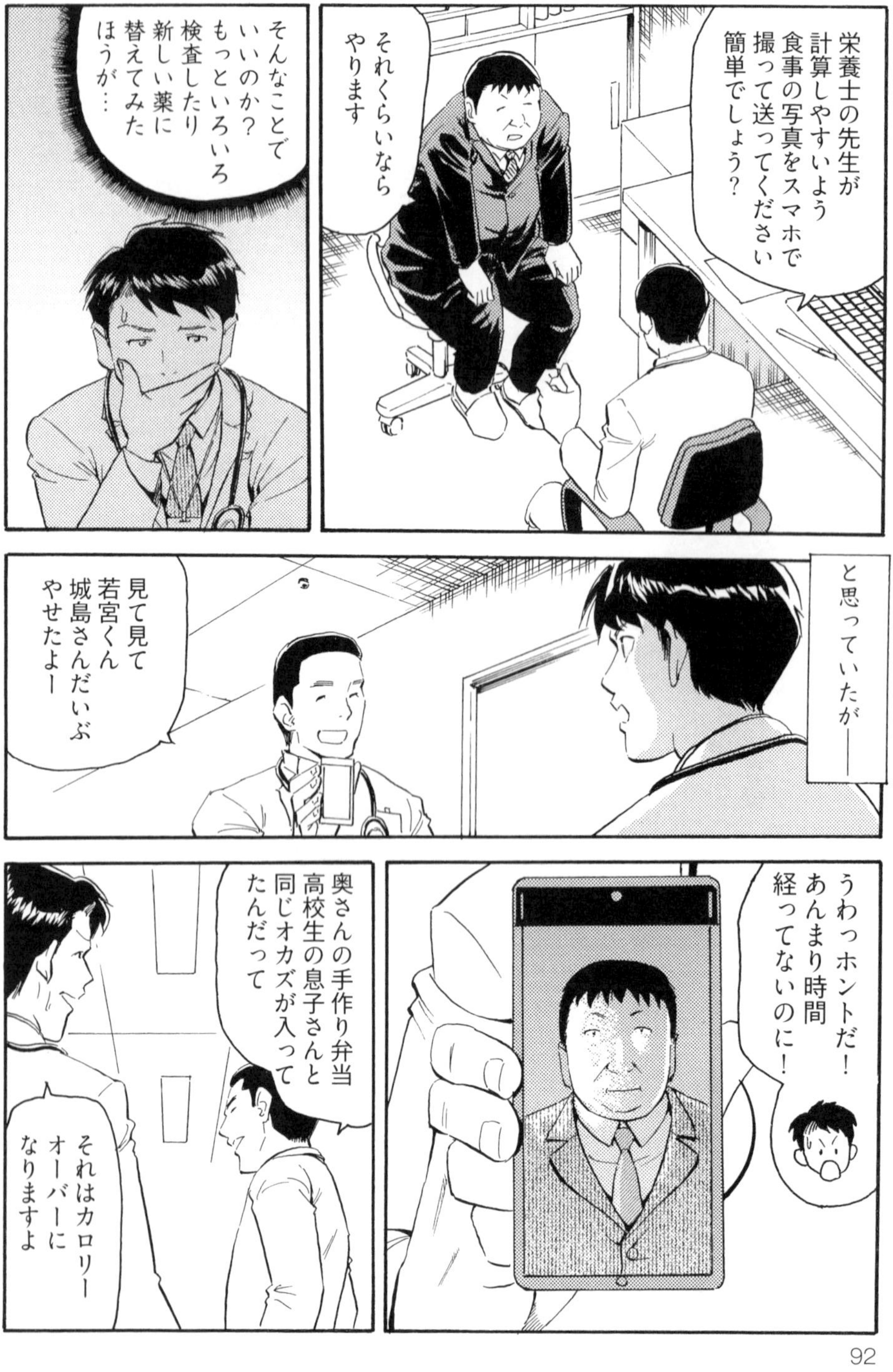
栄養士の先生が
計算しやすいよう
食事の写真をスマホで
撮って送ってください
簡単でしょう?
それくらいなら
やります
そんなことで
いいのか?
もっといろいろ
検査したり
新しい薬に
替えてみた
ほうが…
と思っていたが――
見て見て
若宮くん
城島さんだいぶ
やせたよー
うわっホントだ!
あんまり時間
経ってないのに!
奥さんの手作り弁当
高校生の息子さんと
同じオカズが入って
たんだって
それはカロリー
オーバーに
なりますよ

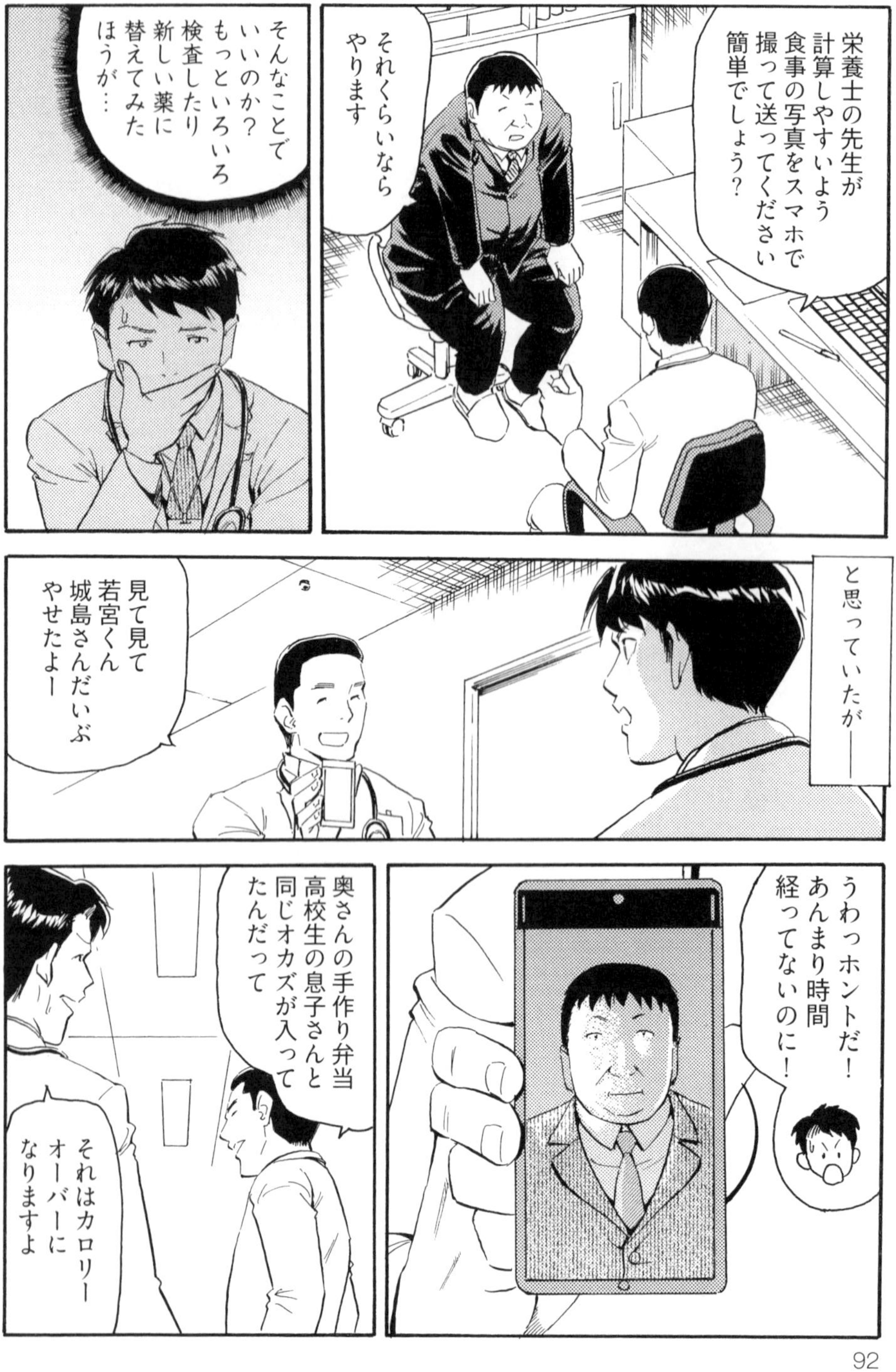

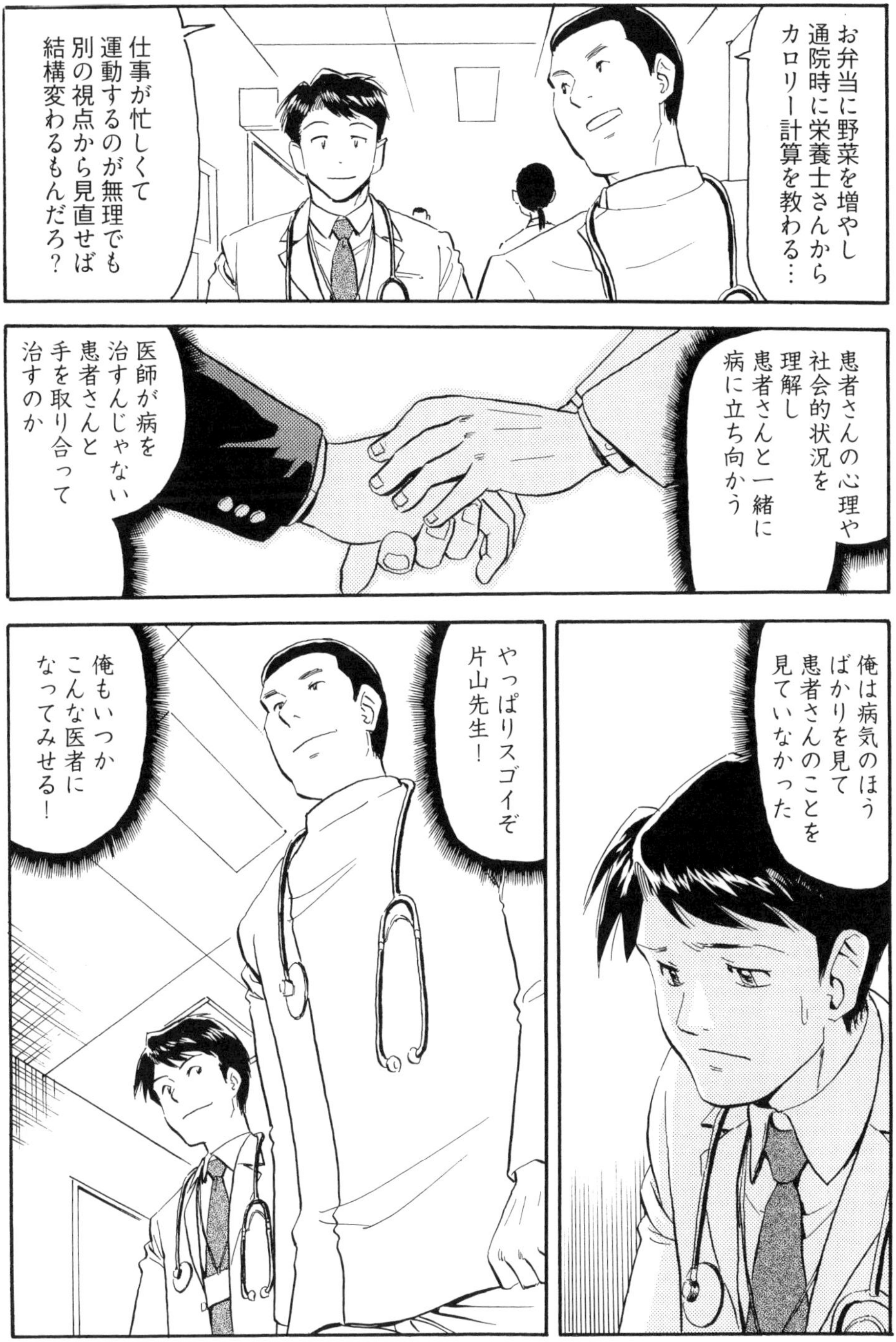
お弁当に野菜を増やし通院時に栄養士さんからカロリー計算を教わる…
仕事が忙しくて運動するのが無理でも別の視点から見直せば結構変わるもんだろ？
患者さんの心理や社会的状況を理解し患者さんと一緒に病に立ち向かう
医師が病を治すんじゃない患者さんと手を取り合って治すのか
俺は病気のほうばかりを見て患者さんのことを見ていなかった
やっぱりスゴイぞ片山先生！
俺もいつかこんな医者になってみせる！

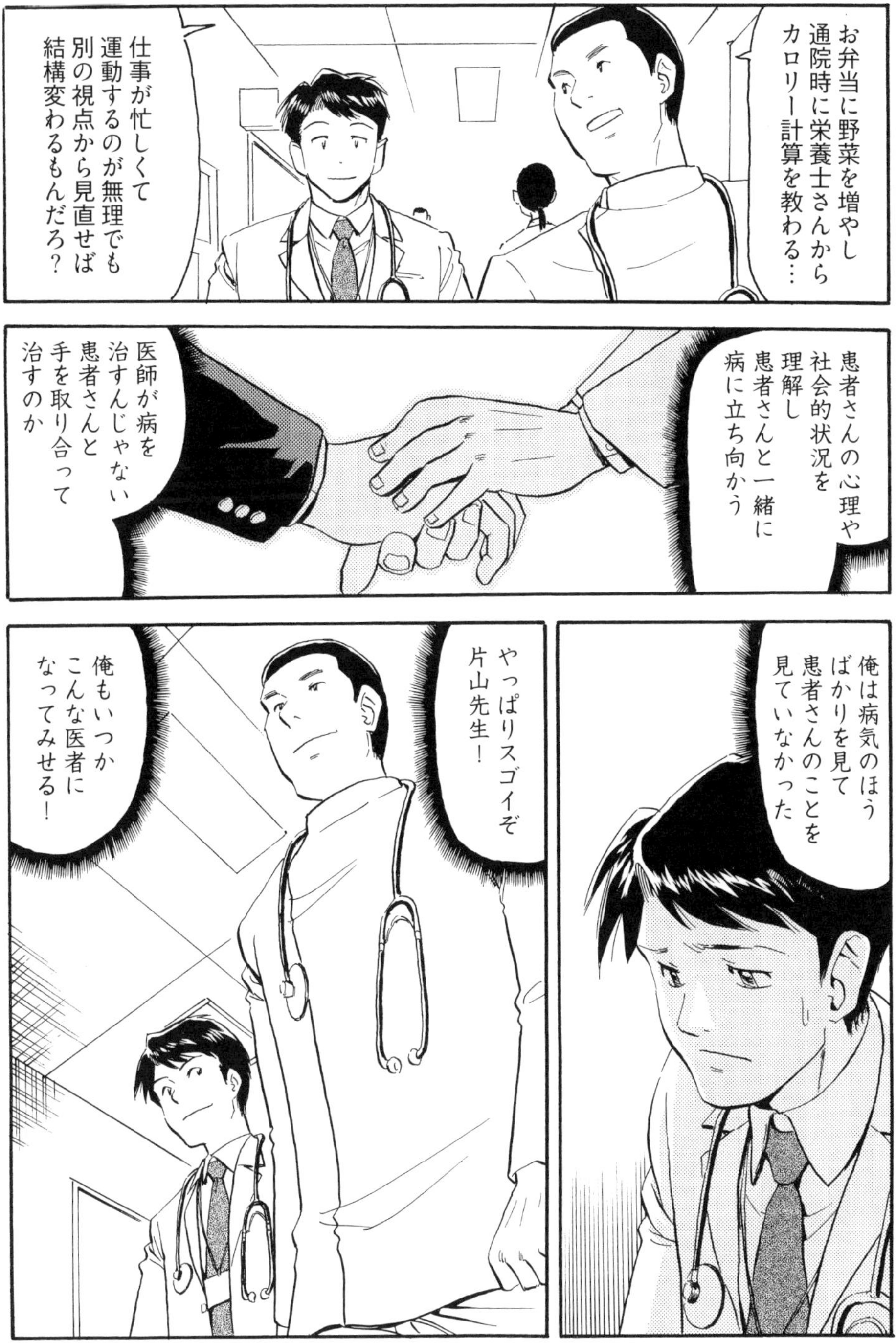

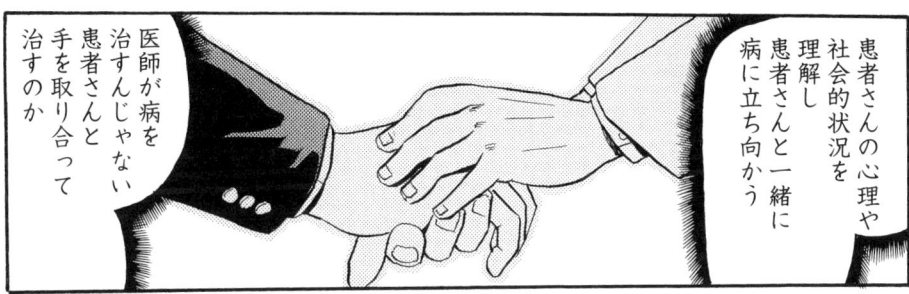

ポートフォリオ

さすが！　指導医の片山先生の鮮やかな外来診療を見ることができましたね。また、この事例が解決されれば、若宮先生のポートフォリオに使用できるだろうと片山先生は予見していたようです。

若宮先生は、城島さんを通して学んだ経験をポートフォリオにまとめることにしました。

Q　ポートフォリオって何に使うのですか？

A　自身の経験を振り返ることで、成長につなげていくものです。また家庭医療後期研修では、ポートフォリオの作成が専門医認定試験の要件となっています。なぜならポートフォリオは、教育の目標、学習、評価の一貫性に優れていることが知られているからです。したがって、ポートフォリオの作成は試験のためだけに取り組むのではなく、指導医になってからも継続していくことで、医師としての成長に大きく役立てられると期待できます。

Q

どういう内容がポートフォリオに使えるのですか？

A

ポートフォリオは、総合診療専門医に求められる臨床能力として掲げられた項目からなっています。詳しくは日本プライマリ・ケア連合学会ホームページ（http://www.primary-care.or.jp/nintei/rule.html）に掲載された要綱をご覧ください。

片山先生が若宮先生に解説した生物・心理・社会モデルについては総合診療専門医シリーズ②『総合診療専門医の腕の見せどころ症例』（仮題）で詳しく知ることができます。同書では総合診療研修期間中にポートフォリオに使う事例を見つけるコツを大公開します。ご期待ください。

参考図書：

◆日本プライマリ・ケア連合学会編『日本プライマリ・ケア連合学会　基本研修ハンドブック』（二〇一二　南山堂）

〔一瀬直日〕

Chapter

9

在宅診療研修

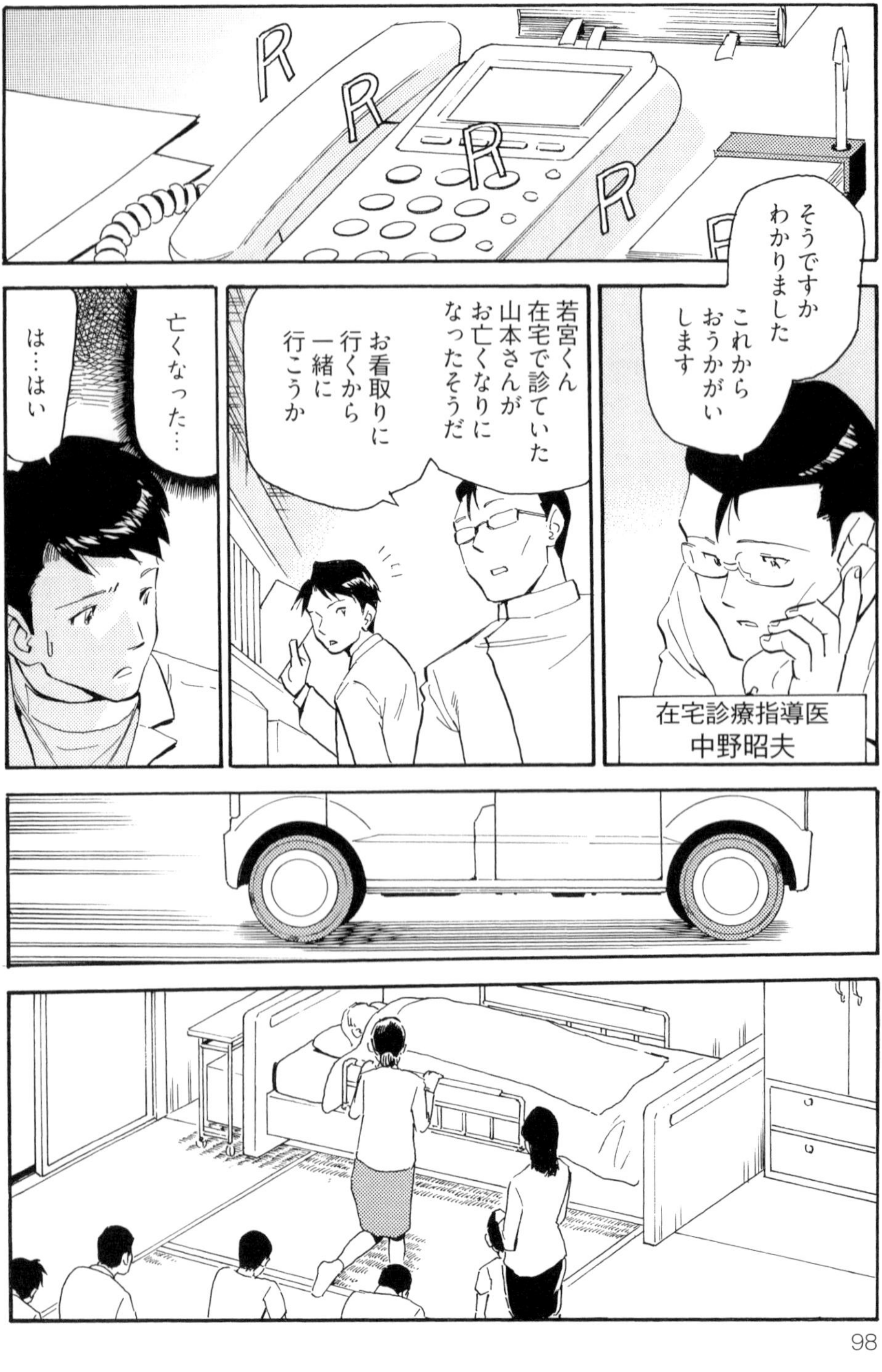
R R R R R
そうですか わかりました これから おうかがいします
在宅診療指導医 中野昭夫
若宮くん 在宅で診ていた 山本さんが お亡くなりになったそうだ
お看取りに 行くから 一緒に 行こうか
亡くなった…
は…はい

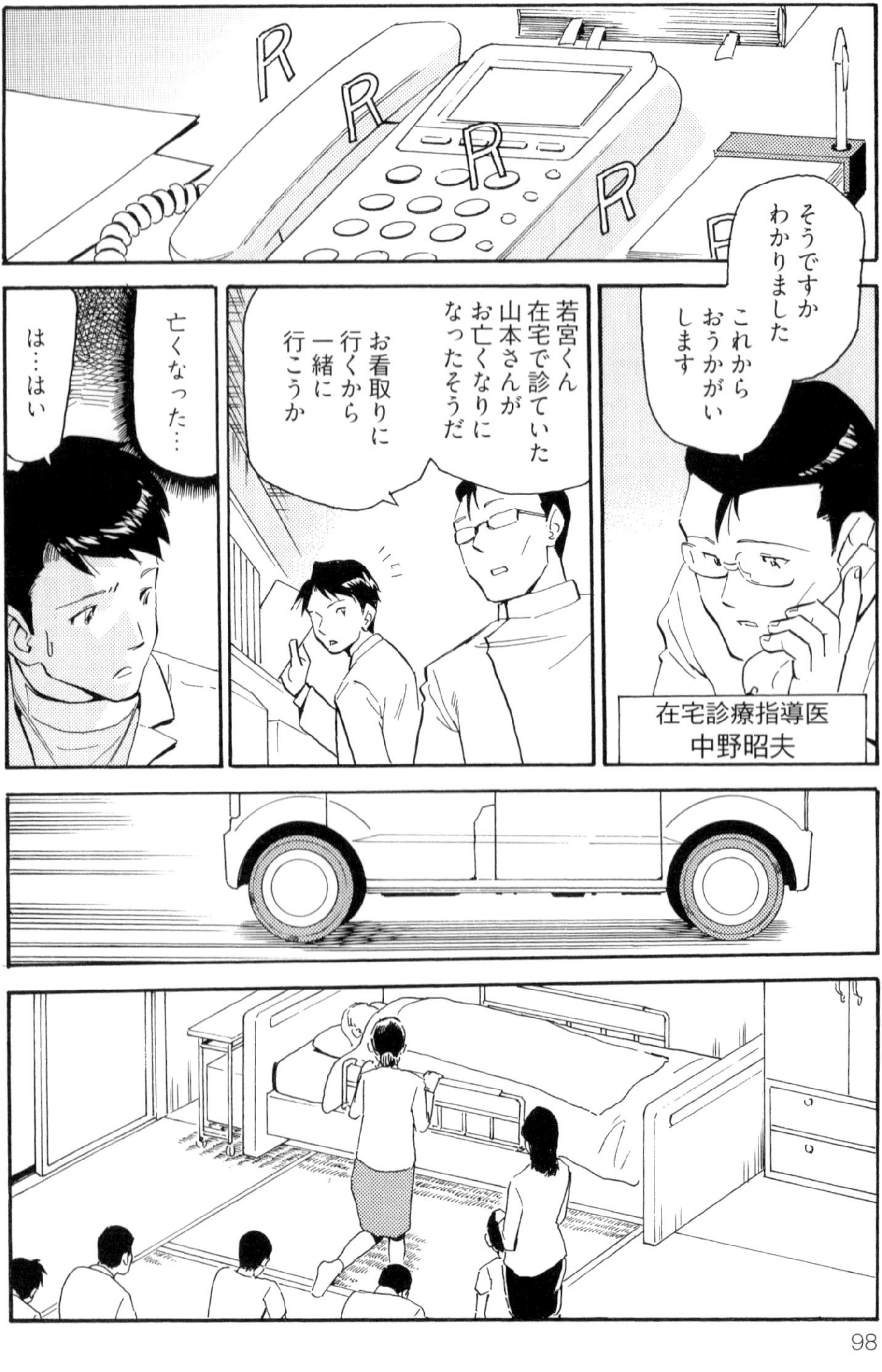

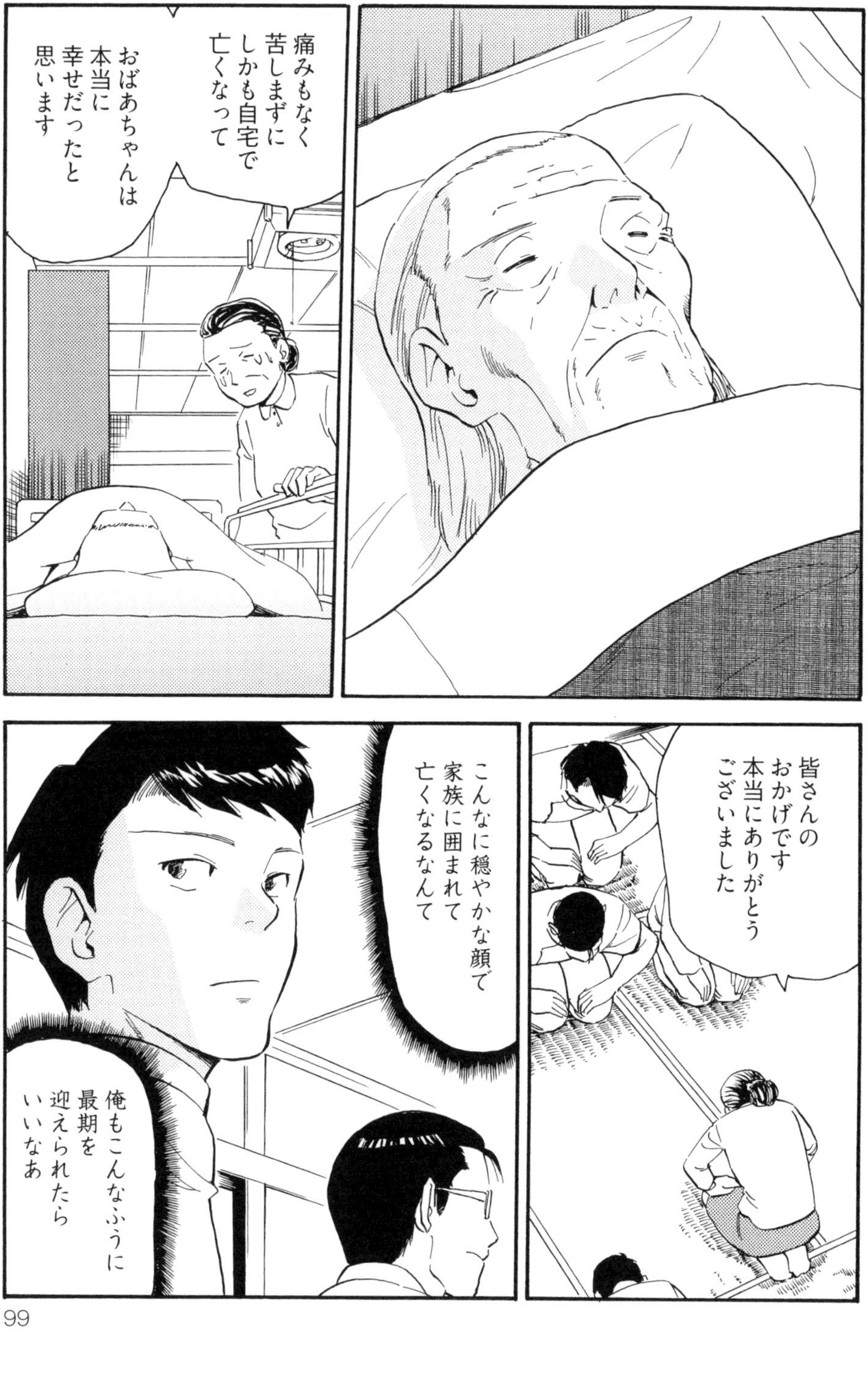
痛みもなく苦しまずにしかも自宅で亡くなって
おばあちゃんは本当に幸せだったと思います
皆さんのおかげです本当にありがとうございました
こんなに穏やかな顔で家族に囲まれて亡くなるなんて
俺もこんなふうに最期を迎えられたらいいなあ

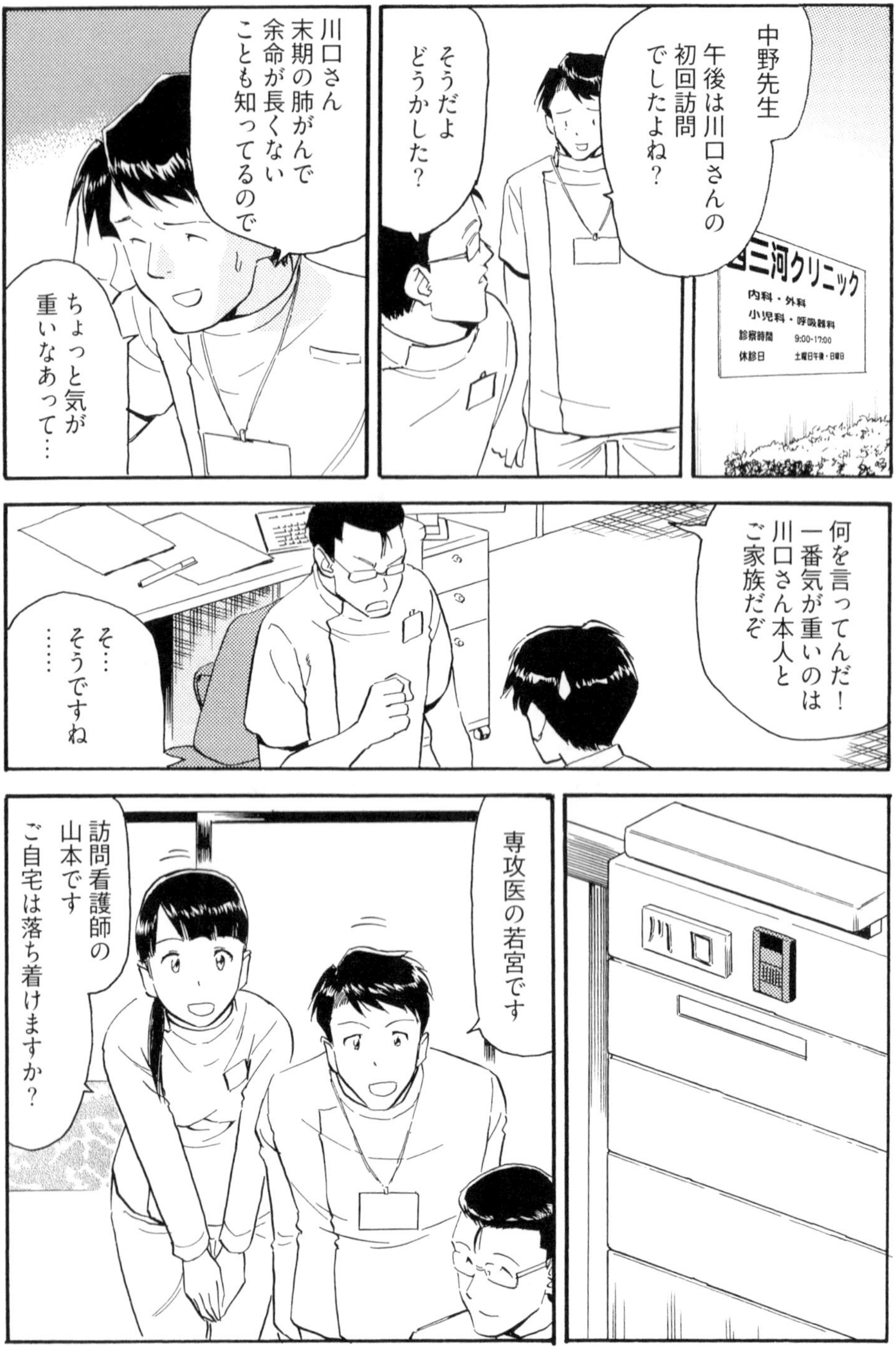
中野先生
午後は川口さんの初回訪問でしたよね？
三河クリニック
内科・外科
小児科・呼吸器科
診察時間 9:00-17:00
休診日 土曜日午後・日曜日
そうだよ どうかした？
川口さん 末期の肺がんで 余命が長くない ことも知ってるので
ちょっと気が 重いなあって…
何を言ってんだ！ 一番気が重いのは 川口さん本人と ご家族だぞ
そ… そうですね ……
川口
専攻医の若宮です
訪問看護師の 山本です ご自宅は落ち着けますか？

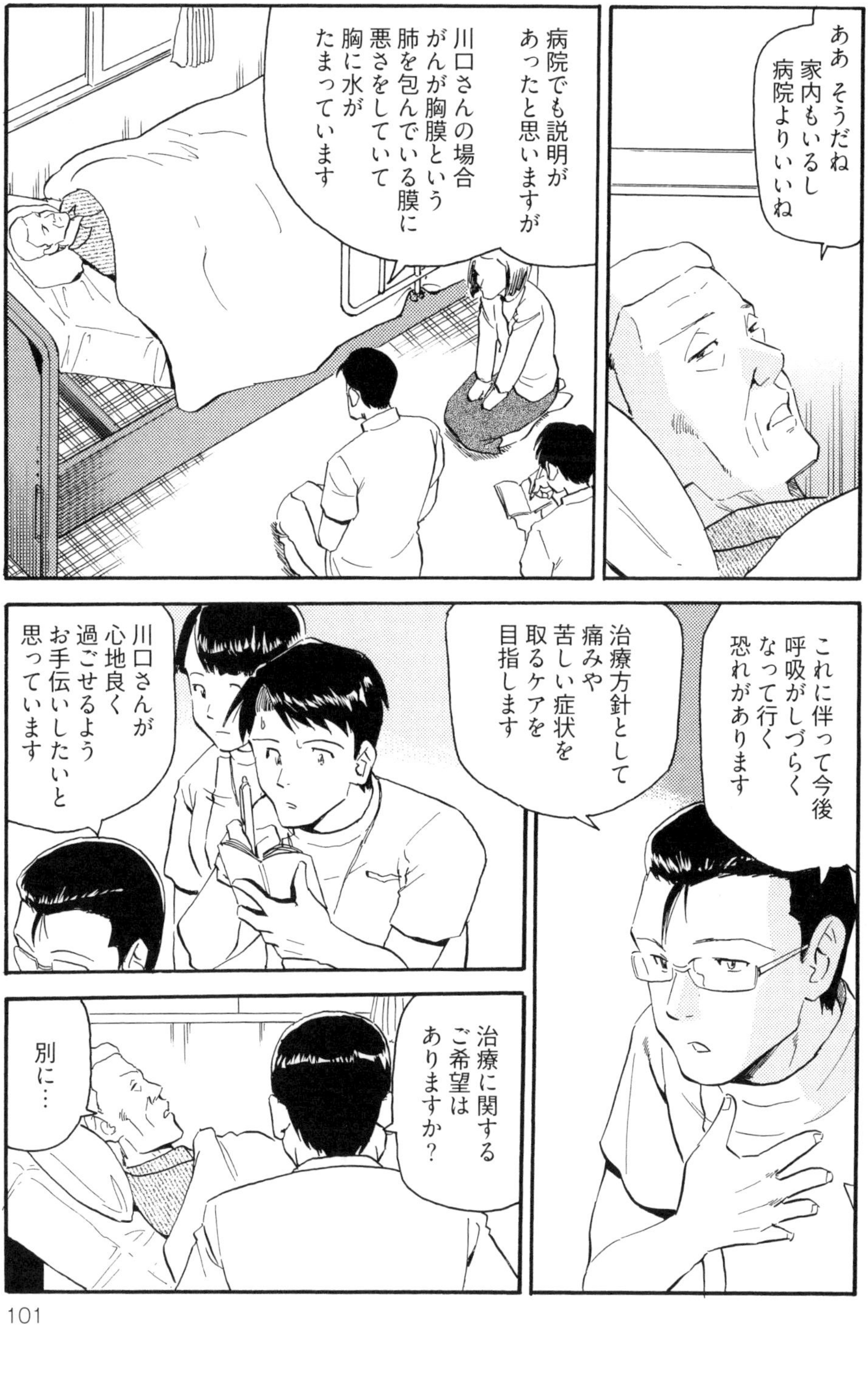
ああ そうだね
家内もいるし
病院よりいいね
病院でも説明があったと思いますが
川口さんの場合
がんが胸膜という
肺を包んでいる膜に
悪さをしていて
胸に水が
たまっています
これに伴って今後
呼吸がしづらく
なって行く
恐れがあります
治療方針として
痛みや
苦しい症状を
取るケアを
目指します
川口さんが
心地良く
過ごせるよう
お手伝いしたいと
思っています
治療に関する
ご希望は
ありますか？
別に…

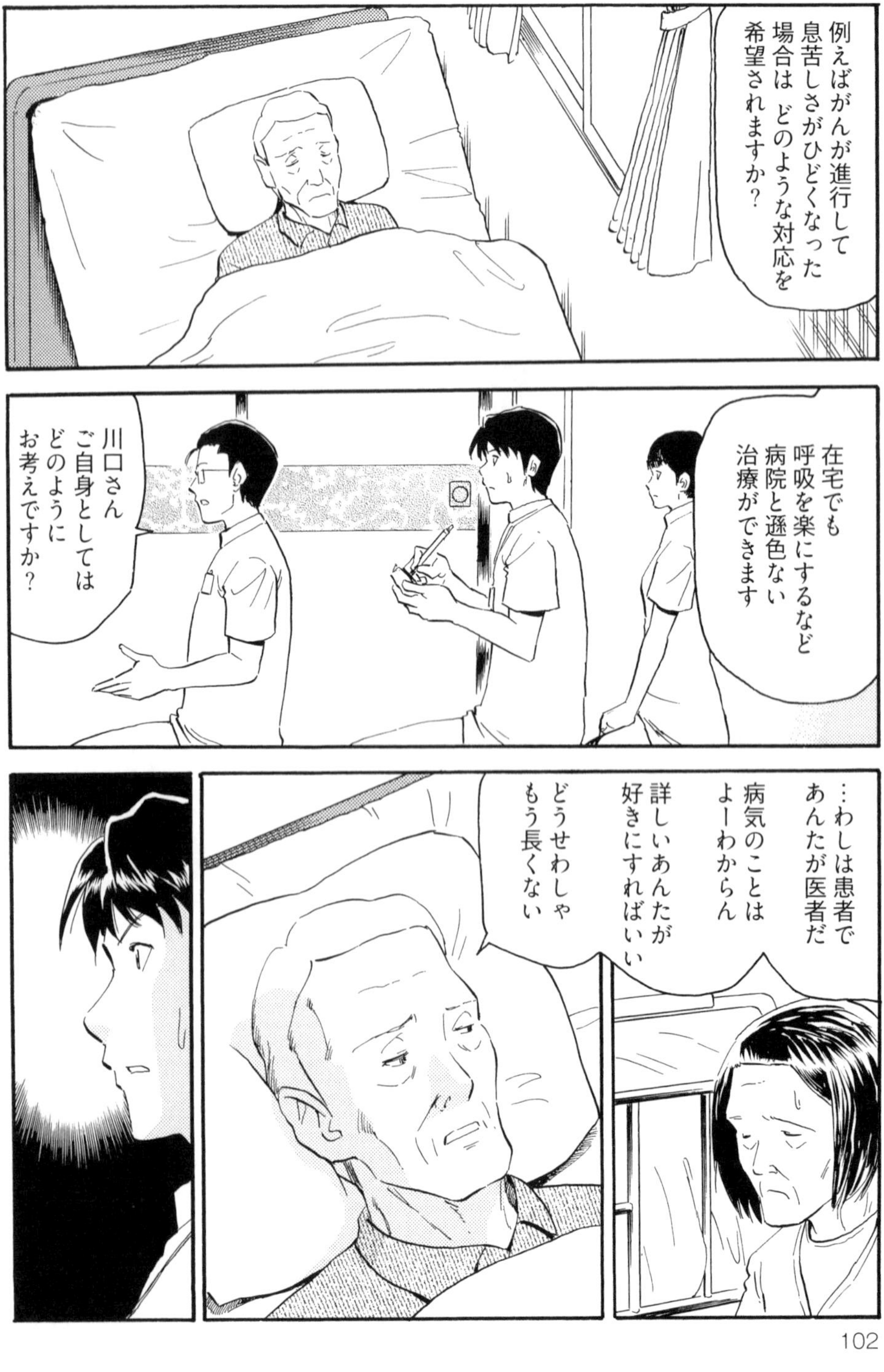
例えばがんが進行して息苦しさがひどくなった場合は どのような対応を希望されますか?
在宅でも呼吸を楽にするなど病院と遜色ない治療ができます
川口さんご自身としてはどのようにお考えですか?
…わしは患者であんたが医者だ病気のことはよーわからん詳しいあんたが好きにすればいいどうせわしゃもう長くない

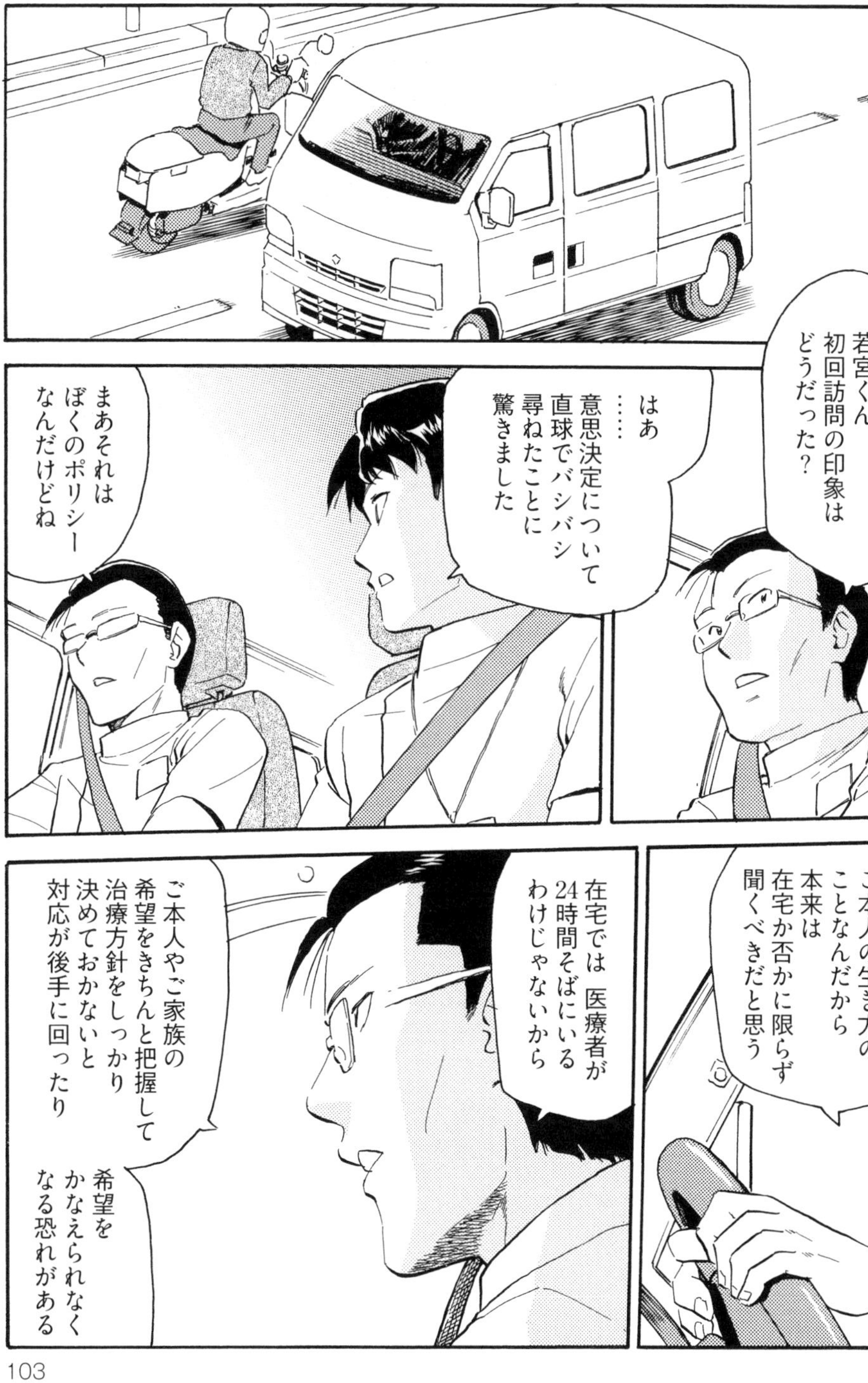
若宮くん初回訪問の印象はどうだった？
はあ……意思決定について直球でバシバシ尋ねたことに驚きました
まあそれはぼくのポリシーなんだけどね
ご本人の生き方のことなんだから本来は在宅か否かに限らず聞くべきだと思う
在宅では 医療者が24時間そばにいるわけじゃないから
ご本人やご家族の希望をきちんと把握して治療方針をしっかり決めておかないと対応が後手に回ったり
希望をかなえられなくなる恐れがある

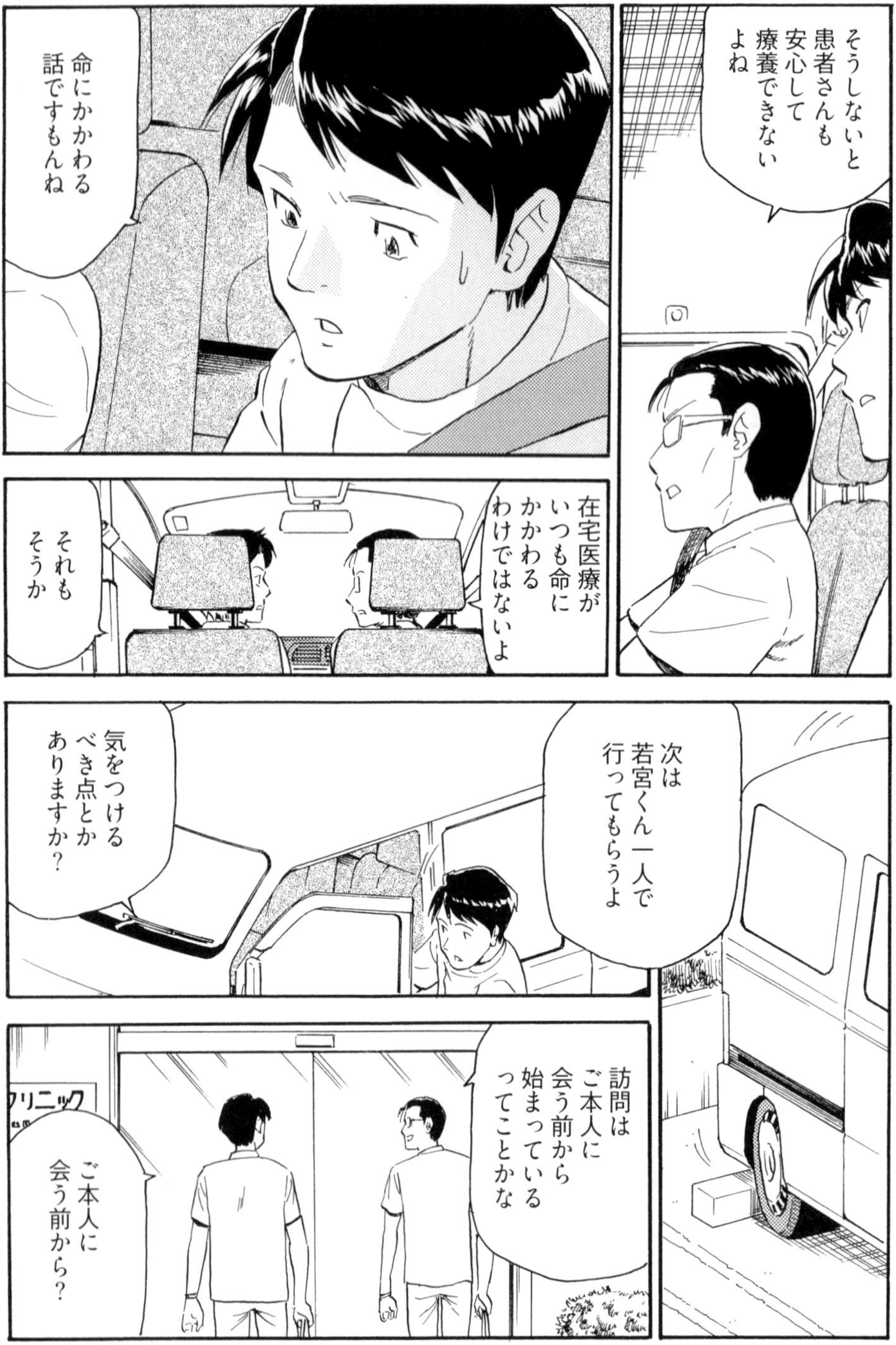
そうしないと患者さんも安心して療養できないよね
命にかかわる話ですもんね
在宅医療がいつも命にかかわるわけではないよ
それもそうか
次は若宮くん一人で行ってもらうよ
気をつけるべき点とかありますか？
訪問はご本人に会う前から始まっているってことかな
ご本人に会う前から？

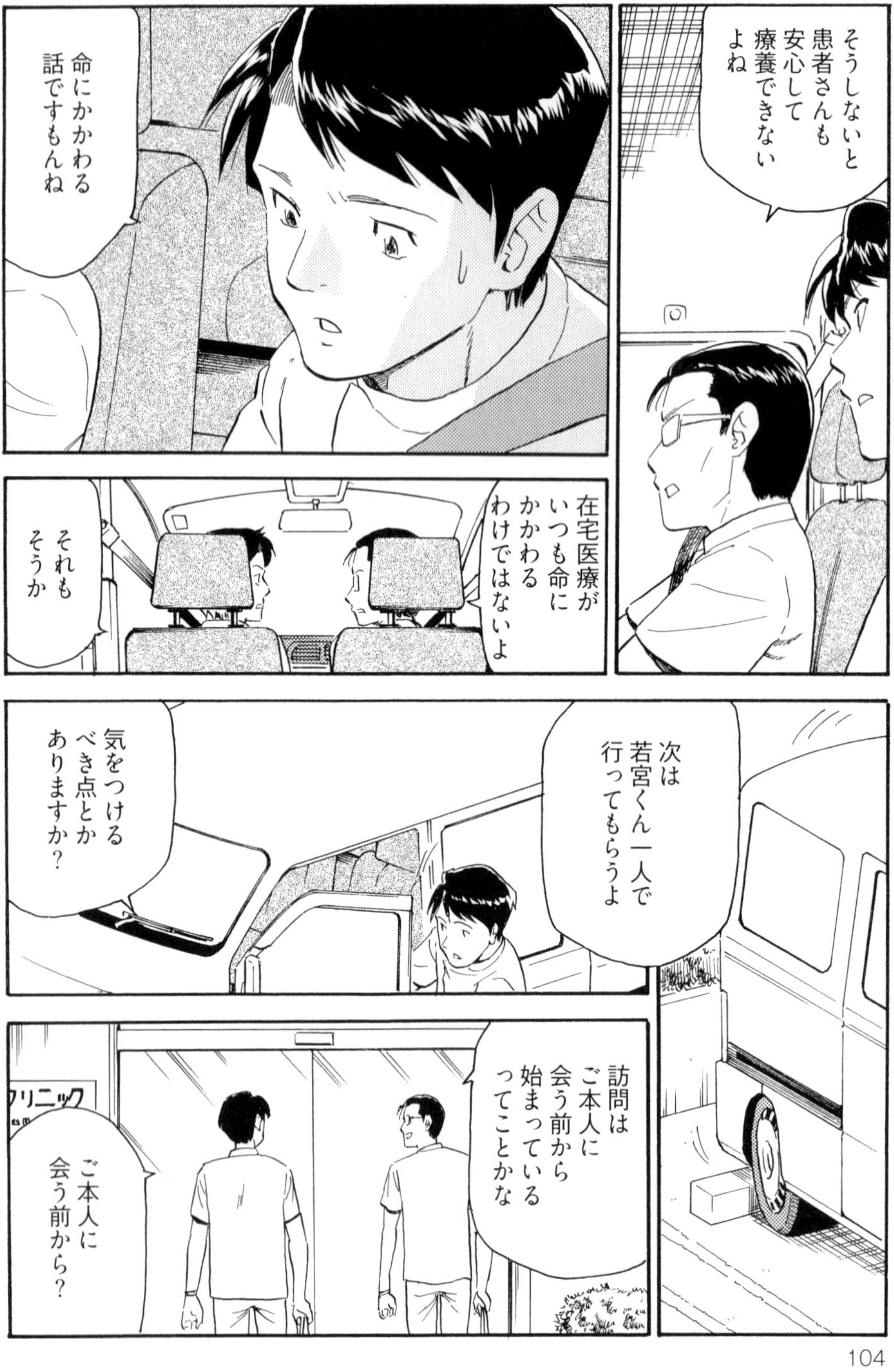

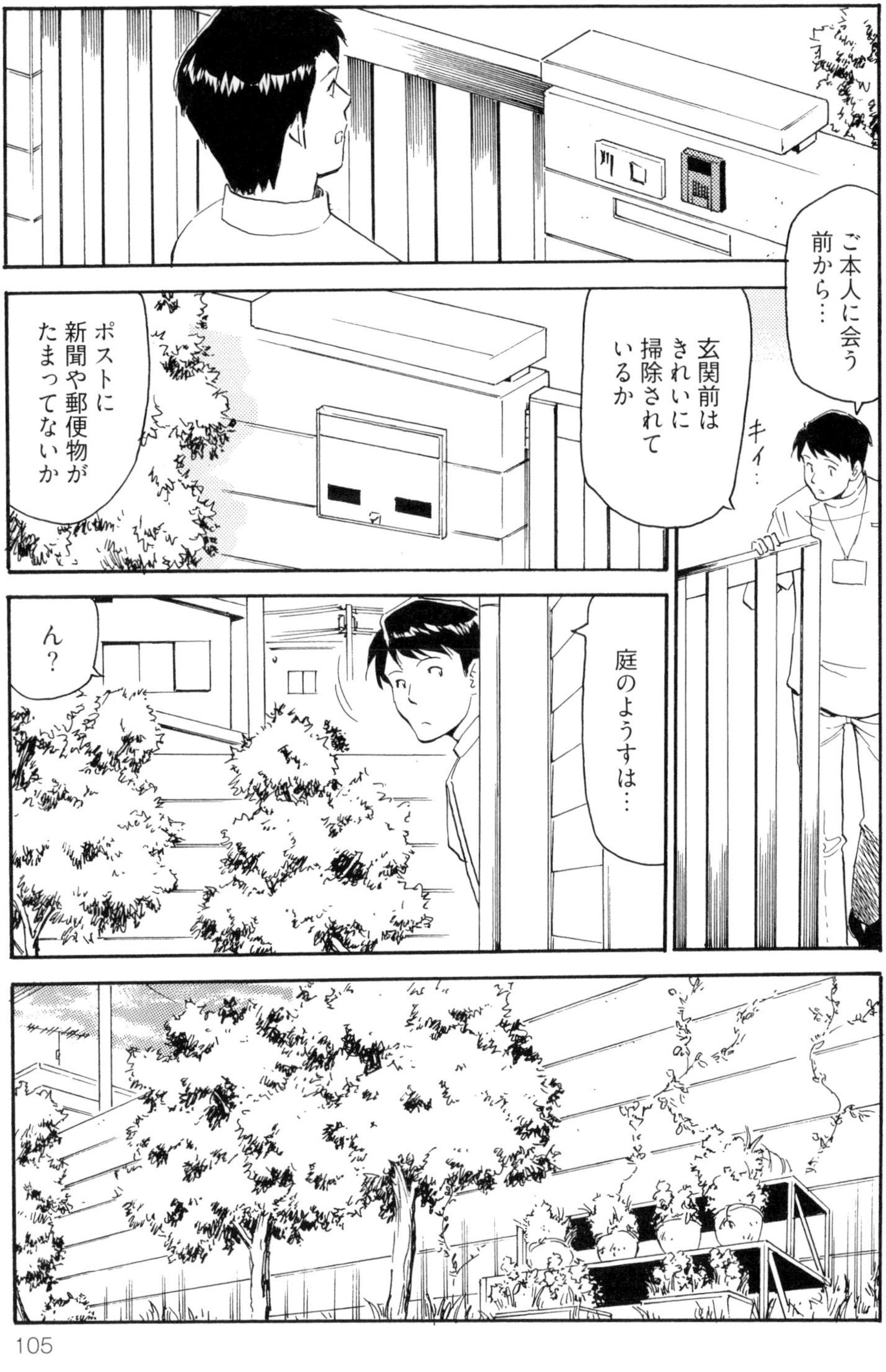
川口
ご本人に会う前から…
キィ…
玄関前はきれいに掃除されているか
ポストに新聞や郵便物がたまってないか
庭のようすは…
ん？

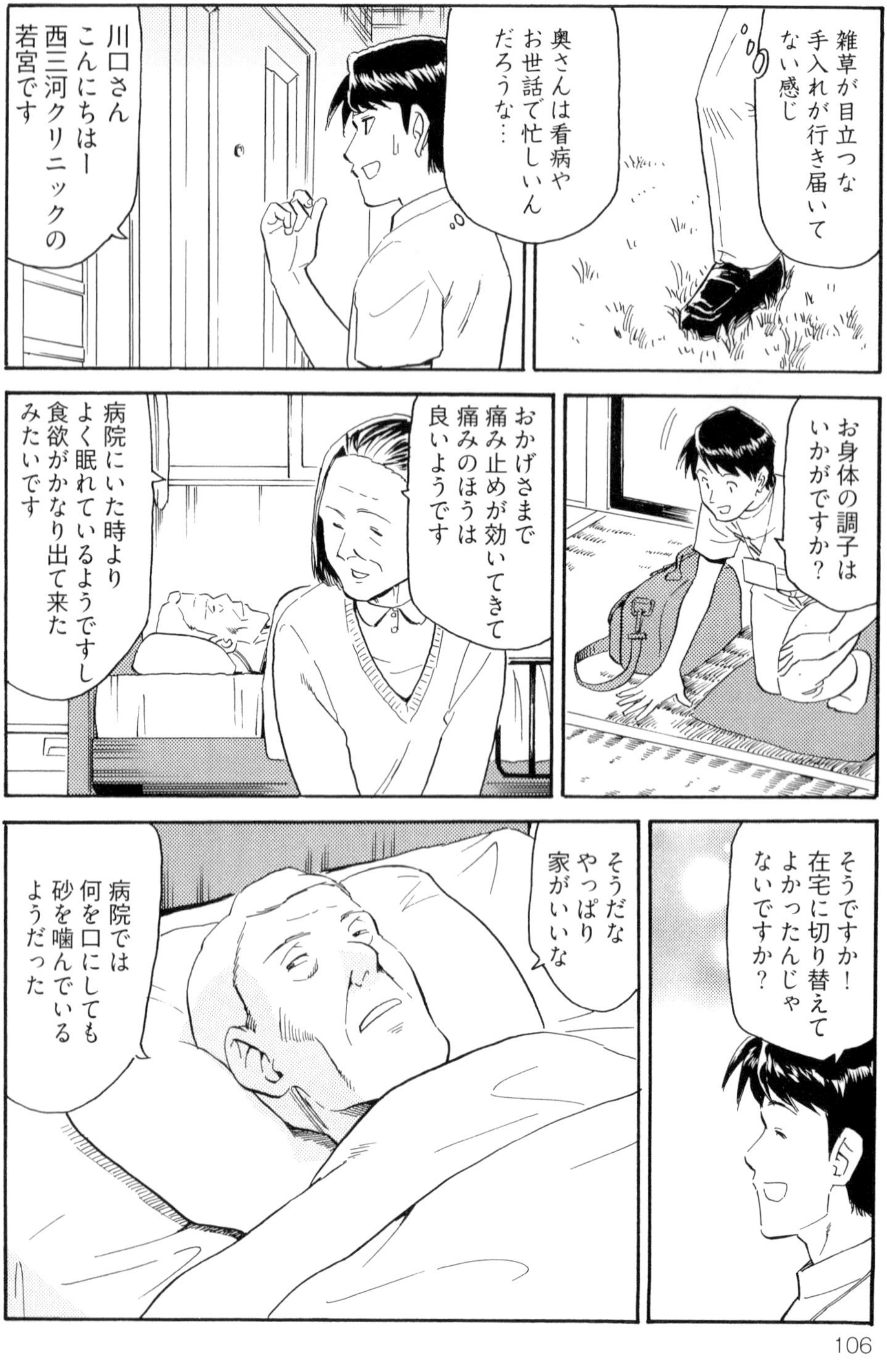
雑草が目立つな手入れが行き届いてない感じ
奥さんは看病やお世話で忙しいんだろうな…
川口さんこんにちはー西三河クリニックの若宮です
お身体の調子はいかがですか？
おかげさまで痛み止めが効いてきて痛みのほうは良いようです
病院にいた時よりよく眠れているようですし食欲がかなり出て来たみたいです
そうですか！在宅に切り替えてよかったんじゃないですか？
そうだなやっぱり家がいいな
病院では何を口にしても砂を噛んでいるようだった

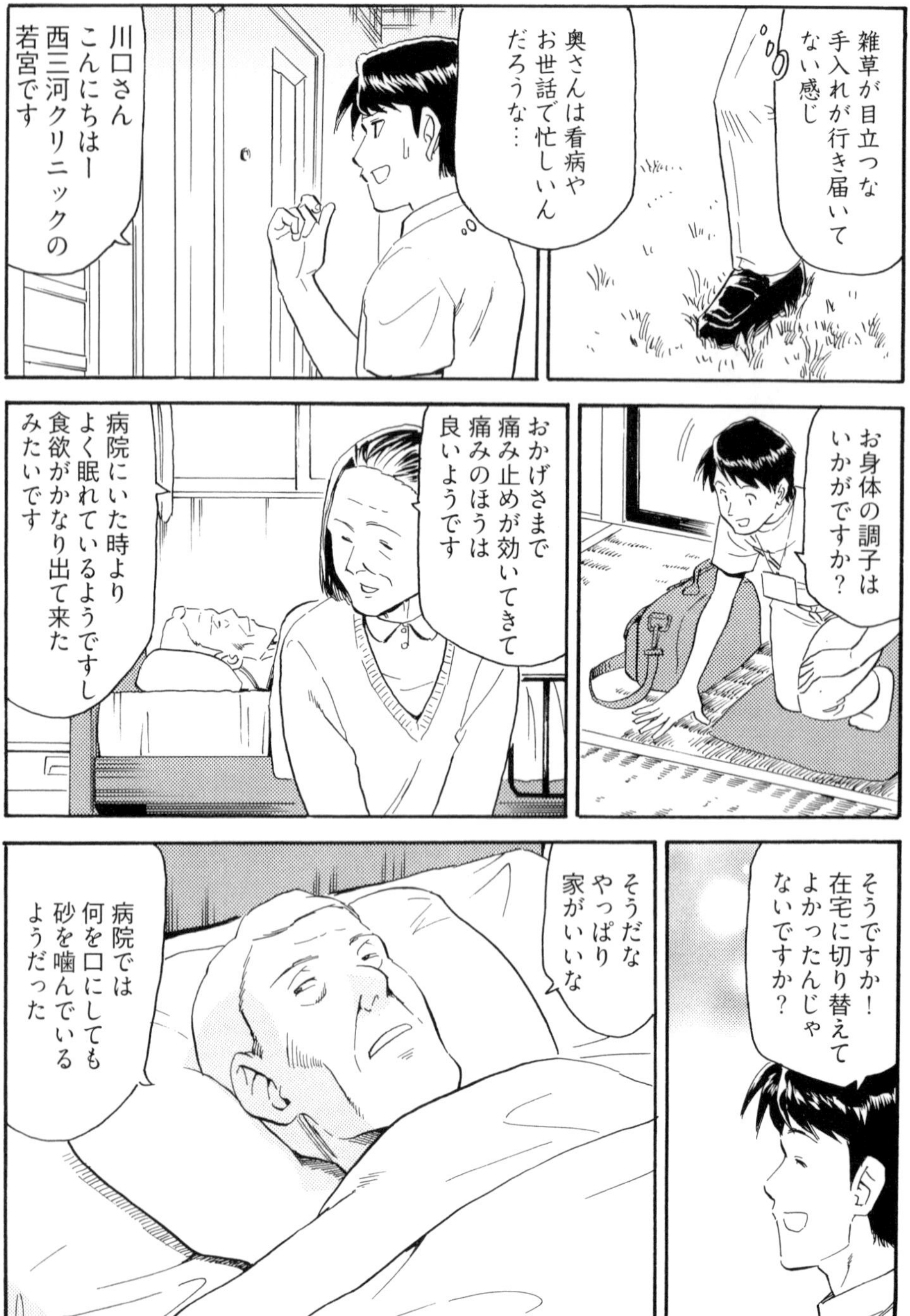

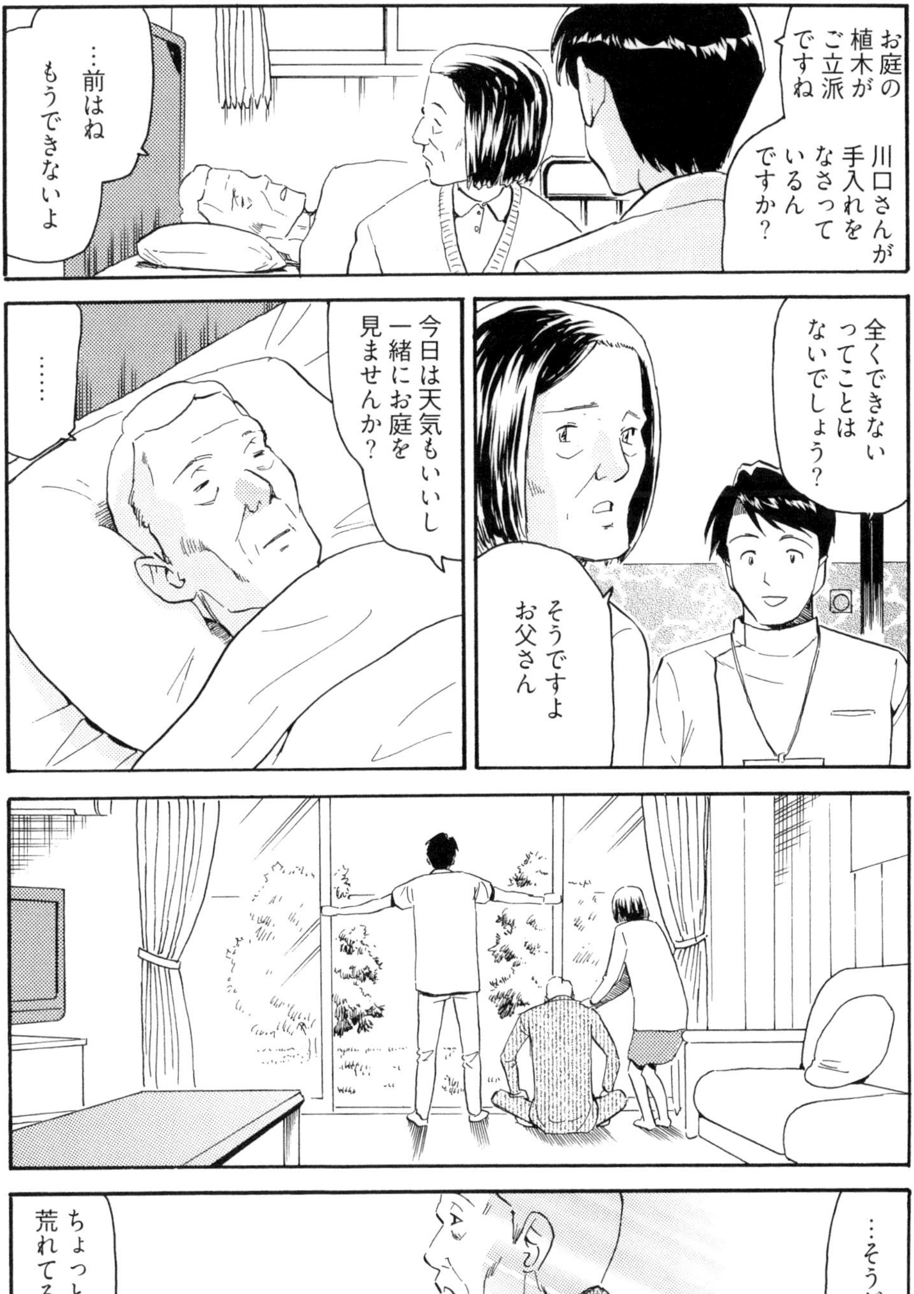
お庭の植木がご立派ですね
川口さんが手入れをなさっているんですか？
…前はねもうできないよ
全くできないってことはないでしょう？
そうですよお父さん
今日は天気もいいし一緒にお庭を見ませんか？
……
…そうだな
ちょっと荒れてるな…

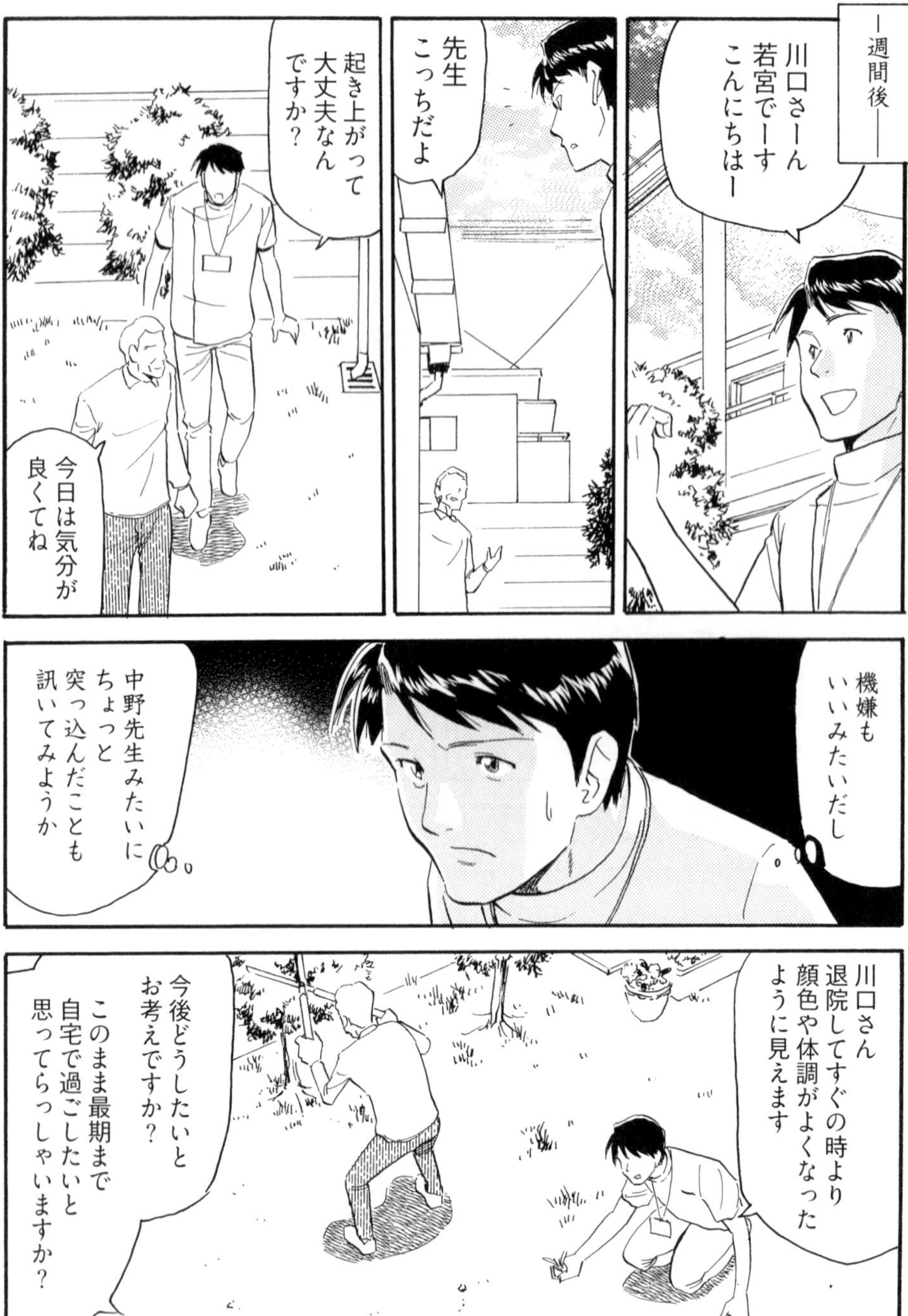
一週間後――
川口さーん 若宮でーす こんにちはー
先生 こっちだよ
起き上がって大丈夫なんですか？
今日は気分が良くてね
機嫌もいいみたいだし
中野先生みたいにちょっと突っ込んだことも訊いてみようか
川口さん 退院してすぐの時より顔色や体調がよくなったように見えます
今後どうしたいとお考えですか？
このまま最期まで自宅で過ごしたいと思ってらっしゃいますか？

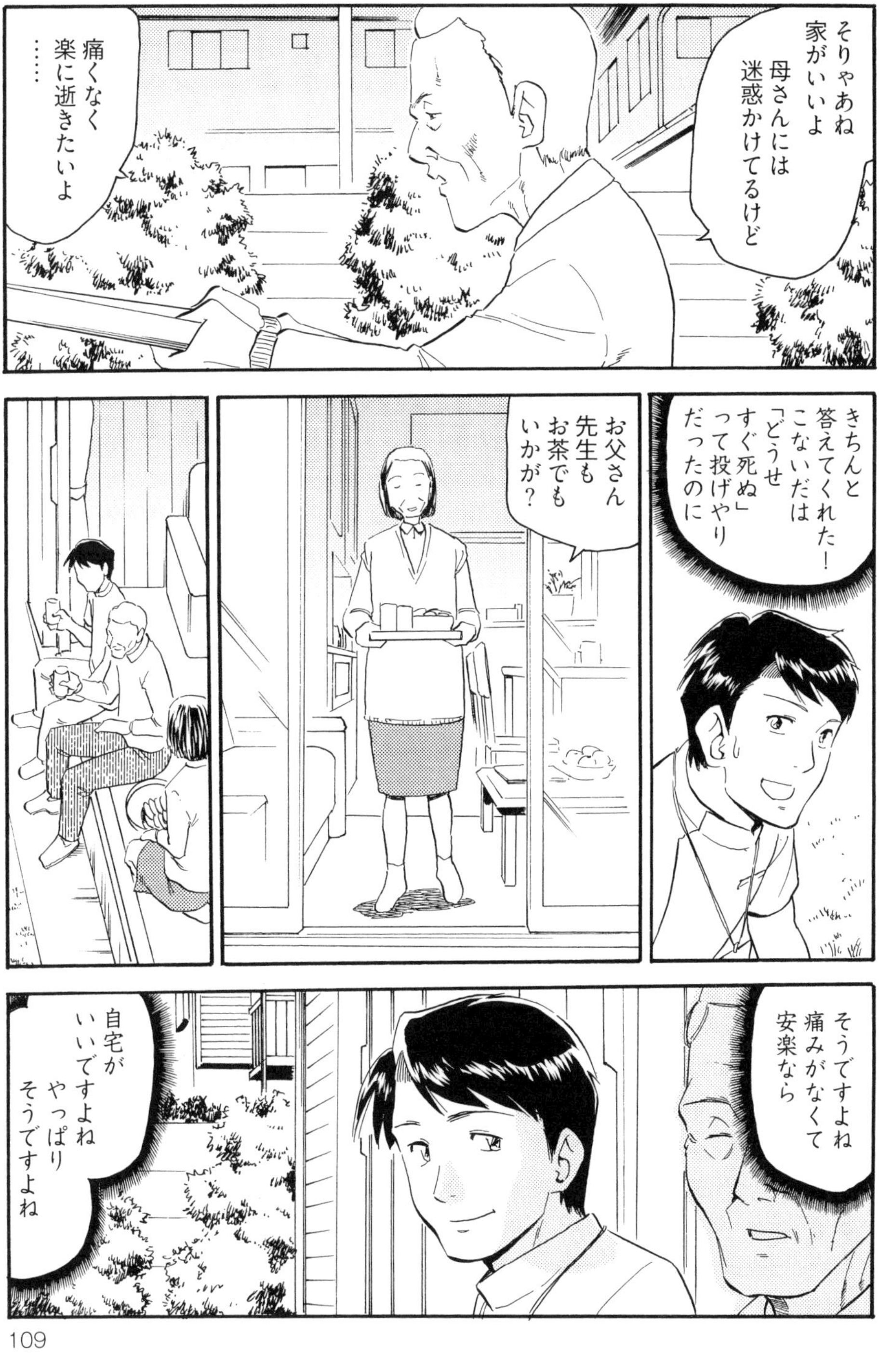
そりゃあね 家がいいよ 母さんには 迷惑かけてるけど
痛くなく 楽に逝きたいよ ……
きちんと答えてくれた！ こないだは 「どうせ すぐ死ぬ」 って投げやり だったのに
お父さん 先生も お茶でも いかが？
そうですよね 痛みがなくて 安楽なら
自宅が いいですよね やっぱり そうですよね

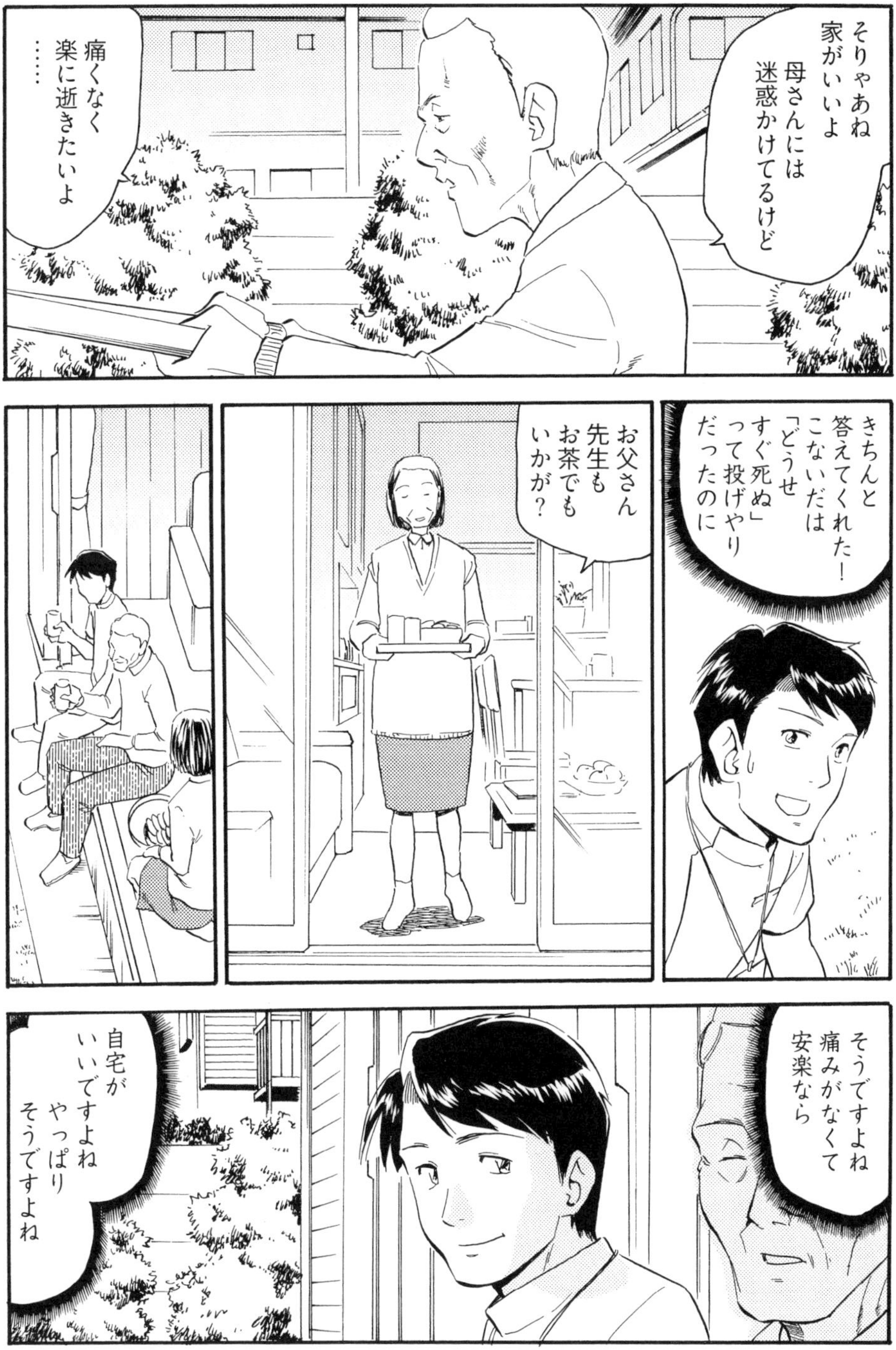

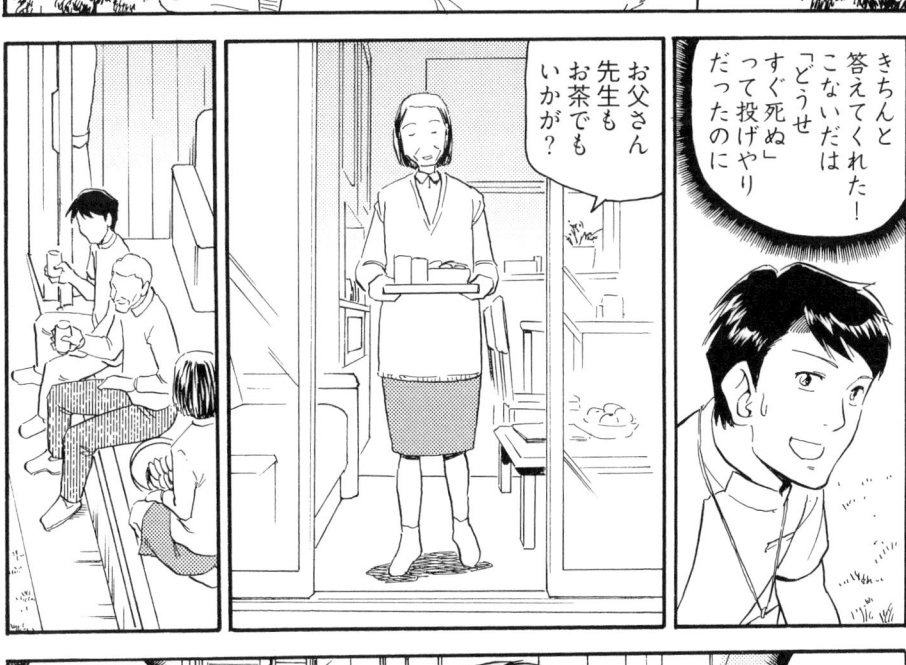

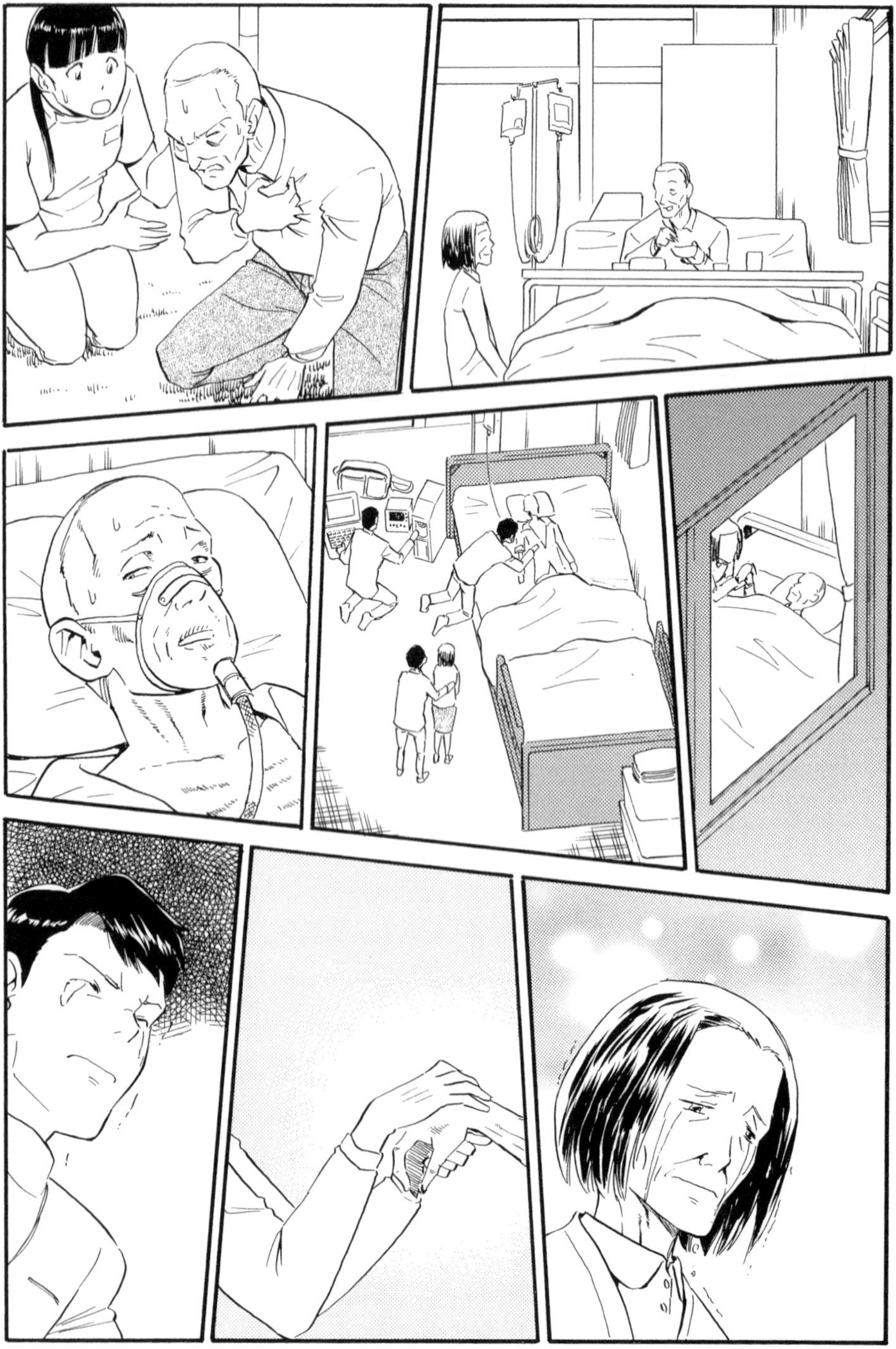

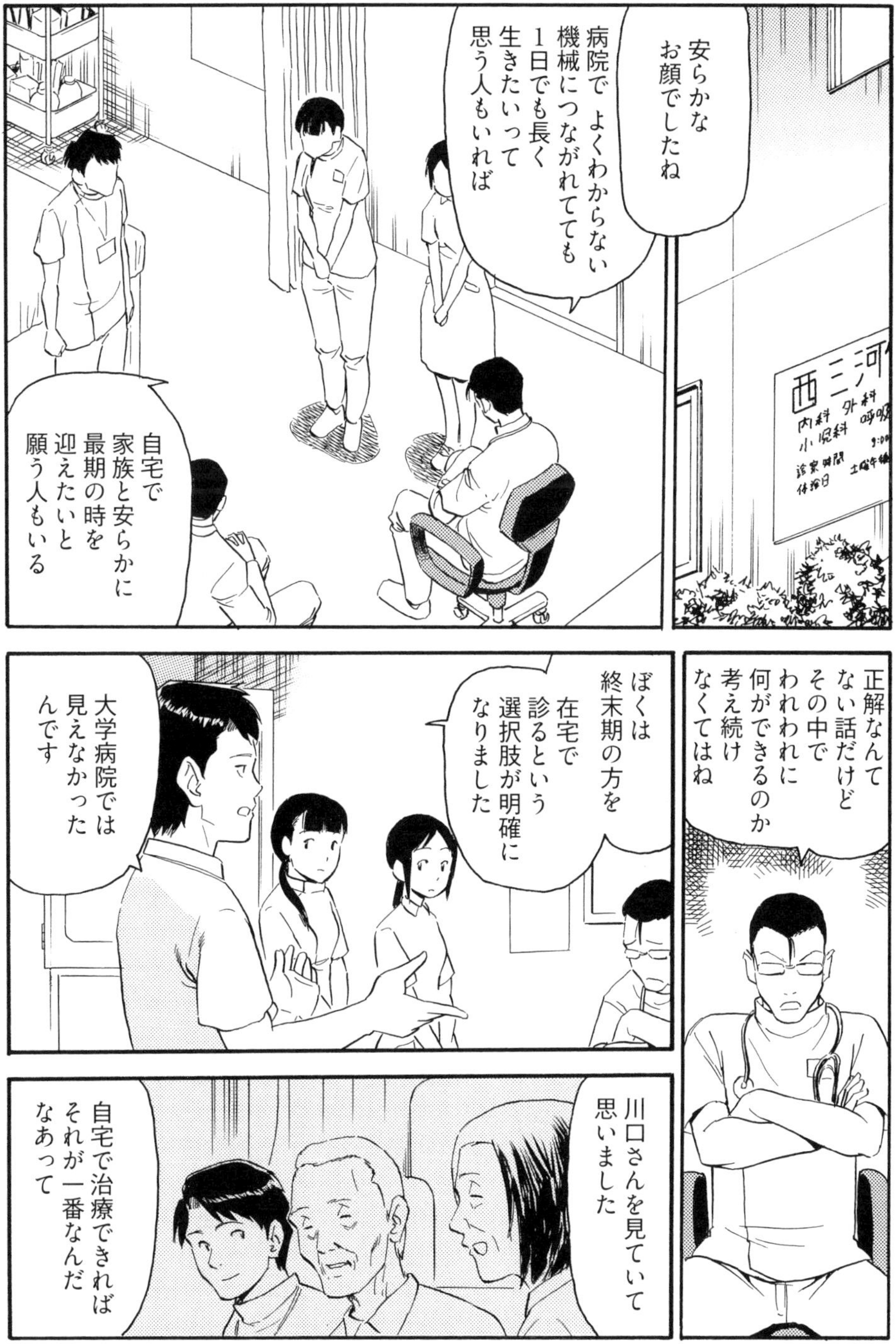
安らかなお顔でしたね
病院で よくわからない機械につながれてても1日でも長く生きたいって思う人もいれば
自宅で家族と安らかに最期の時を迎えたいと願う人もいる
正解なんてない話だけどその中でわれわれに何ができるのか考え続けなくてはね
ぼくは終末期の方を
在宅で診るという選択肢が明確になりました
大学病院では見えなかったんです
川口さんを見ていて思いました
自宅で治療できればそれが一番なんだなあって

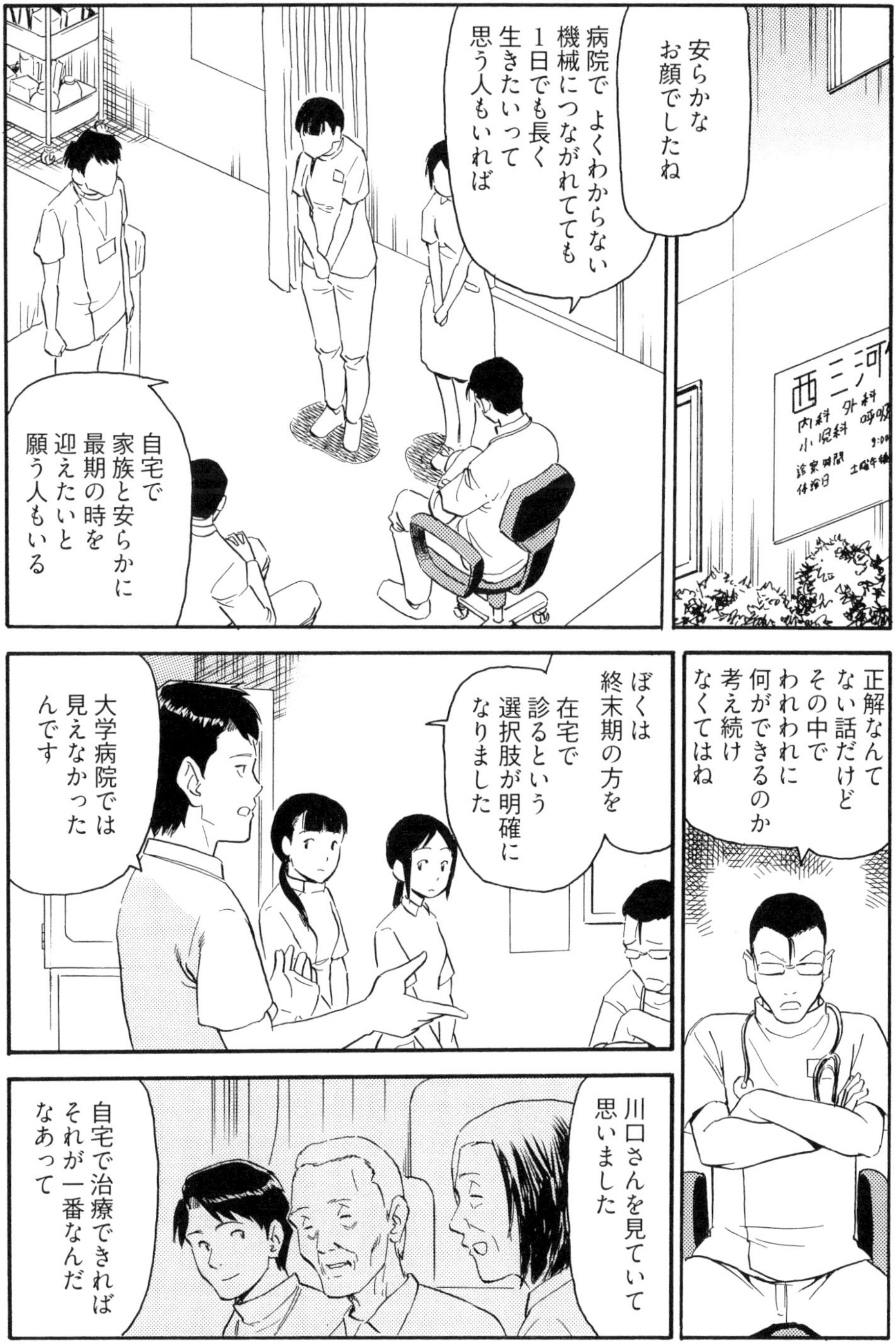

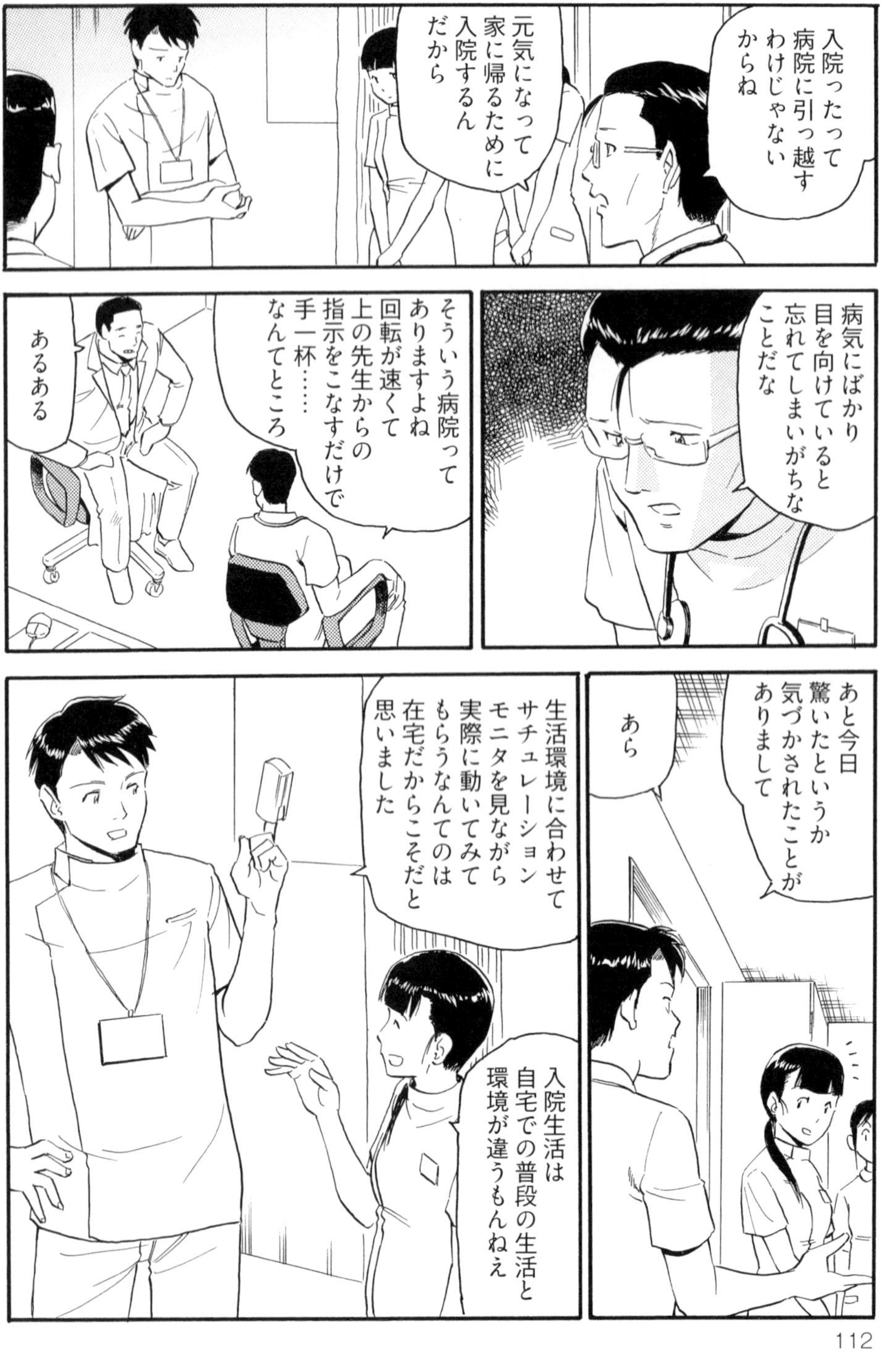
入院ったって病院に引っ越すわけじゃないからね
元気になって家に帰るために入院するんだから
病気にばかり目を向けていると忘れてしまいがちなことだな
そういう病院ってありますよね回転が速くて上の先生からの指示をこなすだけで手一杯……なんてところ
あるある
あと今日驚いたというか気づかされたことがありまして
あら
生活環境に合わせてサチュレーションモニタを見ながら実際に動いてみてもらうなんてのは在宅だからこそだと思いました
入院生活は自宅での普段の生活と環境が違うもんねぇ

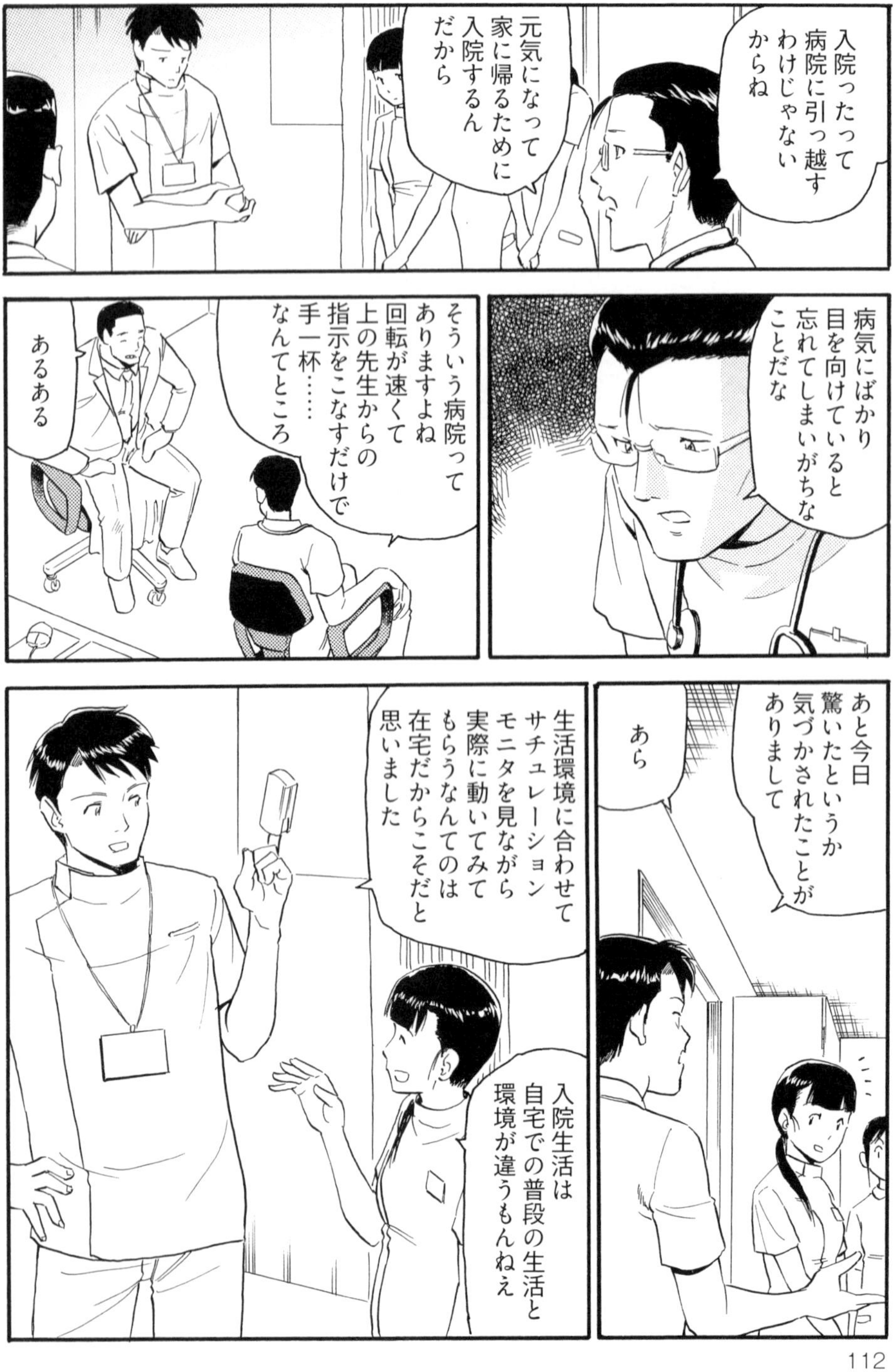

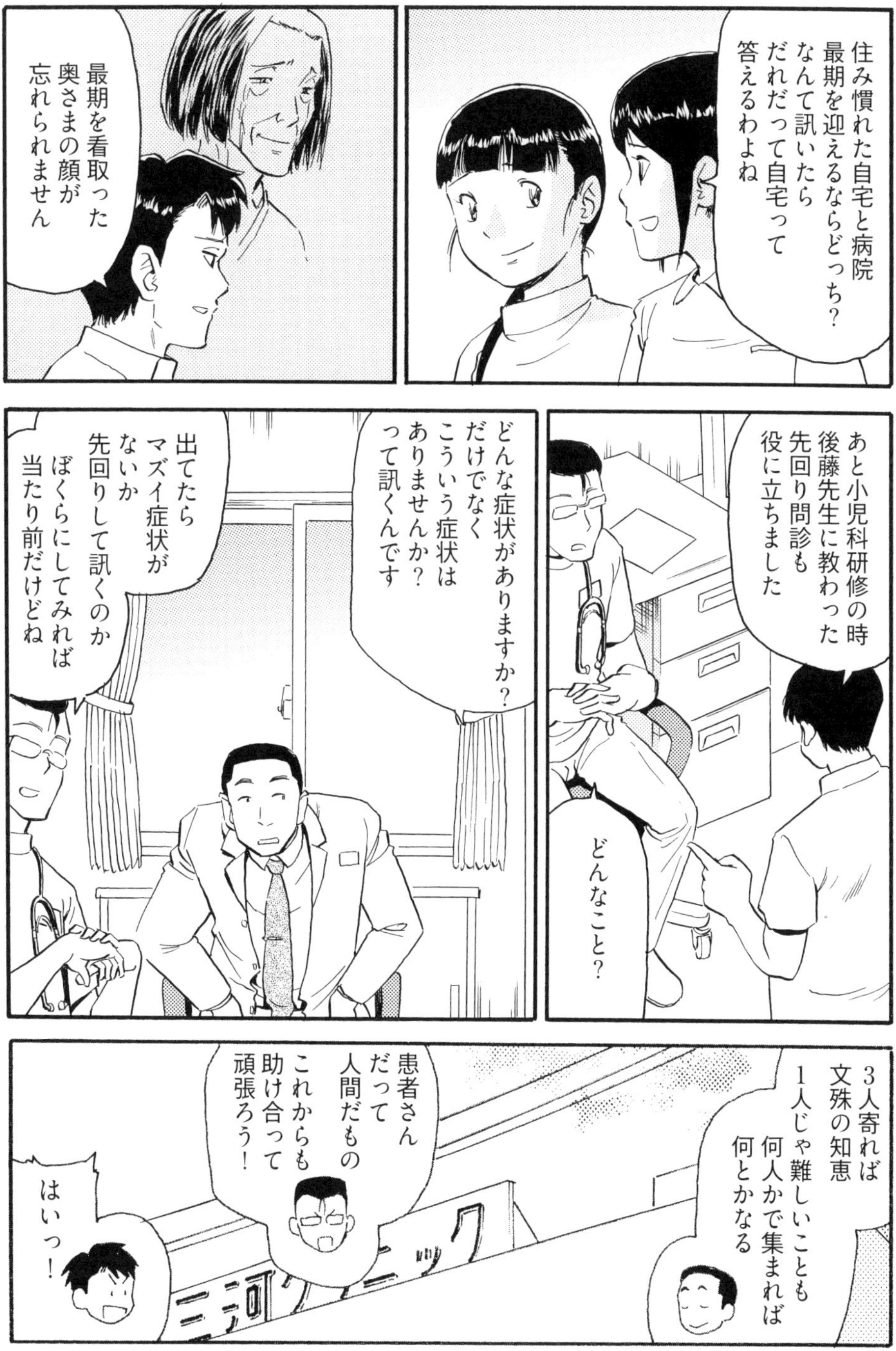
住み慣れた自宅と病院
最期を迎えるならどっち?
なんて訊いたら
だれだって自宅って
答えるわよね
最期を看取った
奥さまの顔が
忘れられません
あと小児科研修の時
後藤先生に教わった
先回り問診も
役に立ちました
どんなこと?
どんな症状がありますか?
だけでなく
こういう症状は
ありませんか?
って訊くんです
出てたら
マズイ症状が
ないか
先回りして訊くのか
ぼくらにしてみれば
当たり前だけどね
3人寄れば
文殊の知恵
1人じゃ難しいことも
何人かで集まれば
何とかなる
患者さん
だって
人間だもの
これからも
助け合って
頑張ろう!
はいっ!

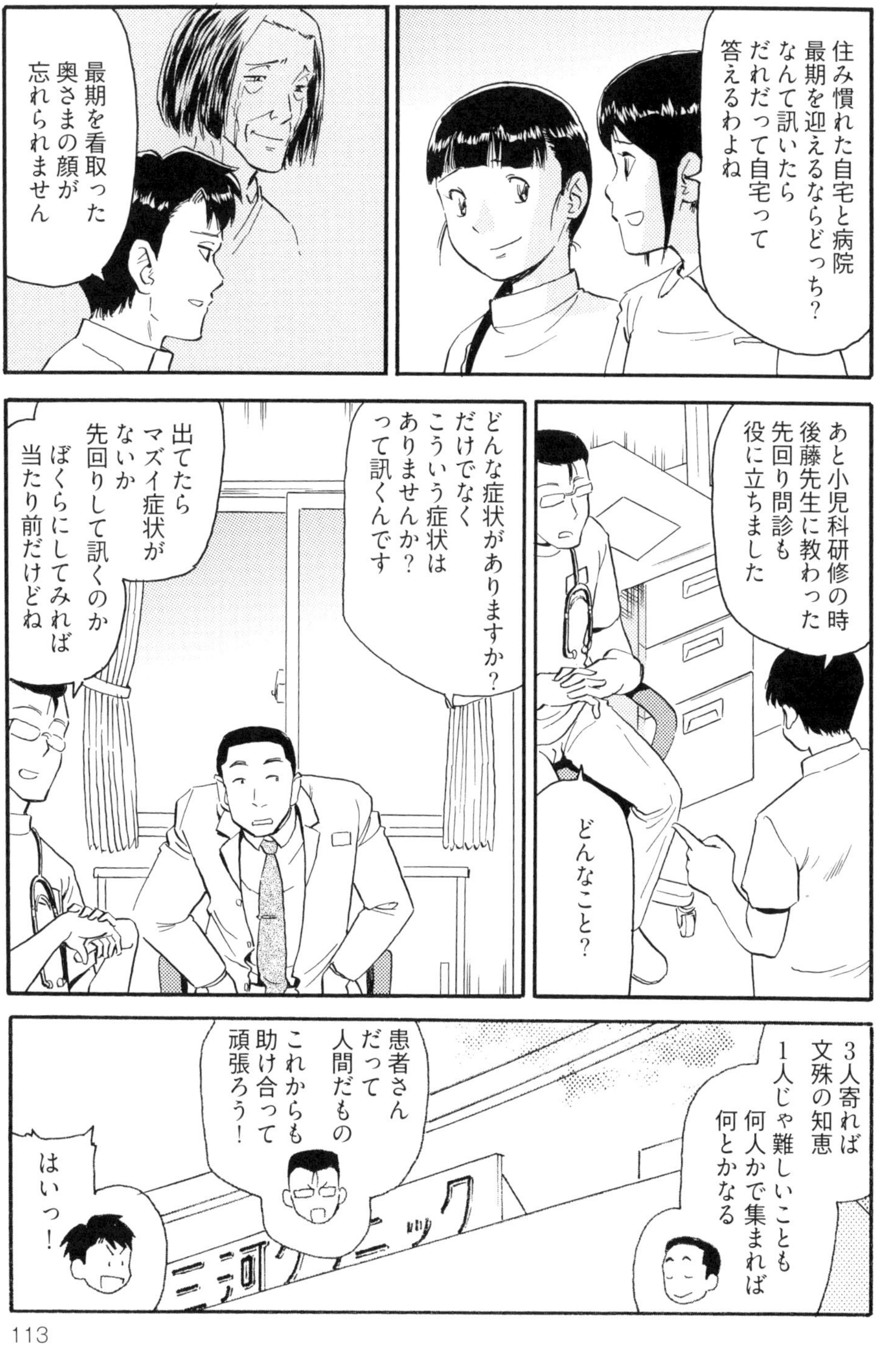

在宅診療研修

長く外来に継続通院していた患者さんが通院できなくなったとき、在宅医療を提供することは、医療の継続性を保障する意味でも極めて大切なことです。まんがではがんを患っている患者さん（川口さん）が取り上げられていますが、当然のことながら、その対象はがんに限らず、脳血管障害や整形外科疾患、内部臓器障害、神経難病、若年小児障害、精神疾患など、多岐に及びます。

患者さんを全人的にとらえ、疾患の分け隔てなく、置かれた脈絡にふさわしい医療を提供することは、総合診療医の得意とするところですが、生活の場を診療の場とすることによって、社会背景や経済事情、家族力学などなど、入手できる情報量が圧倒的に増えるという点が、在宅の強みと言えます。本人らしい生活を無視して医学的に正しい医療を提供すればそれでいいと短絡することなどできません。何よりも尊厳を重視し、家庭や地域をも視野に入れてアプローチする必要があります。

地域で活躍する医師に期待される役割として、生活の中で「支える医療」を保障するために、医療と介護を束ねる役回りがあります。このことは、医療保険、介護保険として提供されるサービスはもちろんですが、それだけにとどまりません。家族に加え、場合によっては行政やインフォーマルサービス※1をも巻き込む形で進めていく必要があるかもしれません。

また、老年症候群※2や多問題家族※3のように、複数の疾患や多面的な課題・条件を併せ持っていることから、複雑な配慮や対応を要する場合も少なからず存在します。結果として、医療として提供する内容も、医師、看護師のみならず、薬剤師、リハビリ専門職種、歯科医師や歯科衛生士、管理栄養士など、数多くの専門職種との協働が必要になります。

在宅では、病態解明が充分にできない場面や、手術や医療処置を安全、的確に遂行する必要がある場面などでは、病院との連携も極めて重要になります。むろん、なじみの関係や環境変化のリスクも無視できないことから、リロケーションダメージ※4に充分配慮しつつ、目的を明確にして連携する必要があるでしょう。

老いても、病んでも、地域で最期まで暮らし続けるために、これまで述べてきたような医療介護連携や多職種協働（水平統合）、そして病院と地域の連携（垂直統合）が必要になります。行政や医師会等の専門職団体、さらには市民との連携も必要になるでしょう。今後、医師としての経験や自己研鑽を重ねるとともに、総合診療医もいずれどこかの地域に根を下ろすことになります。地域における関係性を深めていくことによって、地域包括ケアの構築に貢献し得る真の総合診療医となり、地域で活躍することを期待します。在宅研修は、間違いなくその一助となることでしょう。

※1　インフォーマルサービス
自治体などの制度に基づいて提供される医療保険や介護保険などの公的（フォーマル）な支援ではなく、家族や友人、地域住民、ボラ

ンティアなどによる、制度に基づかない非公式（インフォーマル）な支援のこと。

※2　老年症候群

高齢者に特有の身体的もしくは精神的な諸症状・疾患のこと。主な症状は、認知症、せん妄、老年期うつ、転倒、慢性めまい症、尿失禁、骨粗鬆症、食欲不振など。原因や症状が連鎖的に関連して悪循環を生じやすい。

※3　多問題家族

家庭内で同時に複数の問題を抱えており、なかなか問題解決に至らない状態にある家族のこと。社会福祉領域で使われる用語である。

※4　リロケーションダメージ

高齢者などが、病院への入院や介護保険施設への入所、あるいは子どもの住まいへの転居等で急激な環境の変化が起こると、心理的な不安や混乱が高まって、心身の変調をきたす現象。

［川越正平］

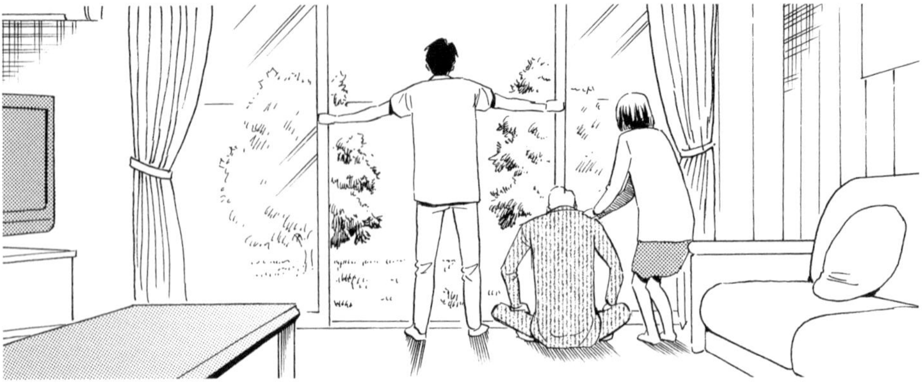

Chapter

10

診療所研修 ②

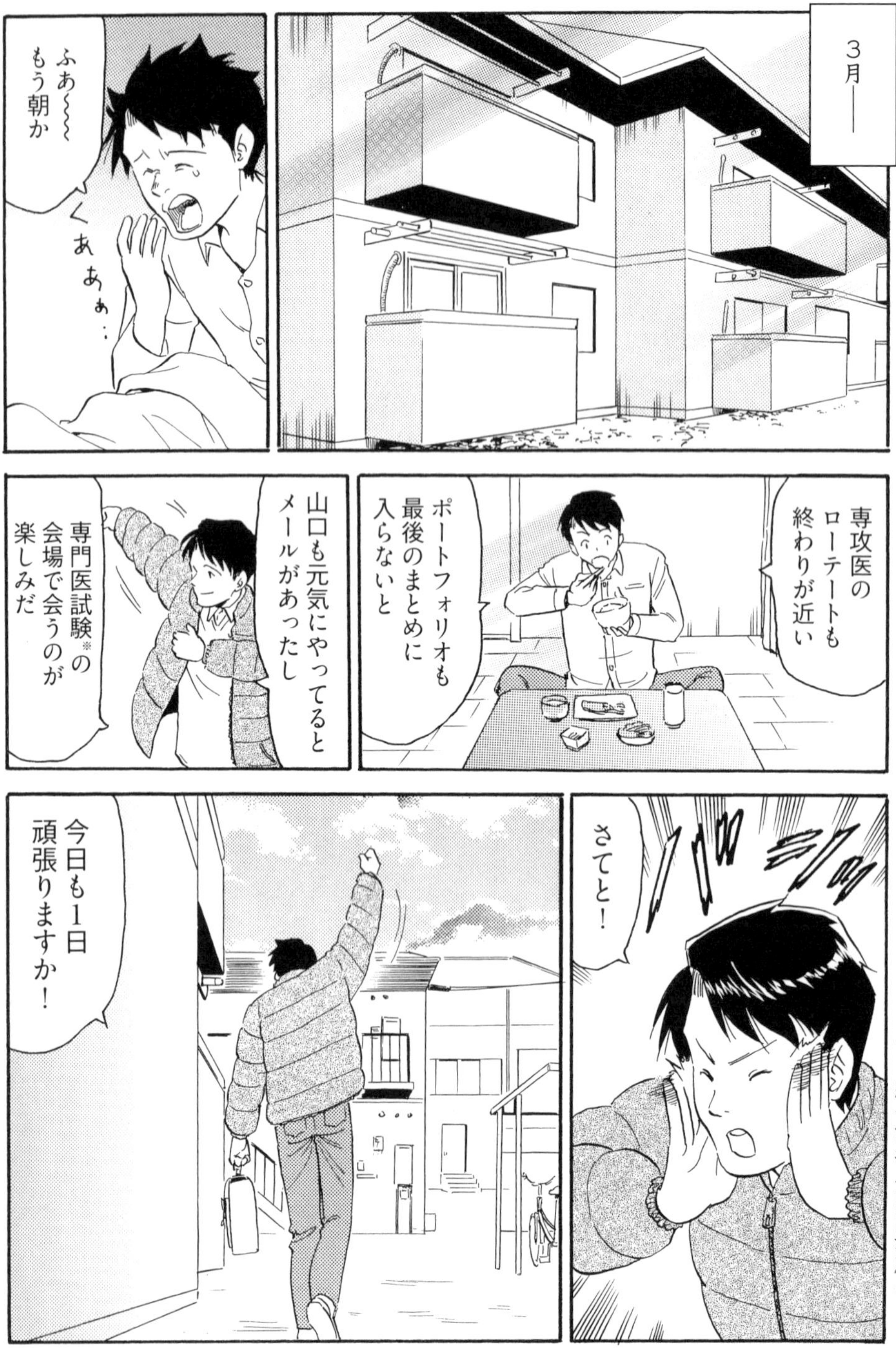

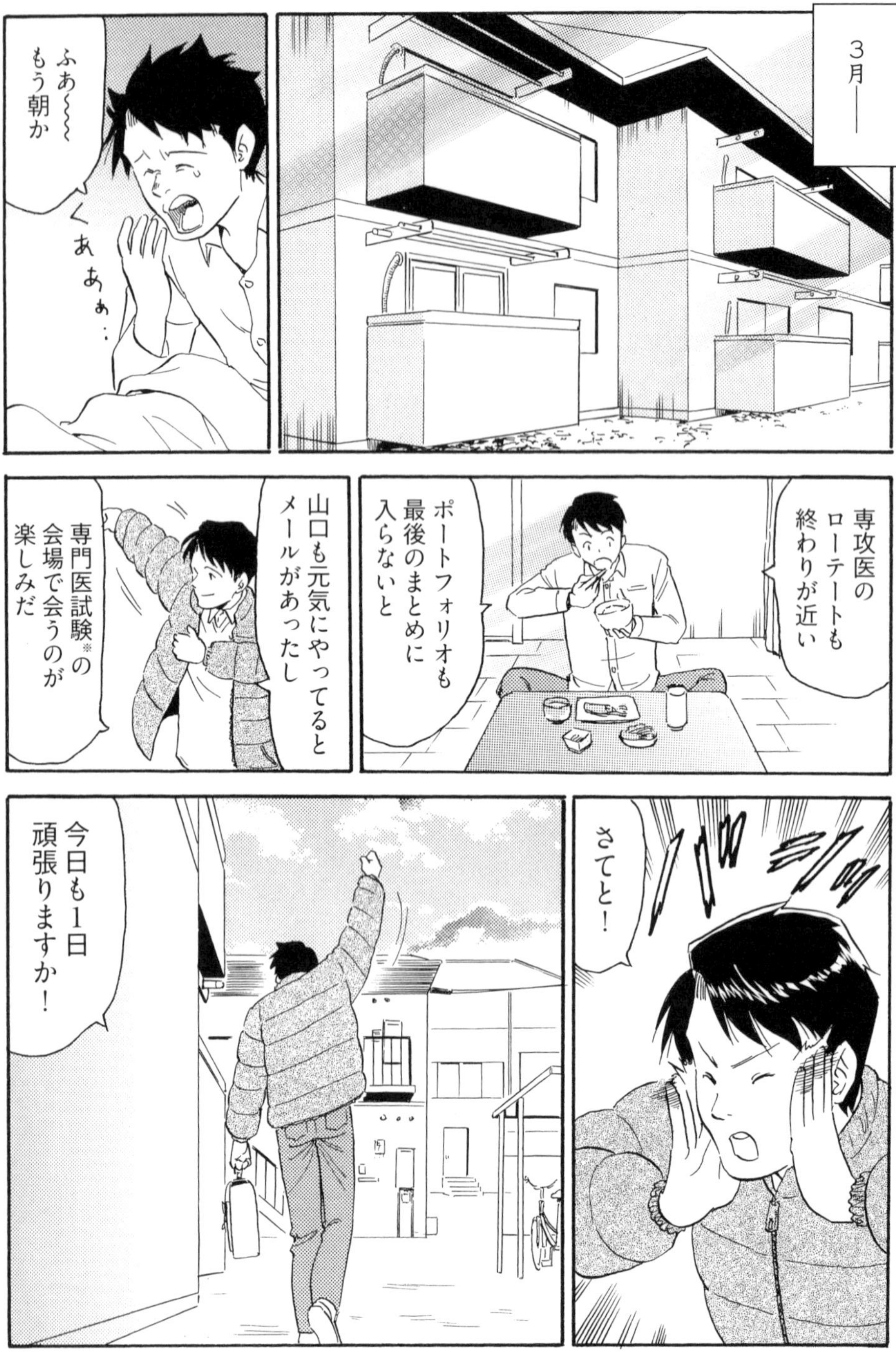

※ここでは総合診療専門医試験のこと

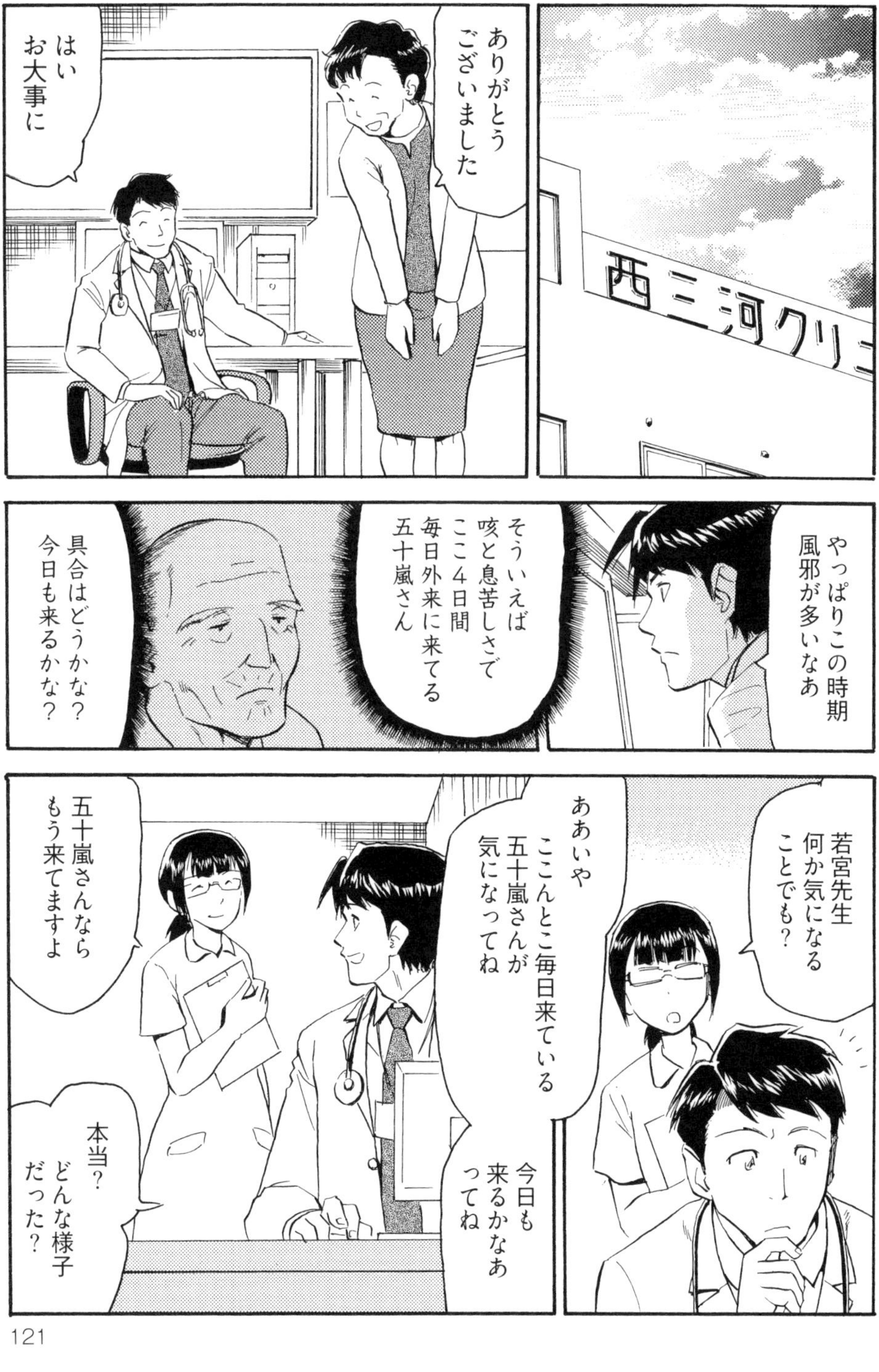
西三河クリ
ありがとうございました
はい お大事に
やっぱりこの時期 風邪が多いなぁ
そういえば 咳と息苦しさで ここ4日間 毎日外来に来てる 五十嵐さん
具合はどうかな？ 今日も来るかな？
若宮先生 何か気になることでも？
ああいや ここんとこ毎日来ている 五十嵐さんが 気になってね
今日も 来るかなぁ ってね
五十嵐さんなら もう来てますよ
本当？ どんな様子 だった？

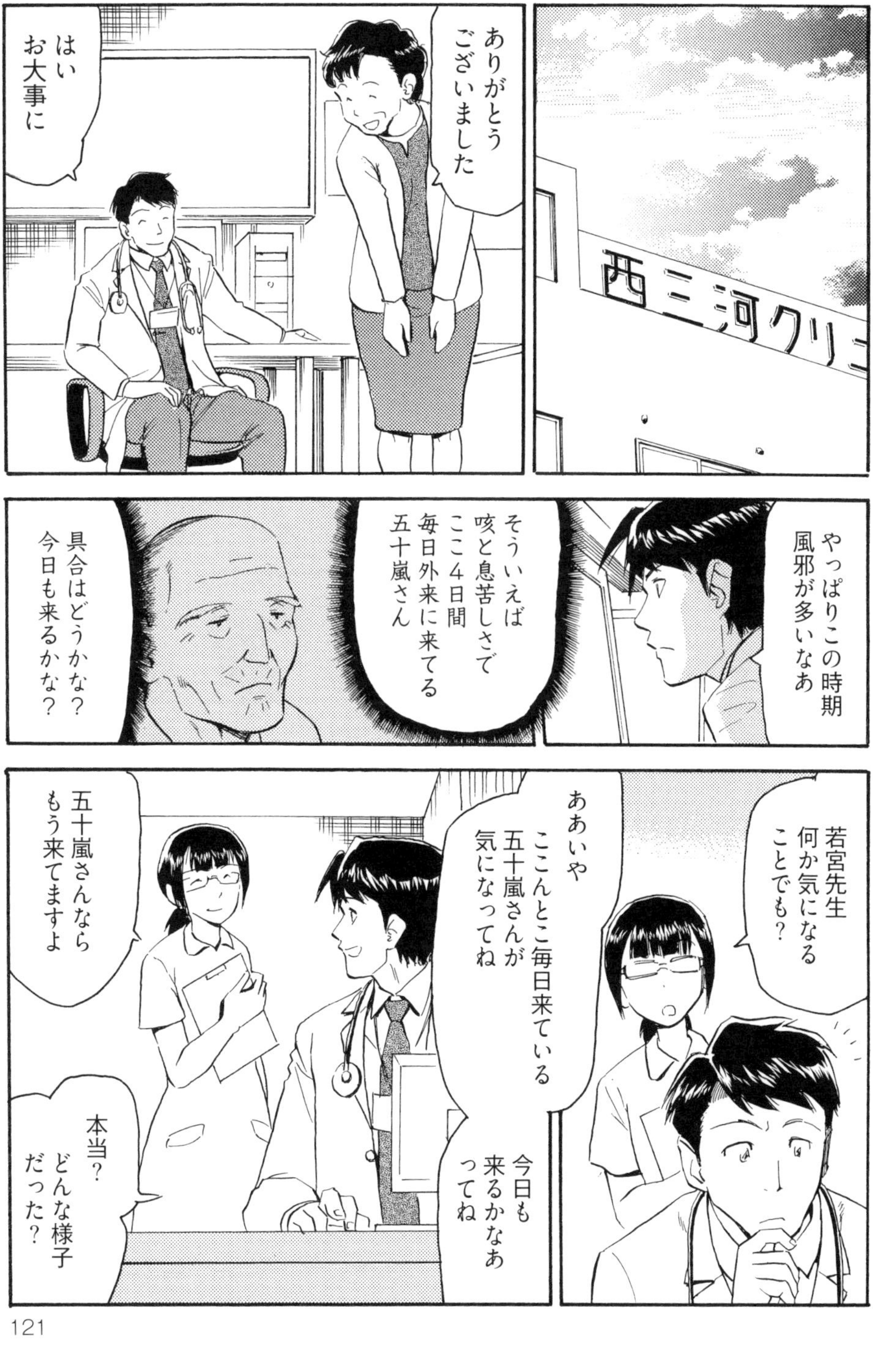

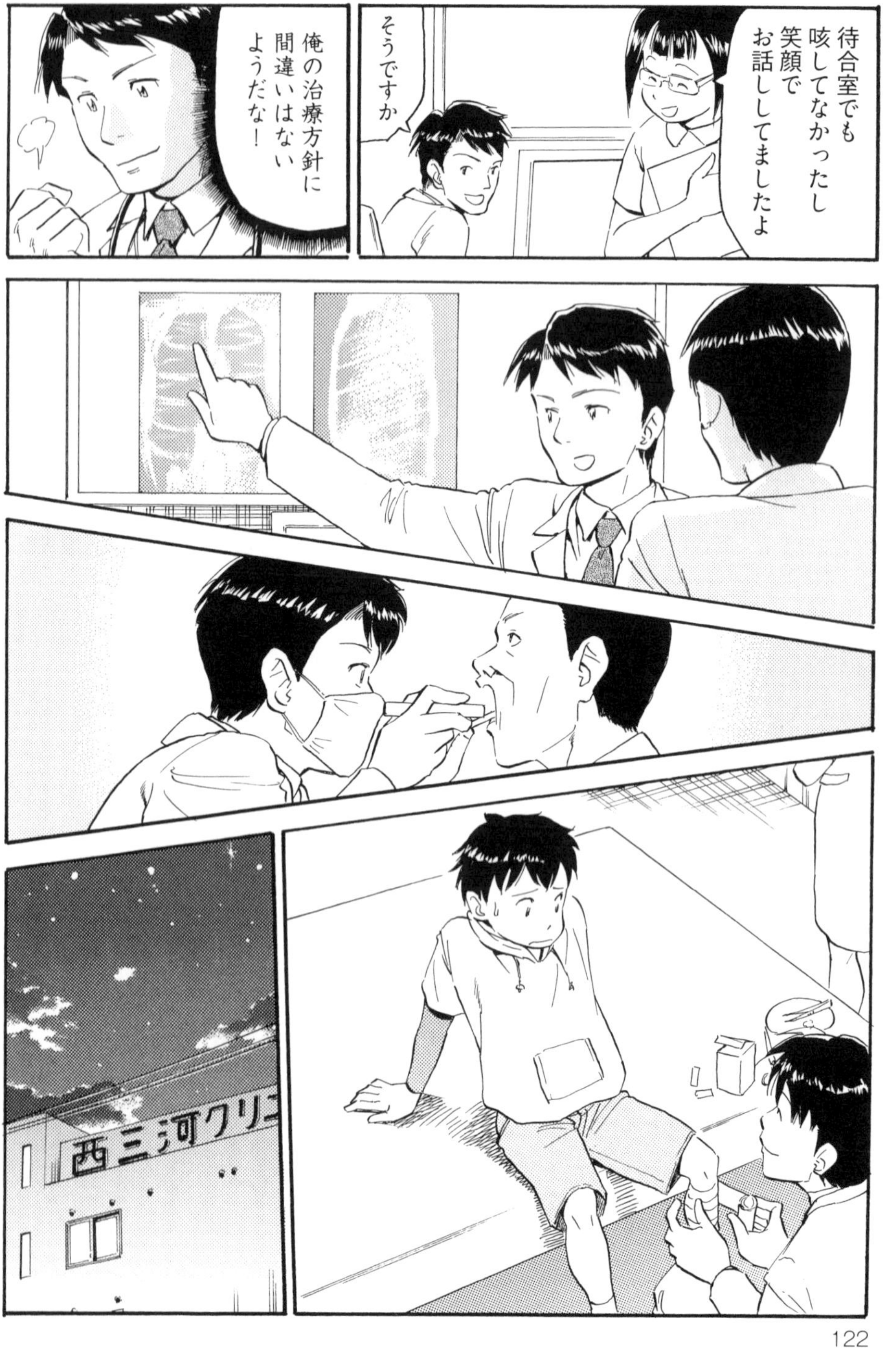
待合室でも
咳してなかったし
笑顔で
お話ししてましたよ
そうですか
俺の治療方針に
間違いはない
ようだな！
西三河クリ

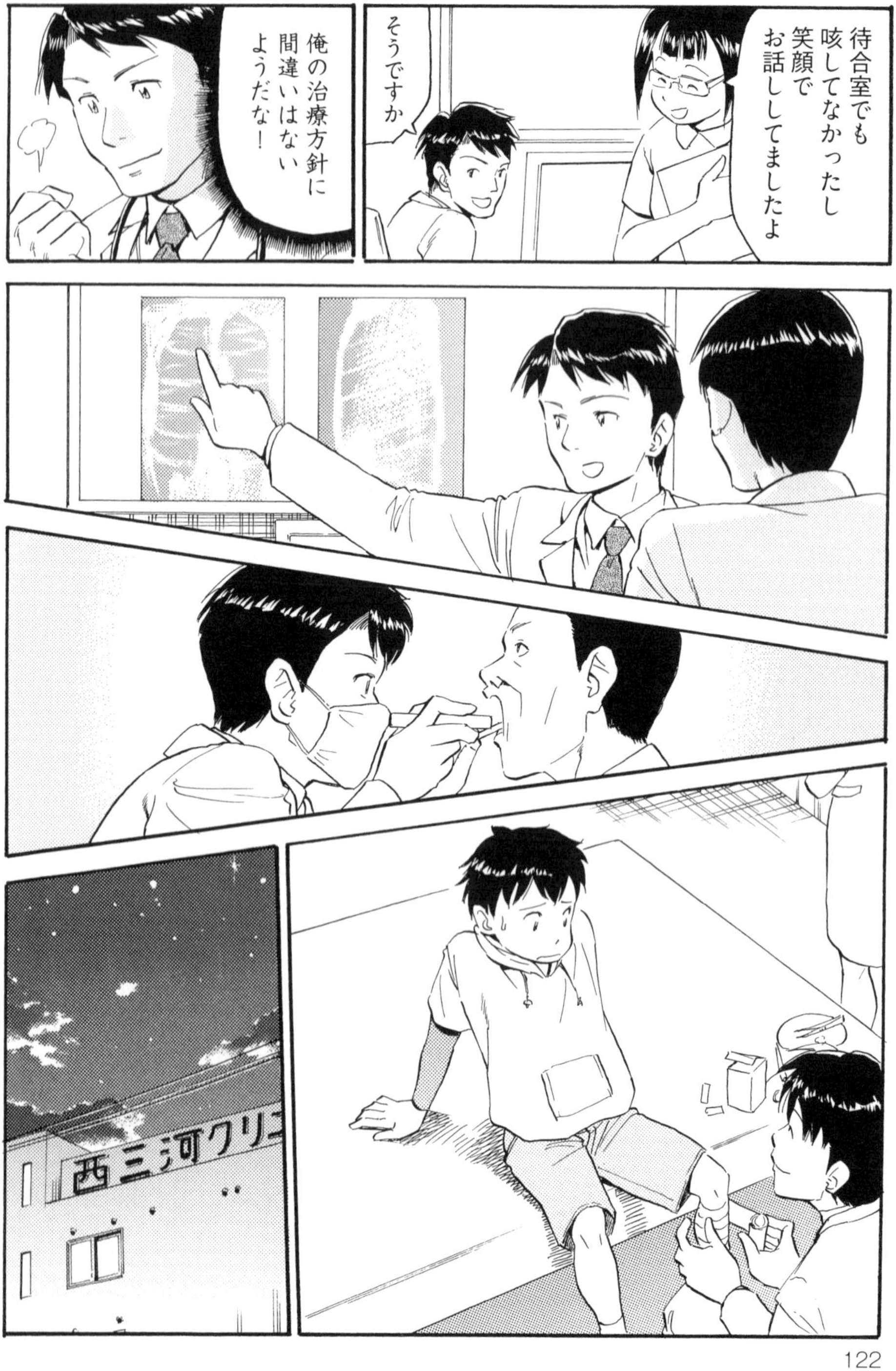

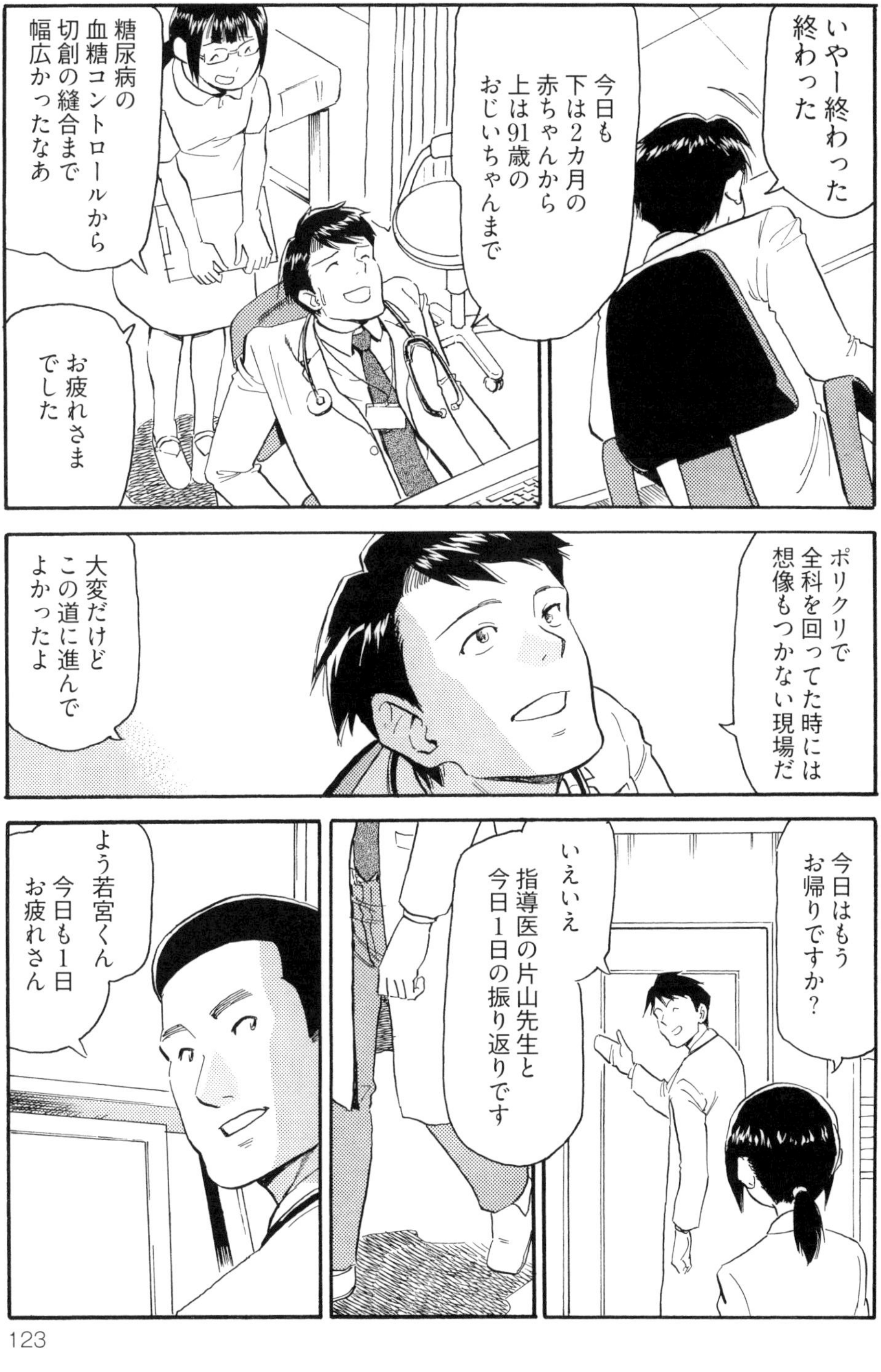

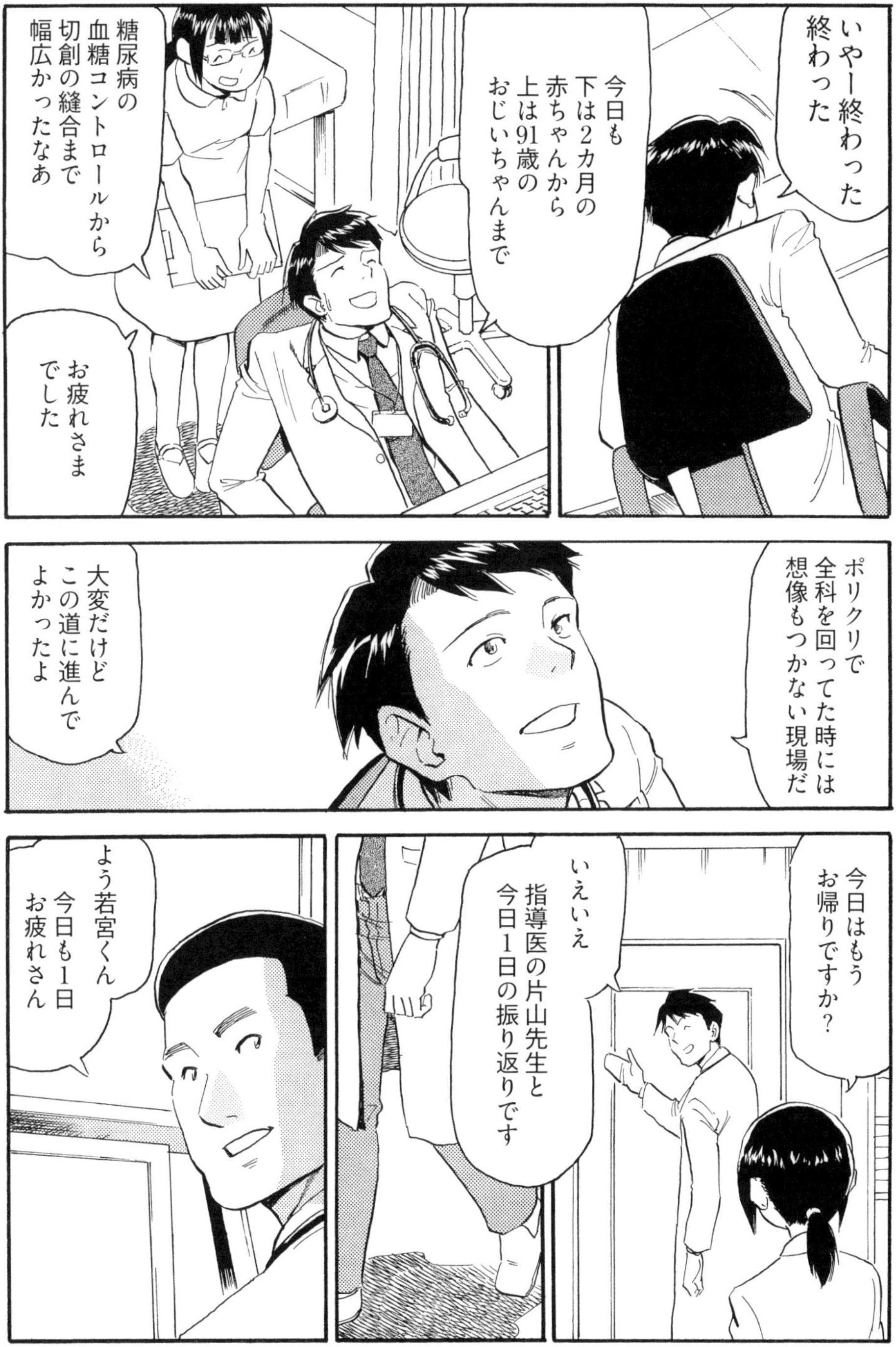

いやー終わった
終わった
今日も
下は2カ月の
赤ちゃんから
上は91歳の
おじいちゃんまで
糖尿病の
血糖コントロールから
切創の縫合まで
幅広かったなあ
お疲れさま
でした
ポリクリで
全科を回ってた時には
想像もつかない現場だ
大変だけど
この道に進んで
よかったよ
今日はもう
お帰りですか？
いえいえ
指導医の片山先生と
今日1日の振り返りです
よう若宮くん
今日も1日
お疲れさん

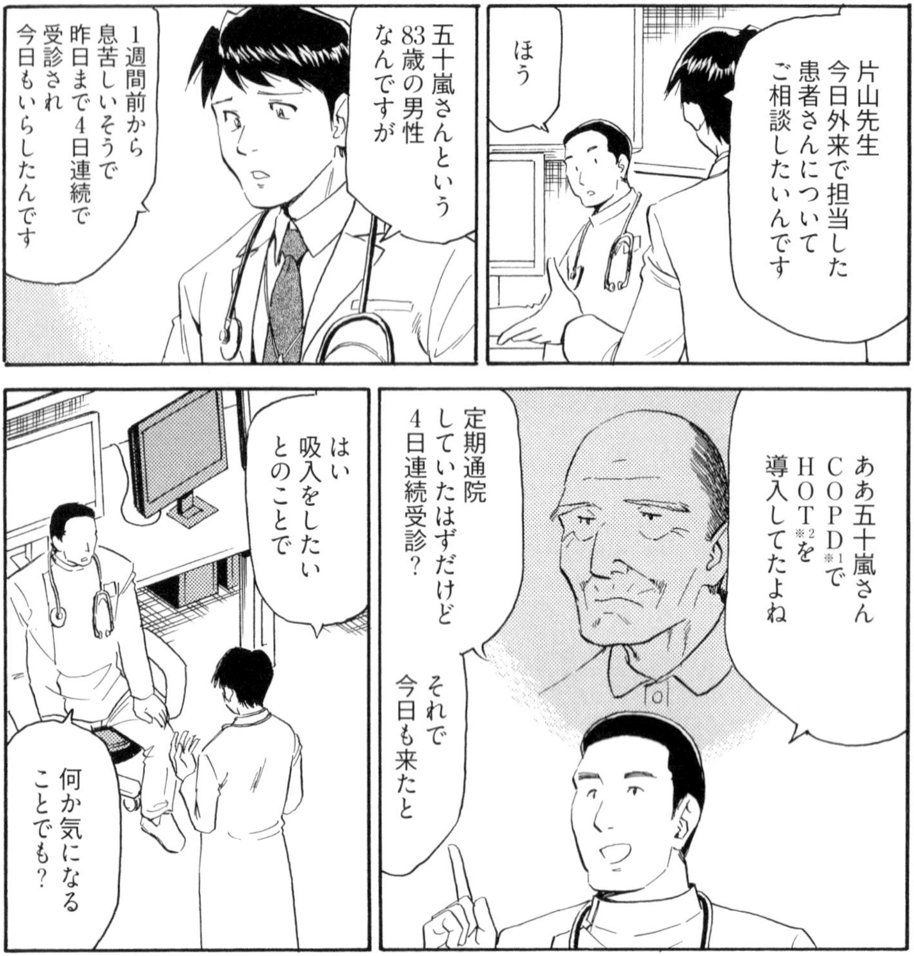
片山先生 今日外来で担当した 患者さんについて ご相談したいんです
ほう
五十嵐さんという 83歳の男性 なんですが
1週間前から 息苦しいそうで 昨日まで4日連続で 受診され 今日もいらしたんです
ああ五十嵐さん COPD※1で HOT※2を 導入してたよね
定期通院 していたはずだけど 4日連続受診？
それで 今日も来たと
はい 吸入をしたい とのことで
何か気になる ことでも？
はい 採血や胸部レントゲンを行って 肺炎などの感染症の合併は 否定的と考えています
胸部聴診所見や 痰の多さ 呼吸数などの 身体所見は普段と特に 変わりありません

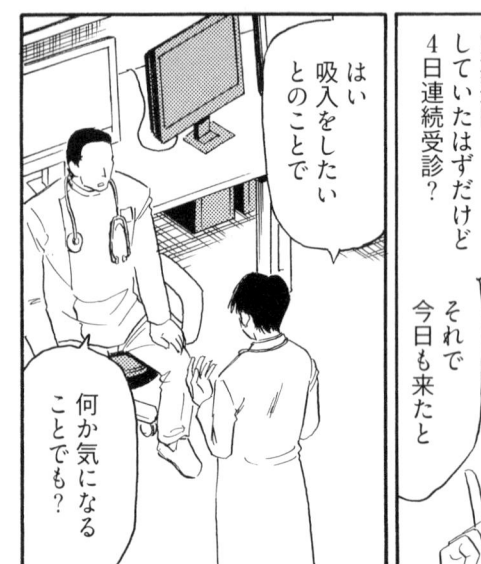

※1 慢性閉塞性肺疾患（Chronic Obstructive Pulmonary Disease）
※2 在宅酸素療法（Home Oxygen Therapy）

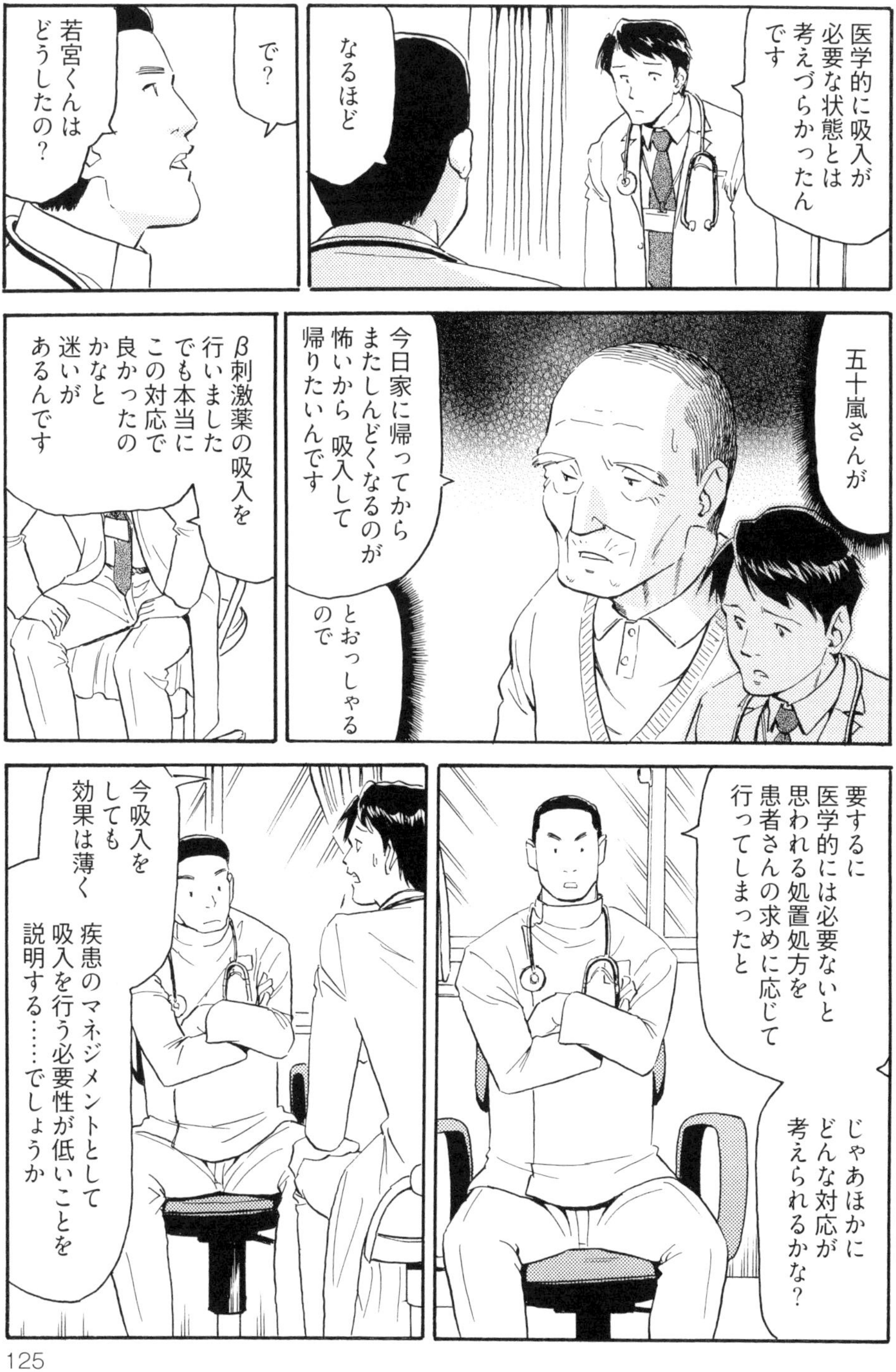
医学的に吸入が必要な状態とは考えづらかったんです
なるほど
で？
若宮くんはどうしたの？
五十嵐さんが
今日家に帰ってからまたしんどくなるのが怖いから 吸入して帰りたいんです
とおっしゃるので
β刺激薬の吸入を行いました でも本当にこの対応で良かったのかなと迷いがあるんです
要するに医学的には必要ないと思われる処置処方を患者さんの求めに応じて行ってしまったと
じゃあほかにどんな対応が考えられるかな？
今吸入をしても効果は薄く
疾患のマネジメントとして吸入を行う必要性が低いことを説明する……でしょうか

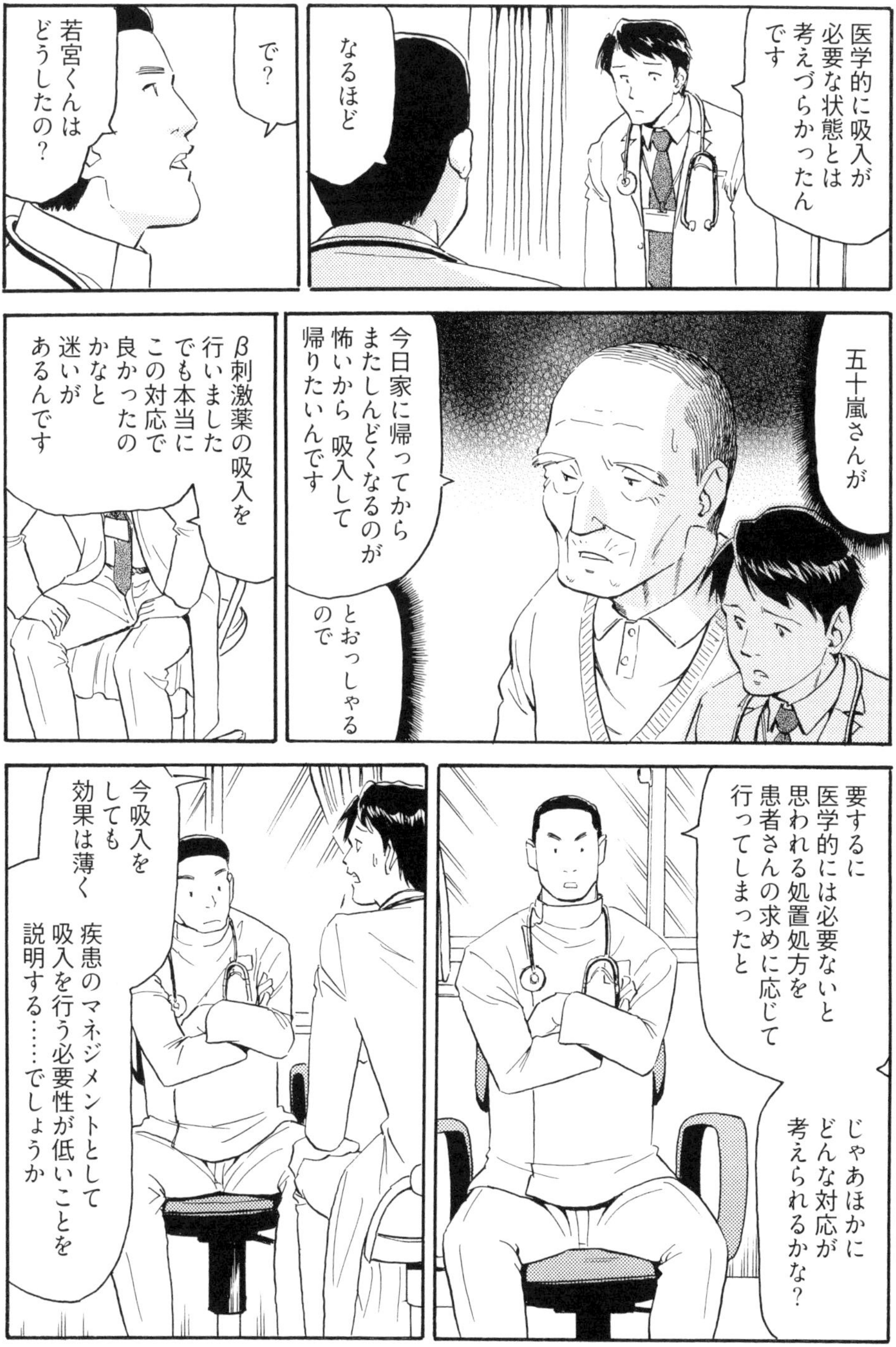

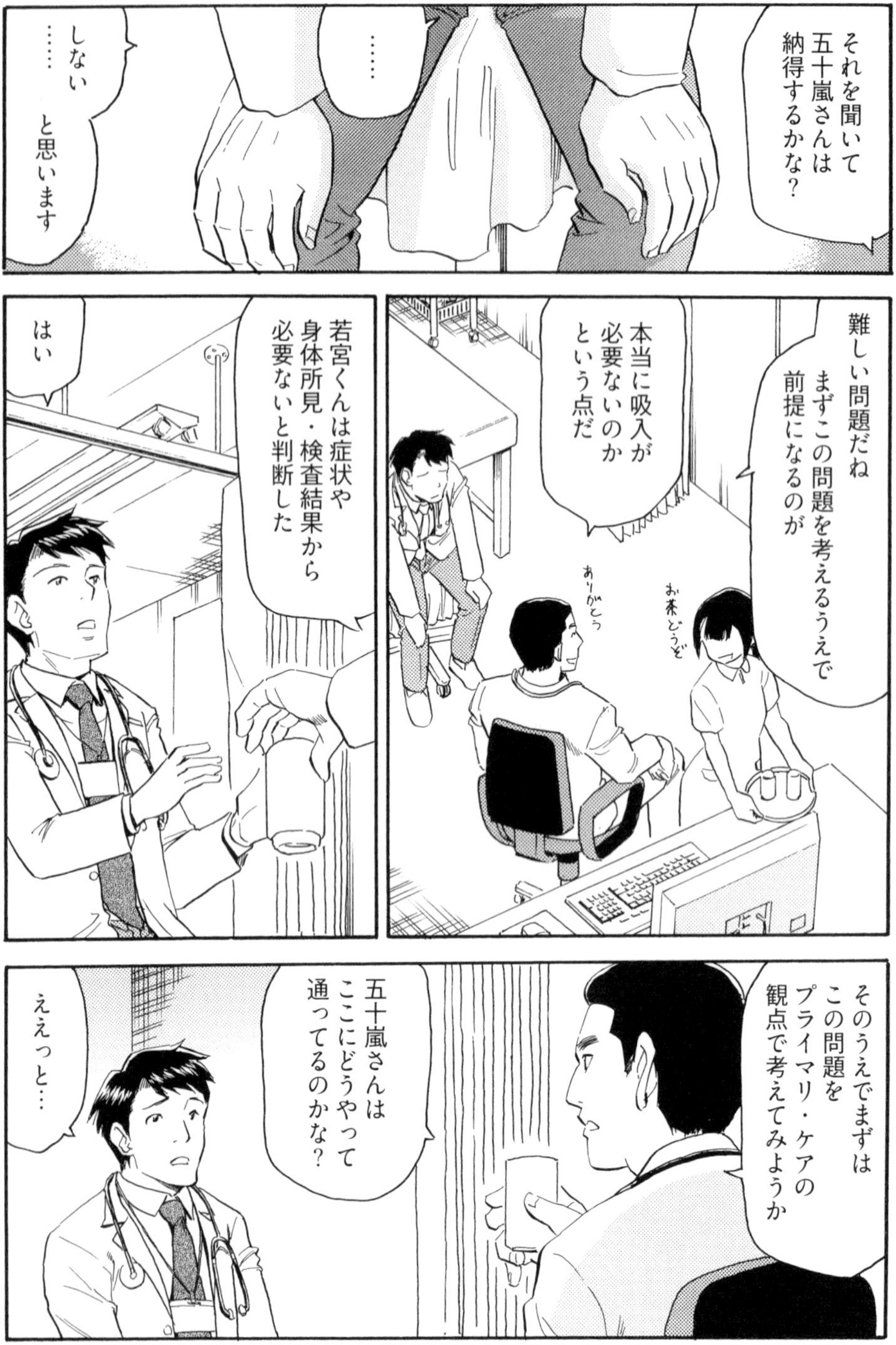
それを聞いて
五十嵐さんは
納得するかな？
……
しない……と思います
難しい問題だね
まずこの問題を考えるうえで
前提になるのが
本当に吸入が
必要ないのか
という点だ
お茶どうぞ
ありがとう
若宮くんは症状や
身体所見・検査結果から
必要ないと判断した
はい
そのうえでまずは
この問題を
プライマリ・ケアの
観点で考えてみようか
五十嵐さんは
ここにどうやって
通ってるのかな？
ええっと…

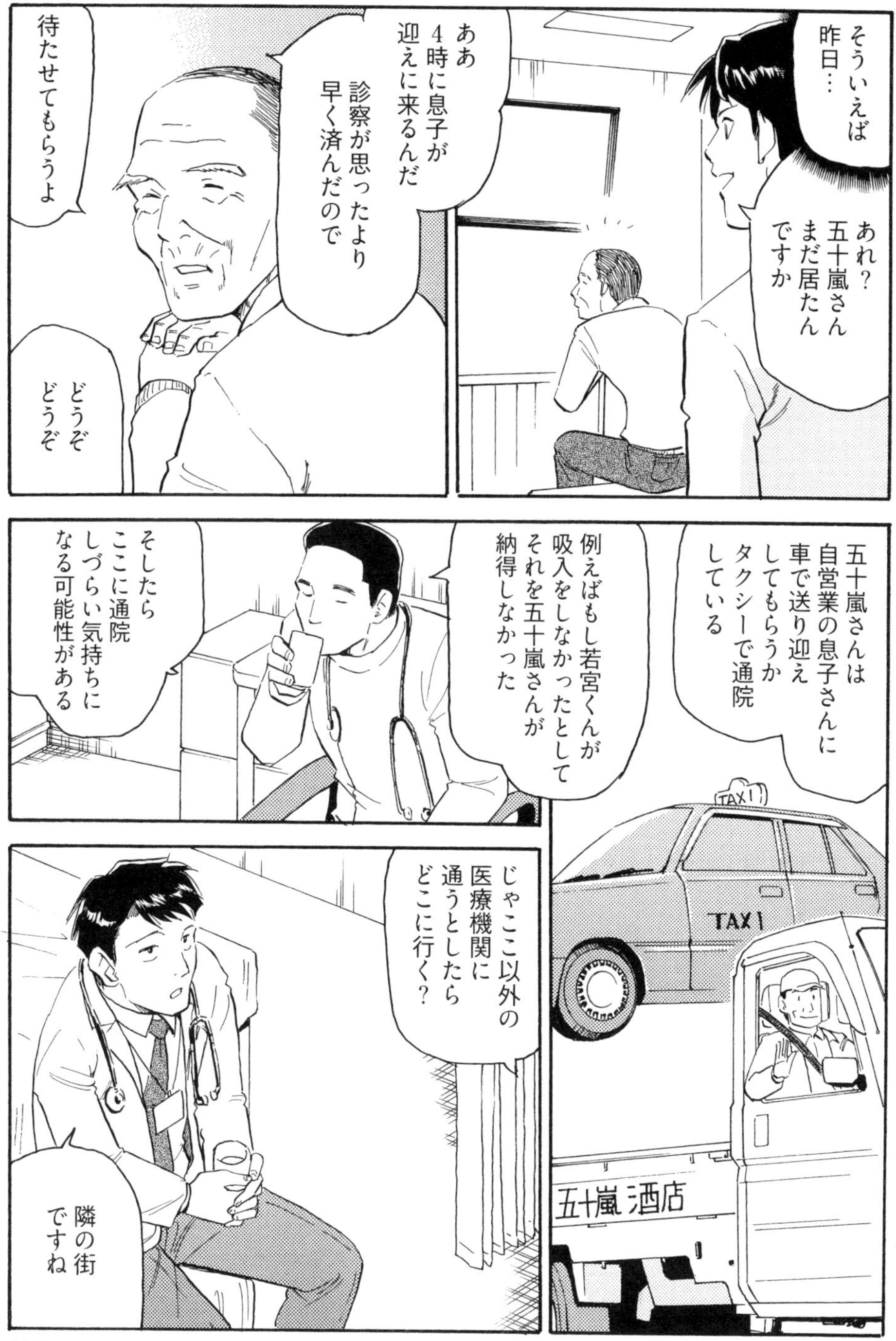
そういえば
昨日…
あれ？
五十嵐さん
まだ居たん
ですか
ああ
4時に息子が
迎えに来るんだ
診察が思ったより
早く済んだので
待たせてもらうよ
どうぞ
どうぞ
五十嵐さんは
自営業の息子さんに
車で送り迎え
してもらうか
タクシーで通院
している
TAXI
TAXI
五十嵐酒店
例えばもし若宮くんが
吸入をしなかったとして
それを五十嵐さんが
納得しなかった
そしたら
ここに通院
しづらい気持ちに
なる可能性がある
じゃここ以外の
医療機関に
通うとしたら
どこに行く？
隣の街
ですね

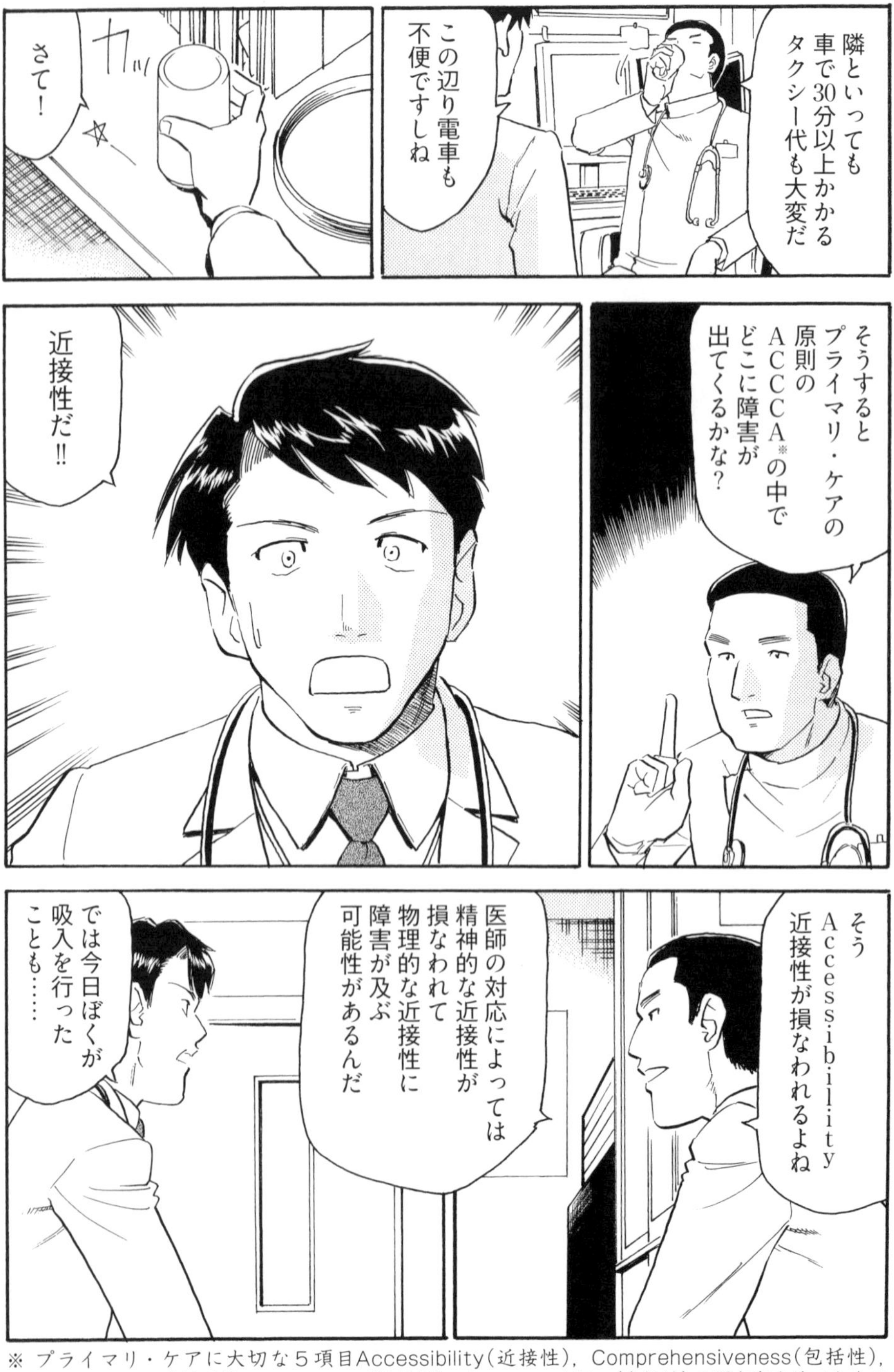
隣といっても車で30分以上かかるタクシー代も大変だ
この辺り電車も不便ですしね
カッ
さて！
そうするとプライマリ・ケアの原則のACCCA※の中でどこに障害が出てくるかな？
近接性だ!!
そうAccessibility近接性が損なわれるよね
医師の対応によっては精神的な近接性が損なわれて物理的な近接性に障害が及ぶ可能性があるんだ
では今日ぼくが吸入を行ったことも……

※ プライマリ・ケアに大切な５項目Accessibility（近接性），Comprehensiveness（包括性），Coordination（協調性），Continuity（継続性），Accountability（責任性）の頭文字を並べたもの

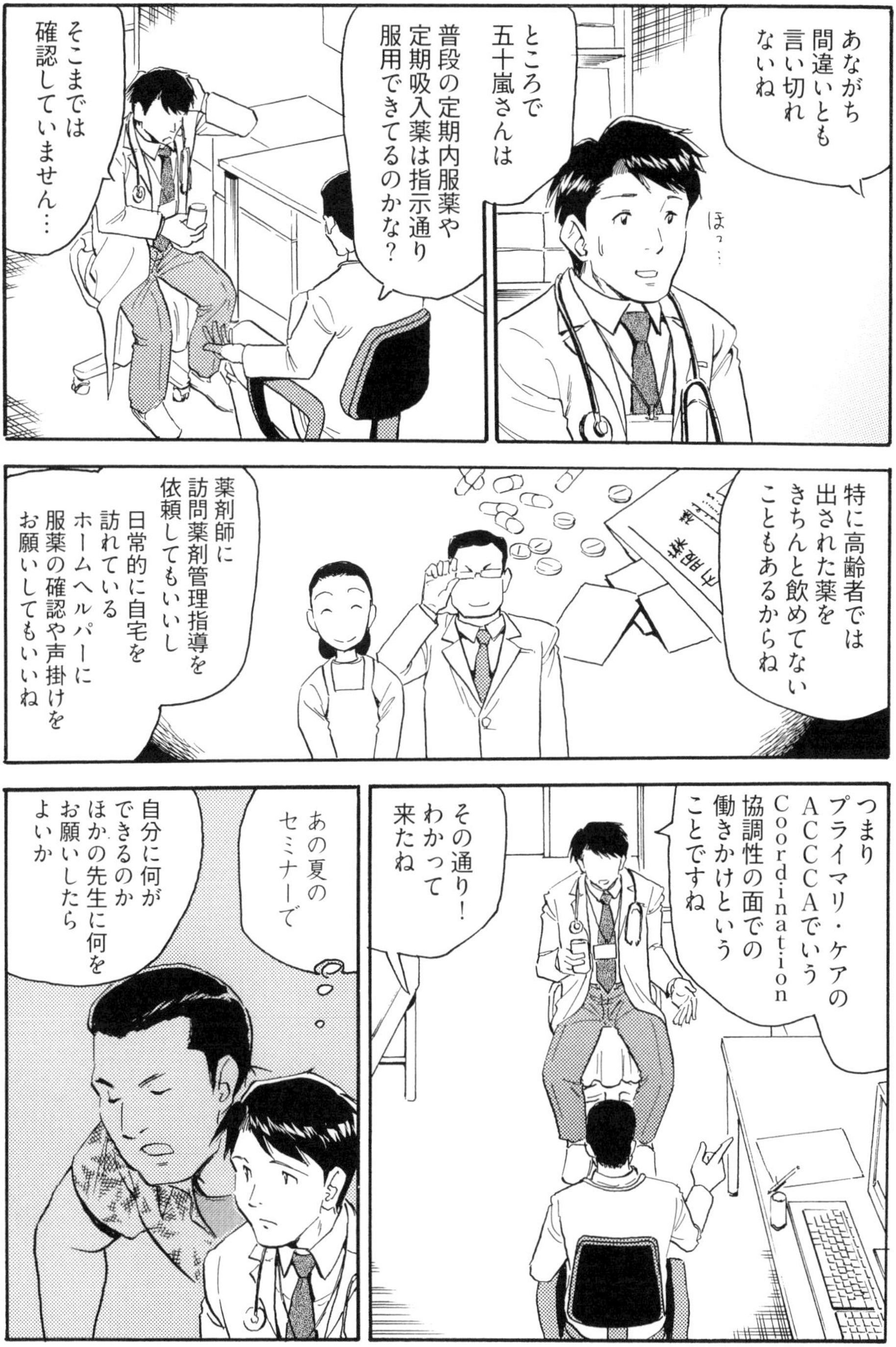
あながち
間違いとも
言い切れ
ないね
ほっ…
ところで
五十嵐さんは
普段の定期内服薬や
定期吸入薬は指示通り
服用できてるのかな？
そこまでは
確認していません…
特に高齢者では
出された薬を
きちんと飲めてない
こともあるからね
薬剤師に
訪問薬剤管理指導を
依頼してもいいし
日常的に自宅を
訪れている
ホームヘルパーに
服薬の確認や声掛けを
お願いしてもいいね
つまり
プライマリ・ケアの
ACCCAでいう
Coordination
協調性の面での
働きかけという
ことですね
その通り！
わかって
来たね
あの夏の
セミナーで
自分に何が
できるのか
ほかの先生に何を
お願いしたら
よいか

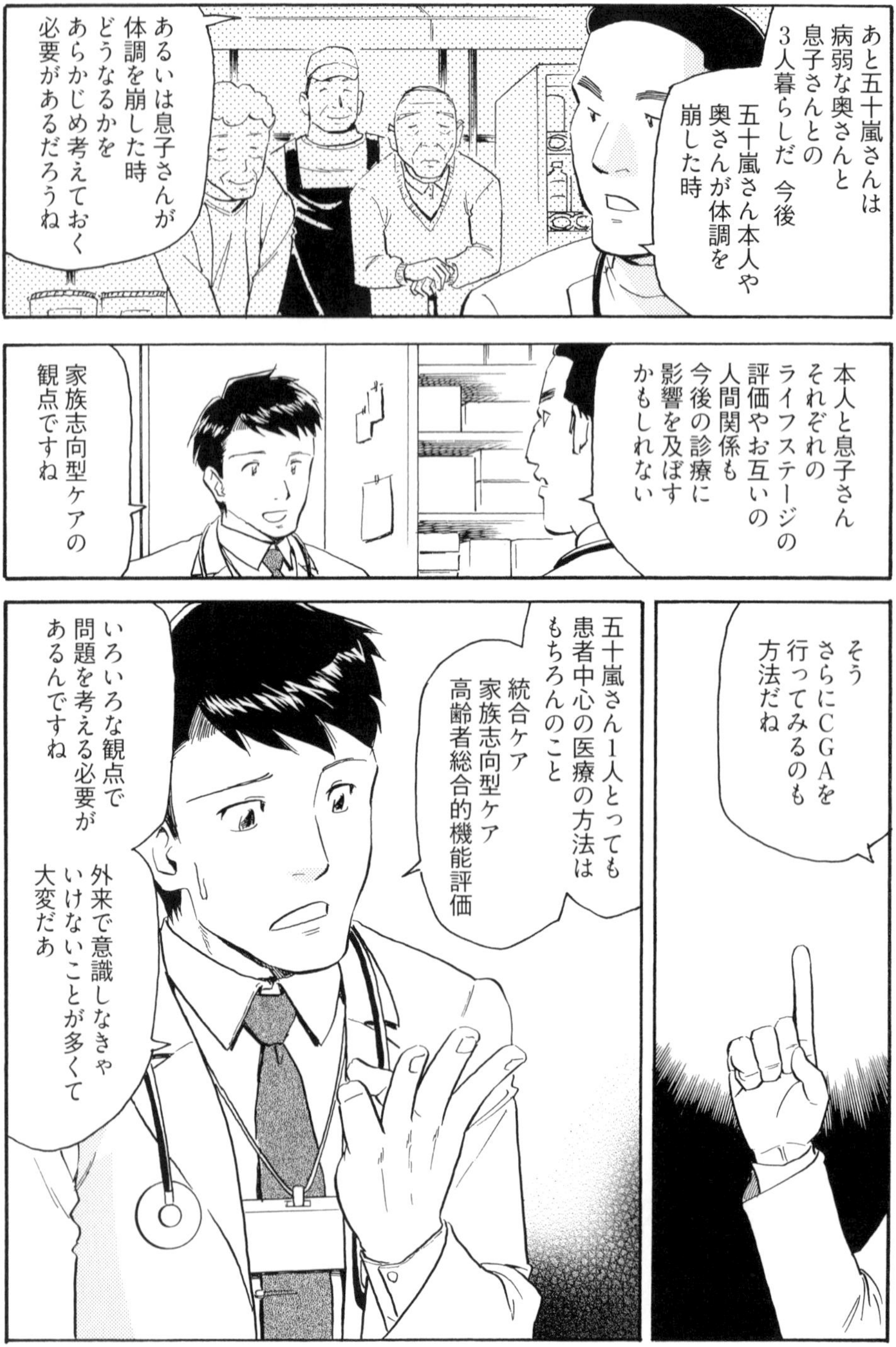
あと五十嵐さんは病弱な奥さんと息子さんとの3人暮らしだ 今後
五十嵐さん本人や奥さんが体調を崩した時
あるいは息子さんが体調を崩した時どうなるかをあらかじめ考えておく必要があるだろうね
本人と息子さんそれぞれのライフステージの評価やお互いの人間関係も今後の診療に影響を及ぼすかもしれない
家族志向型ケアの観点ですね
そう さらにCGAを行ってみるのも方法だね
五十嵐さん1人とっても患者中心の医療の方法はもちろんのこと
統合ケア
家族志向型ケア
高齢者総合的機能評価
いろいろな観点で問題を考える必要があるんですね
外来で意識しなきゃいけないことが多くて大変だあ

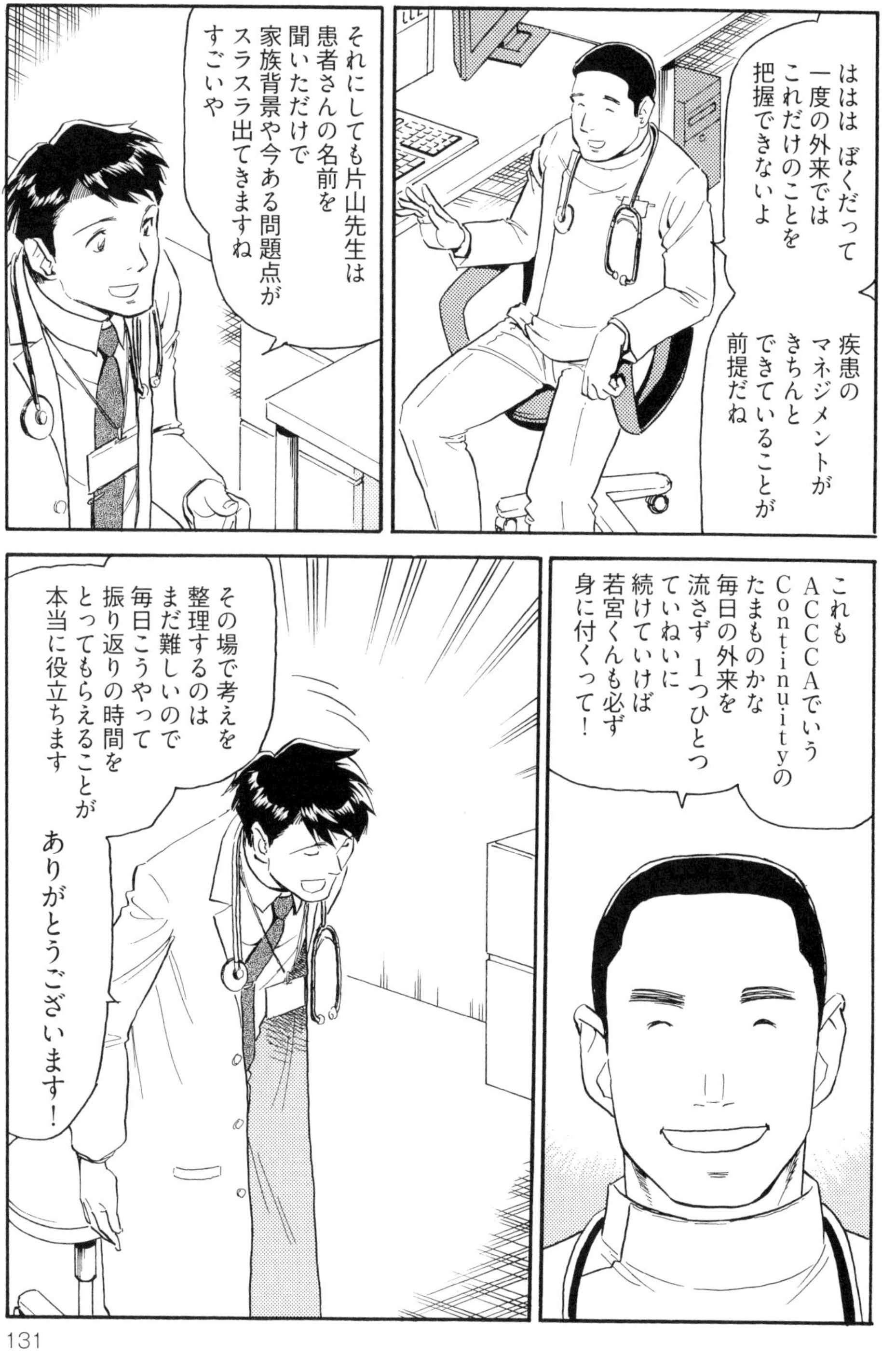
ははは ぼくだって 一度の外来では これだけのことを 把握できないよ
疾患の マネジメントが きちんと できていることが 前提だね
それにしても片山先生は 患者さんの名前を 聞いただけで 家族背景や今ある問題点が スラスラ出てきますね すごいや
これも ACCCAでいう Continuityの たまものかな 毎日の外来を 流さず 1つひとつ ていねいに 続けていけば 若宮くんも必ず 身に付くって！
その場で考えを 整理するのは まだ難しいので 毎日こうやって 振り返りの時間を とってもらえることが 本当に役立ちます
ありがとうございます！

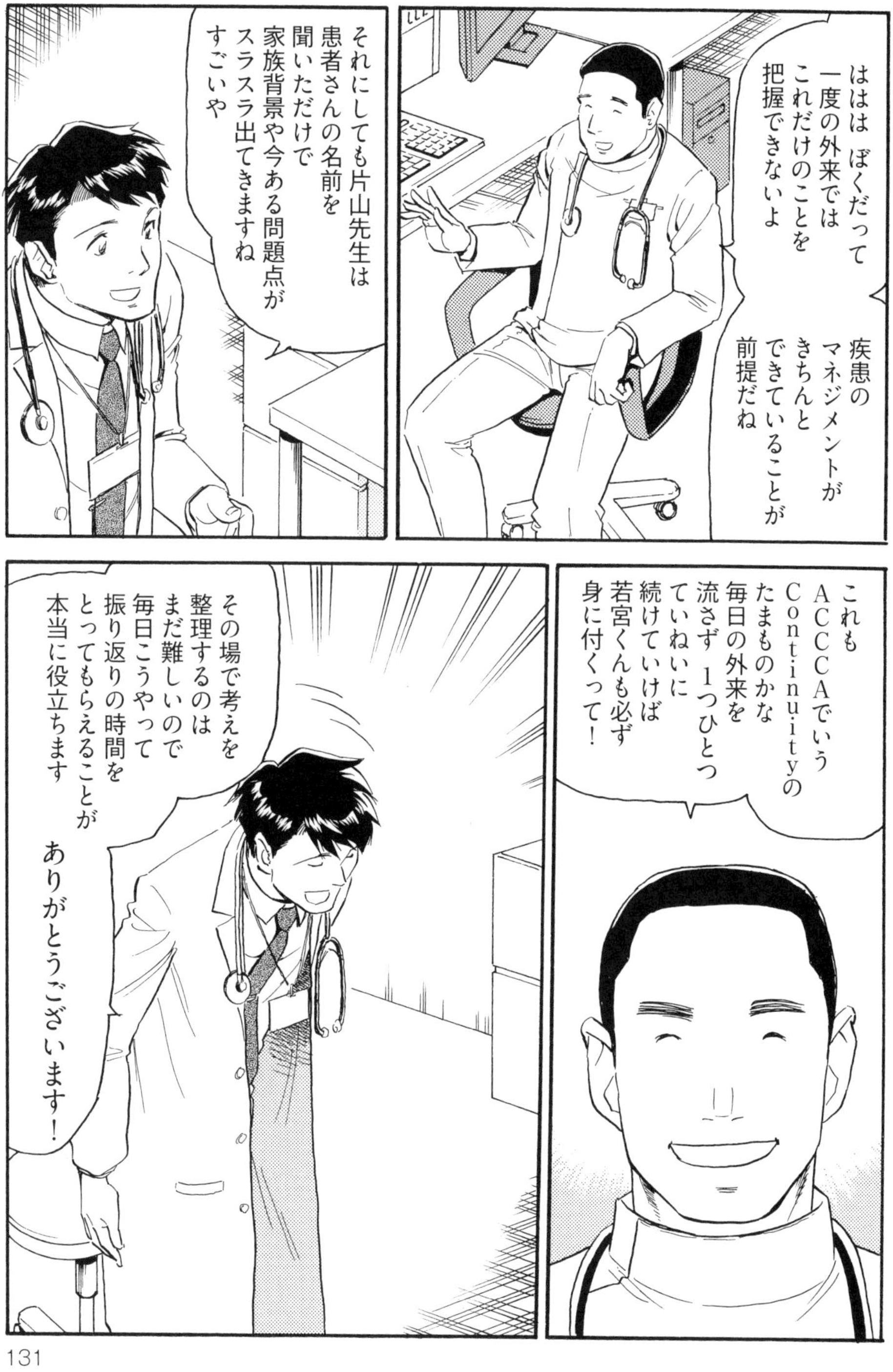

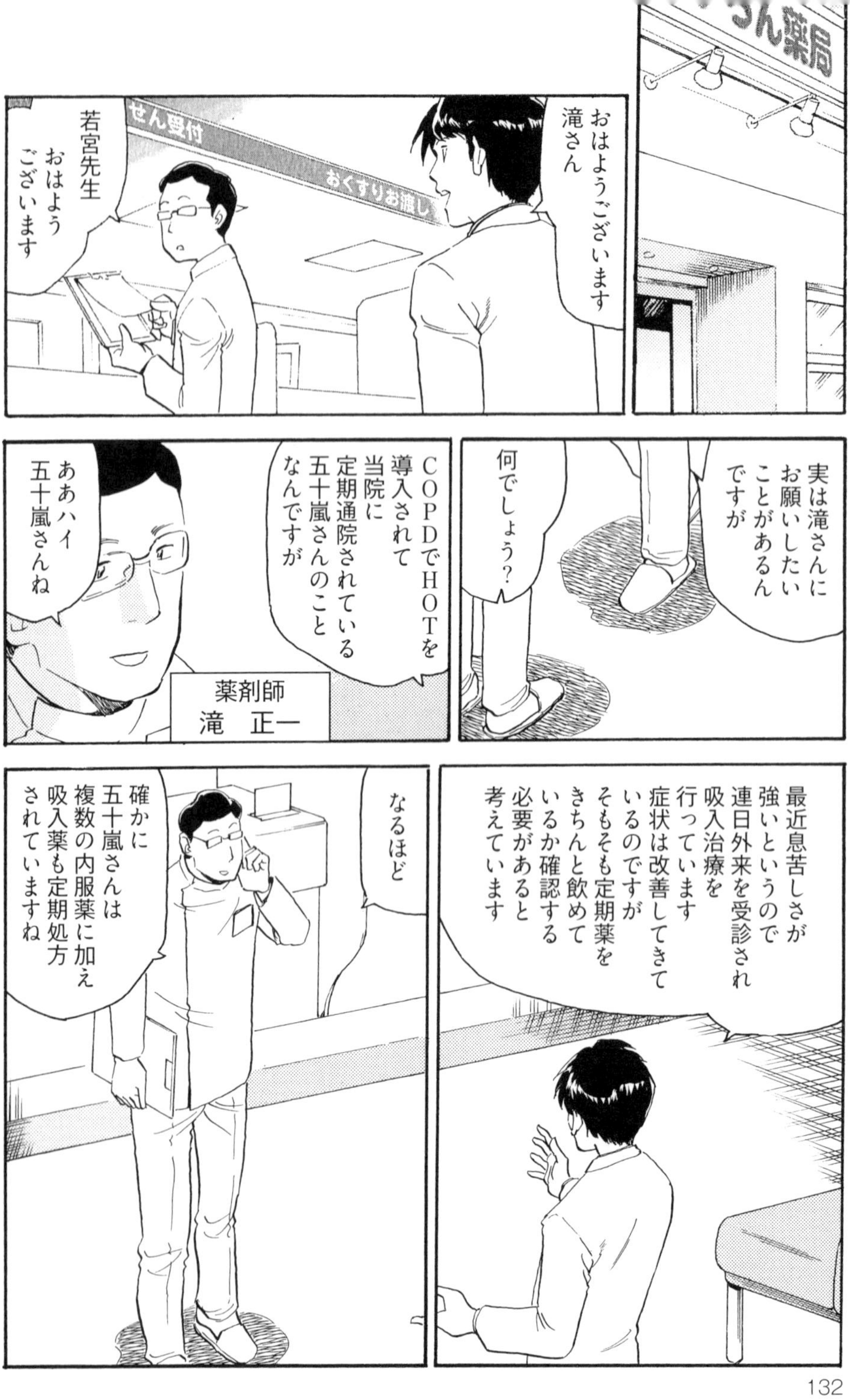
さん薬局
せん受付
おくすりお渡し
おはようございます 滝さん
若宮先生 おはよう ございます
実は滝さんに お願いしたい ことがあるん ですが
何でしょう?
COPDでHOTを 導入されて 当院に 定期通院されている 五十嵐さんのこと なんですが
ああハイ 五十嵐さんね
薬剤師 滝 正一
最近息苦しさが 強いというので 連日外来を受診され 吸入治療を 行っています 症状は改善してきて いるのですが そもそも定期薬を きちんと飲めて いるか確認する 必要があると 考えています
なるほど
確かに 五十嵐さんは 複数の内服薬に加え 吸入薬も定期処方 されていますね

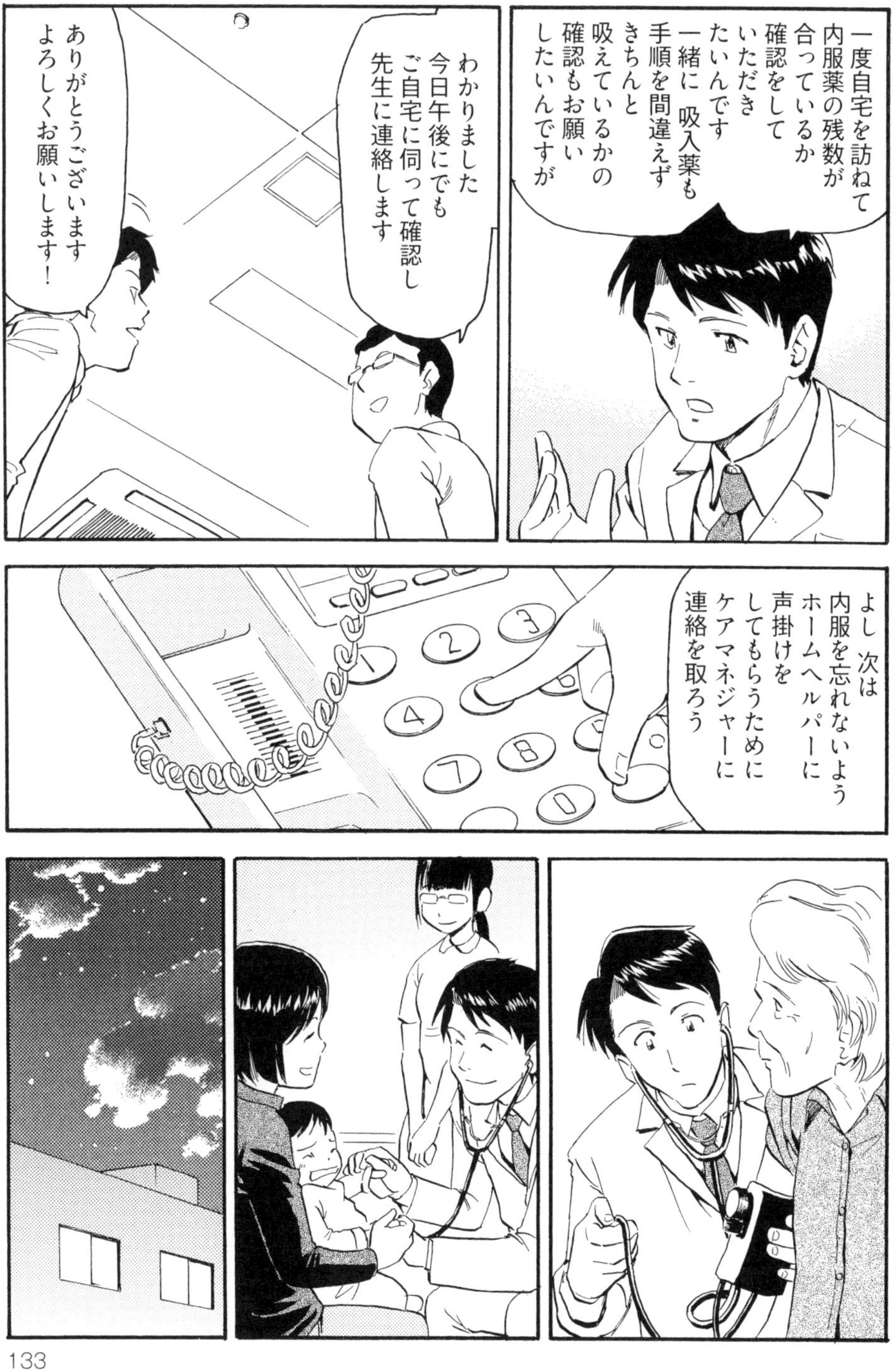
一度自宅を訪ねて内服薬の残数が合っているか確認をしていただきたいんです 一緒に 吸入薬も手順を間違えずきちんと吸えているかの確認もお願いしたいんですが
わかりました 今日午後にでもご自宅に伺って確認し先生に連絡します
ありがとうございます よろしくお願いします！
よし 次は 内服を忘れないようホームヘルパーに声掛けをしてもらうためにケアマネジャーに連絡を取ろう

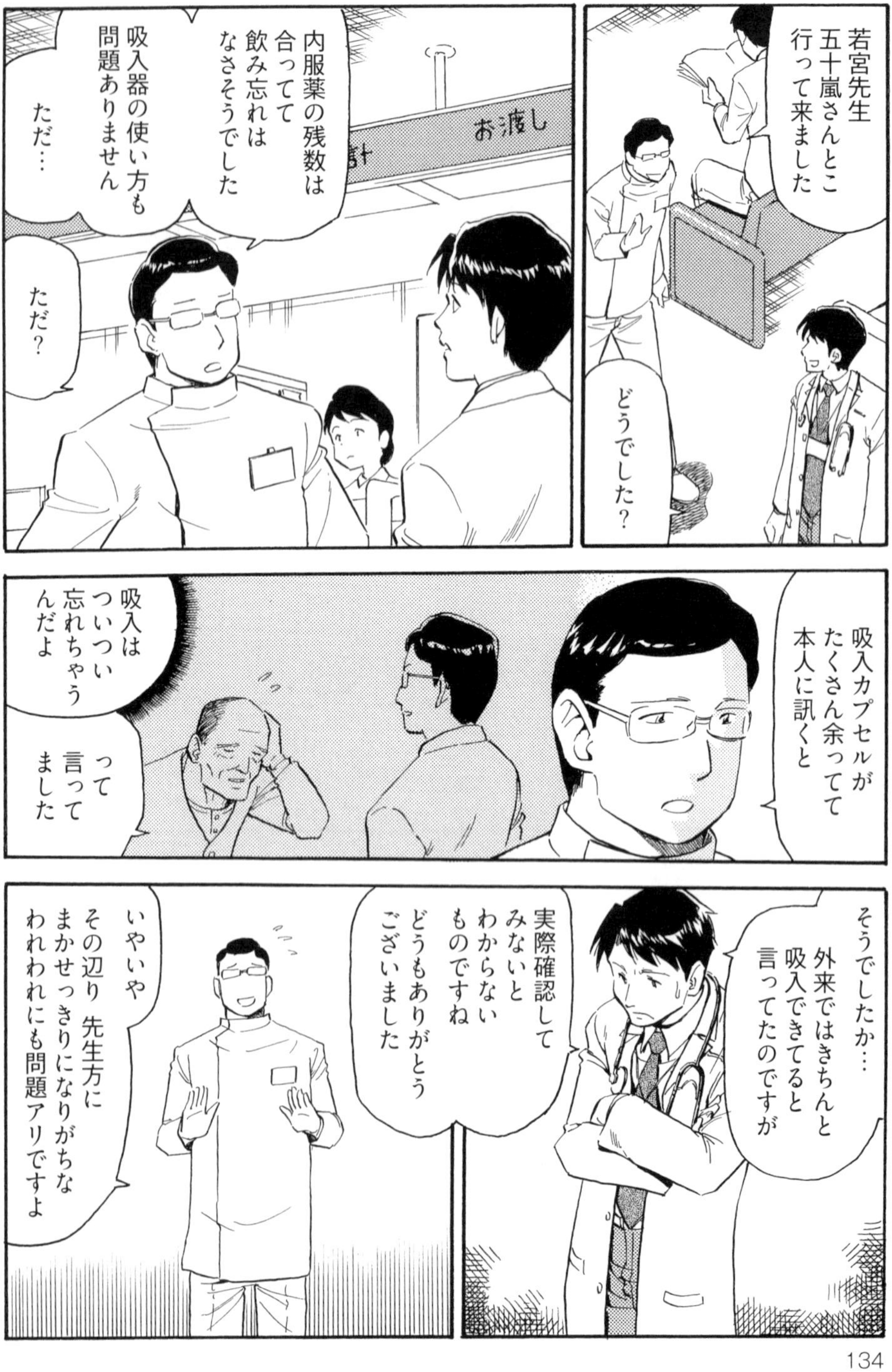
若宮先生 五十嵐さんとこ 行って来ました
どうでした？
内服薬の残数は 合ってて 飲み忘れは なさそうでした
お渡し
吸入器の使い方も 問題ありません ただ…
ただ？
吸入カプセルが たくさん余ってて 本人に訊くと
吸入は ついつい 忘れちゃう んだよ
って 言って ました
そうでしたか…
外来ではきちんと 吸入できてると 言ってたのですが
実際確認して みないと わからない ものですね どうもありがとう ございました
いやいや その辺り 先生方に まかせっきりになりがちな われわれにも問題アリですよ

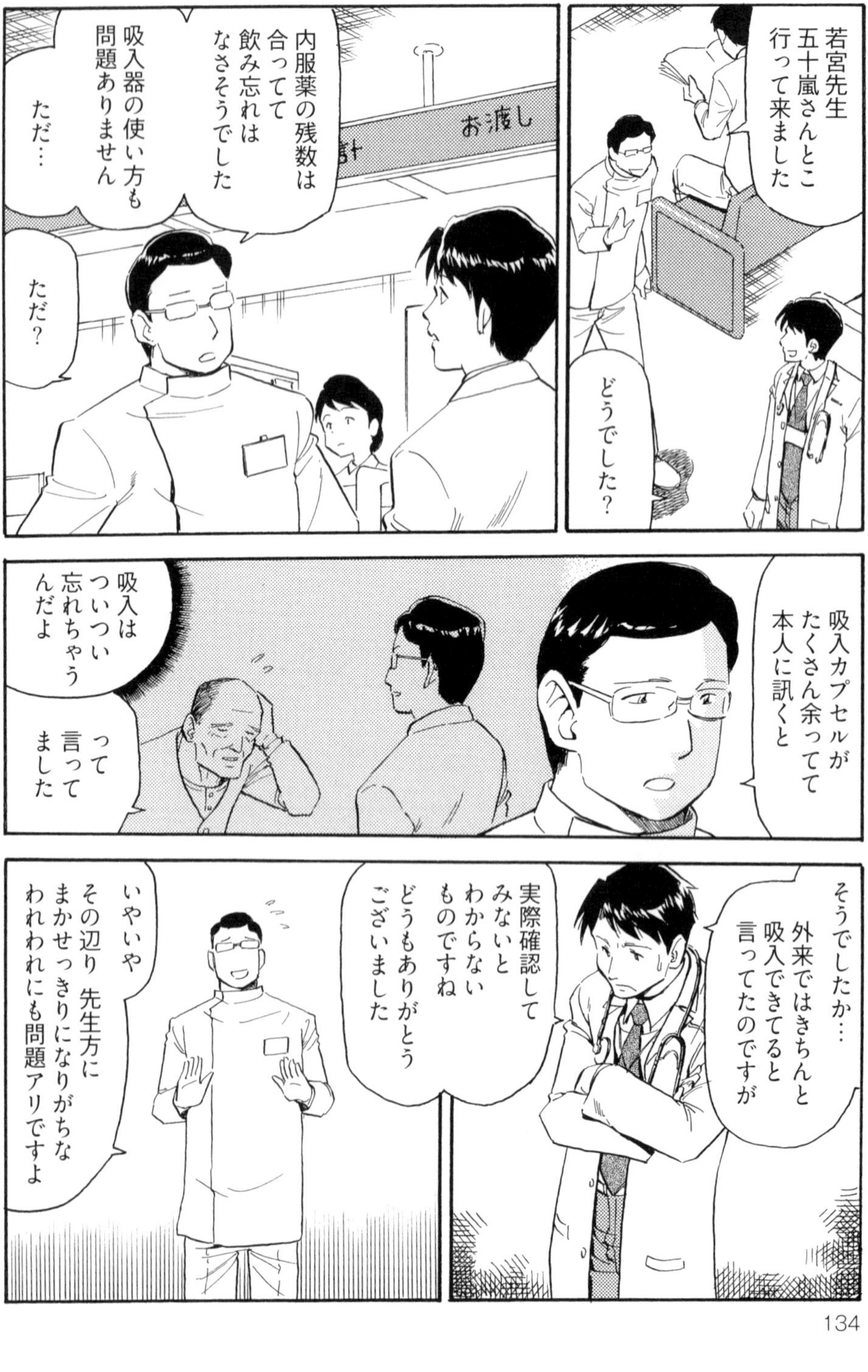

これからはお薬を取りに来られた時忘れず吸入できてるか確認しますね
また何かあったら連絡ください
ありがとうございます
数週間後——
こんにちは五十嵐さん最近は息苦しくなったりしませんか？
最近は調子いいねえ
動いてもあんまり息切れしないし
お薬 忘れず飲めてますか？
もちろん
吸入のお薬は？

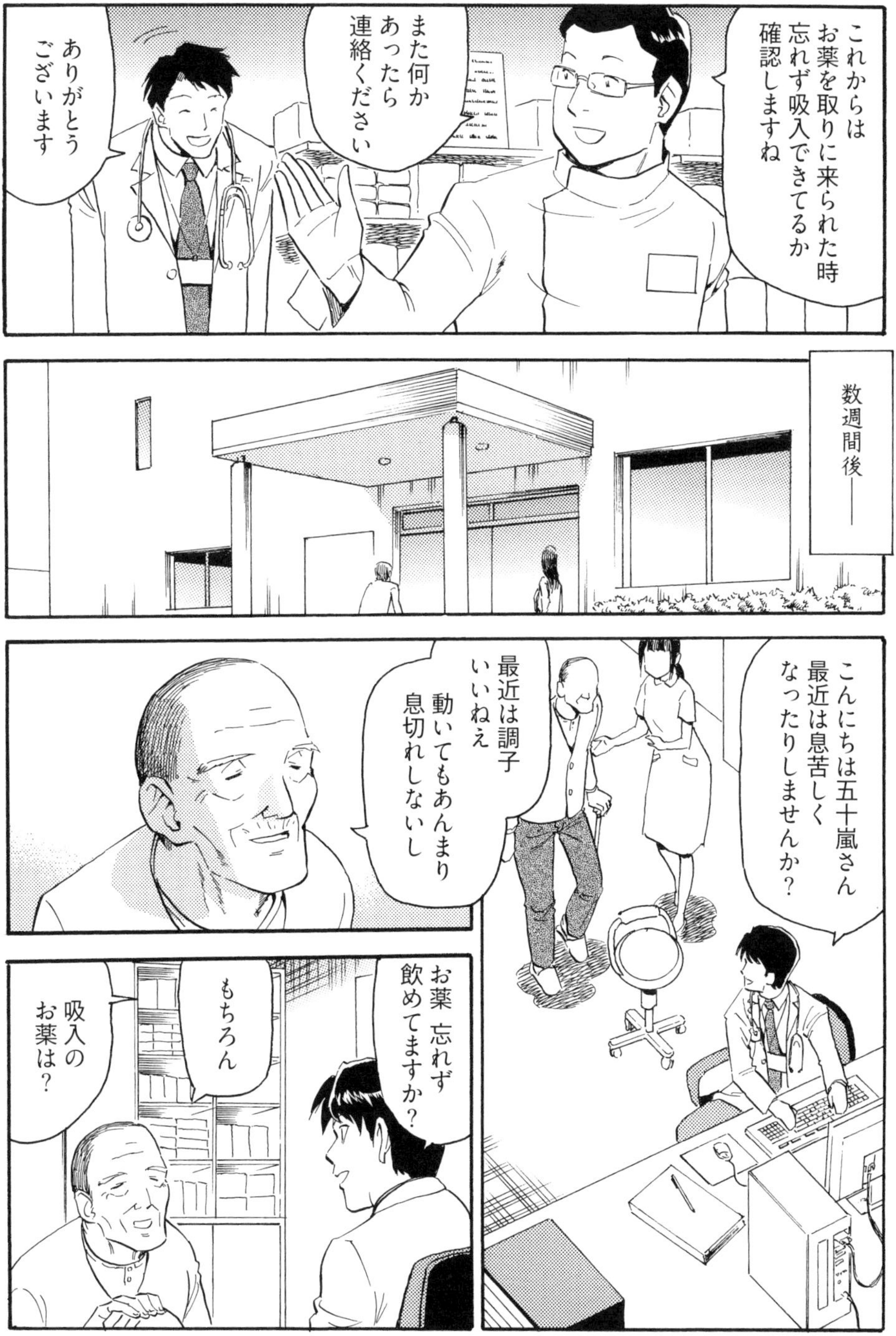

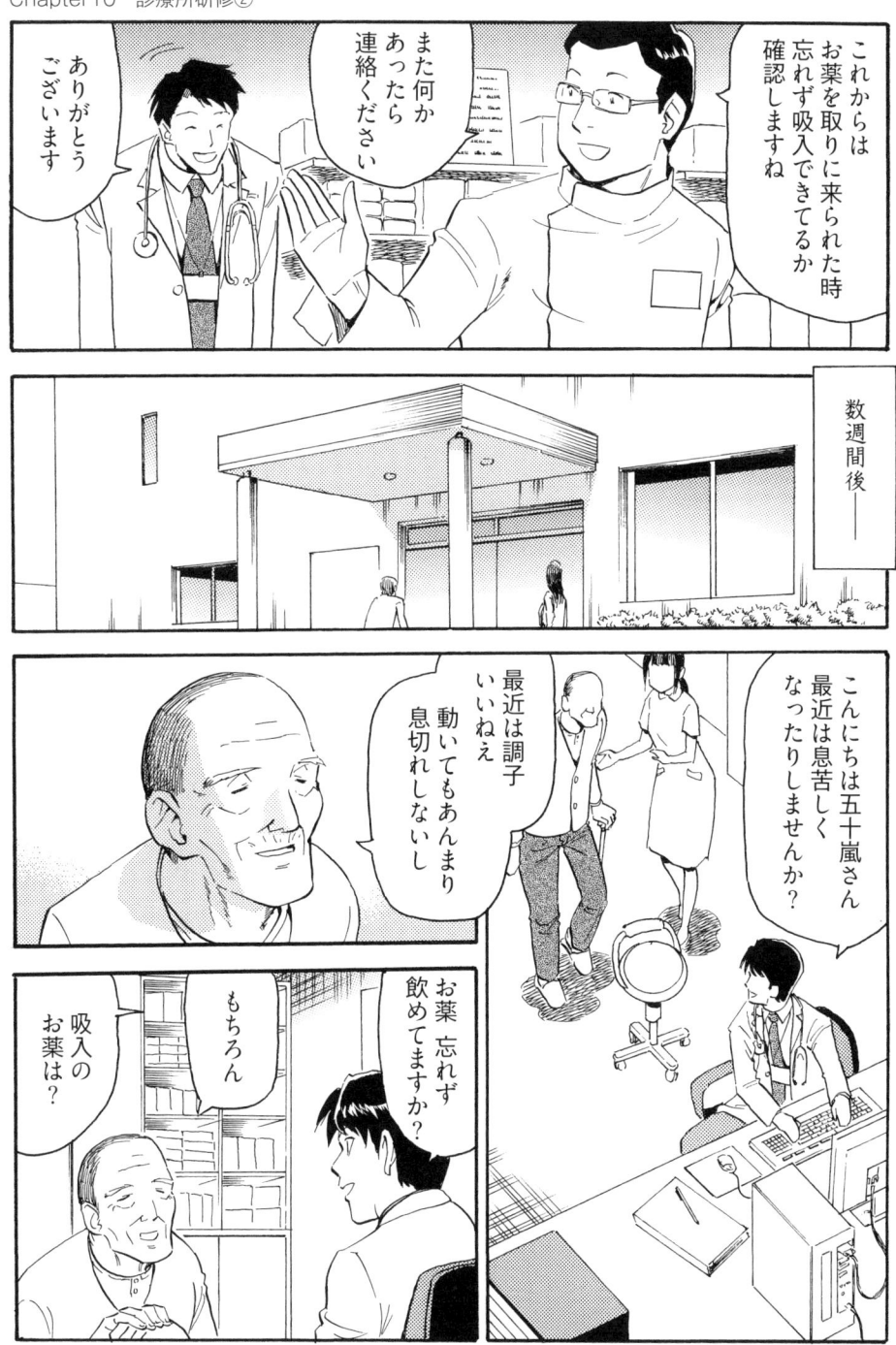

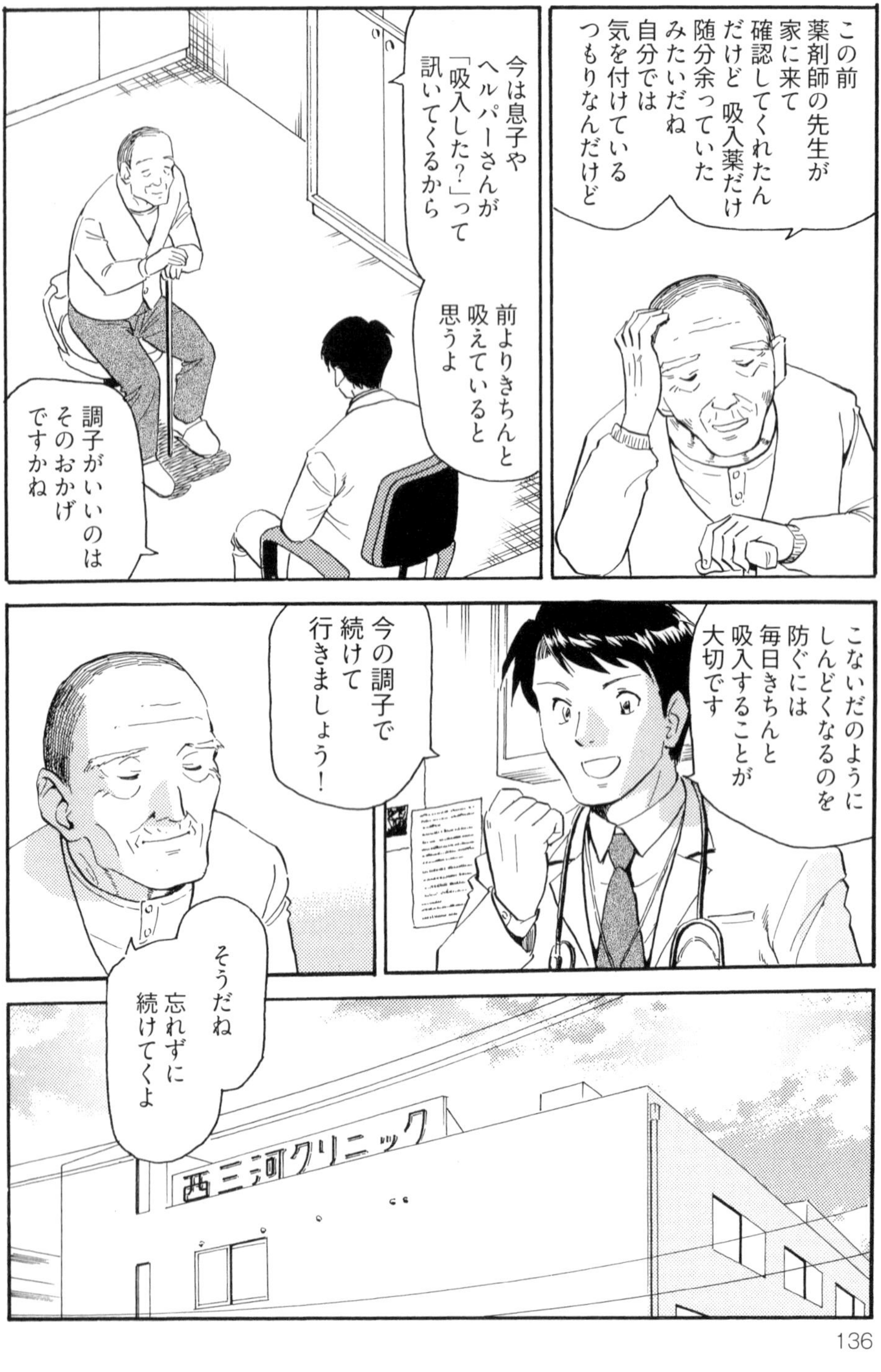
この前 薬剤師の先生が 家に来て 確認してくれたん だけど 吸入薬だけ 随分余っていた みたいだね 自分では 気を付けている つもりなんだけど
今は息子や ヘルパーさんが 「吸入した？」って 訊いてくるから
前よりきちんと 吸えていると 思うよ
調子がいいのは そのおかげ ですかね
こないだのように しんどくなるのを 防ぐには 毎日きちんと 吸入することが 大切です
今の調子で 続けて 行きましょう！
そうだね 忘れずに 続けてくよ
西三河クリニック

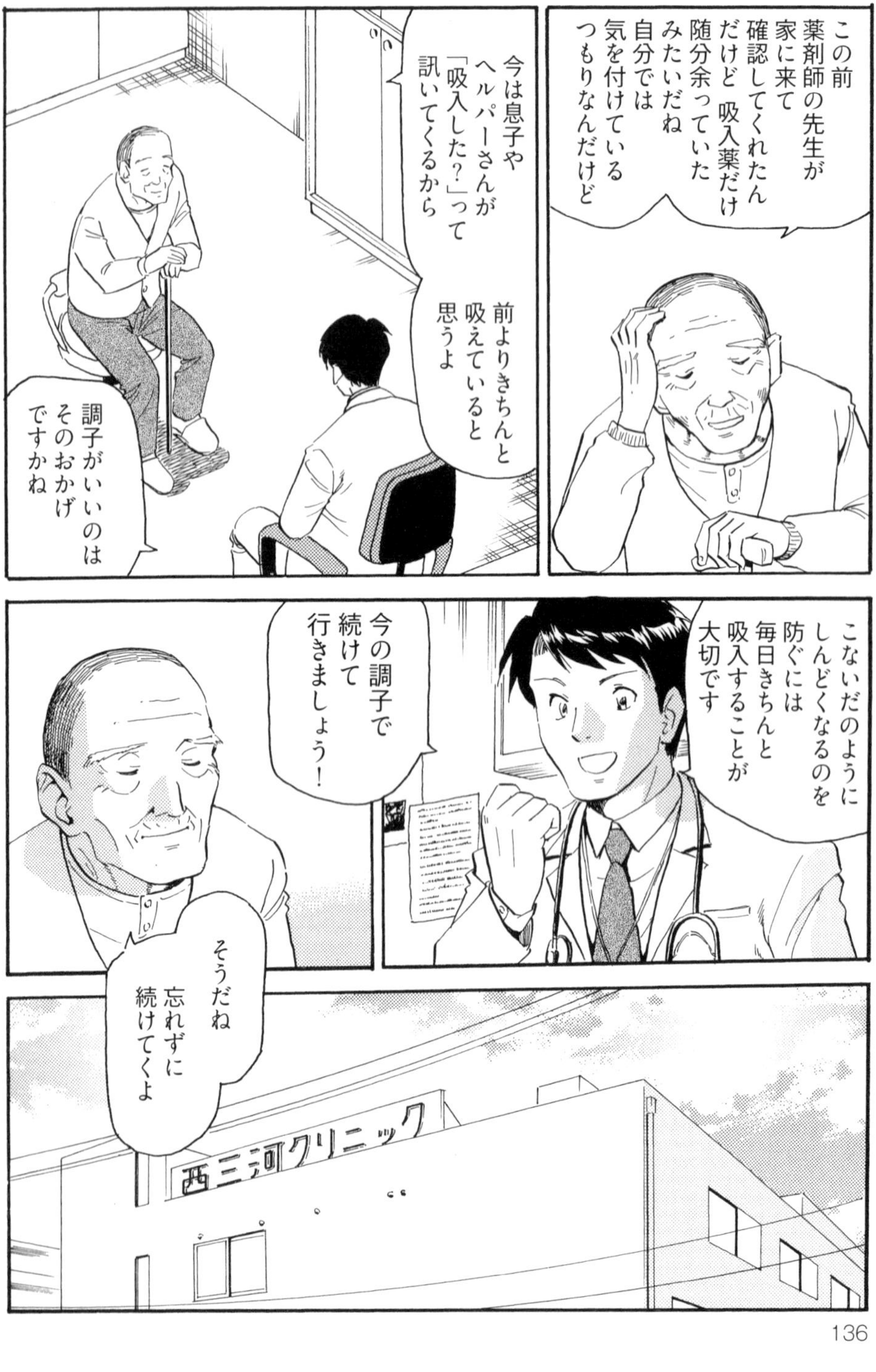

One Point Lesson

診療所研修

診療所は総合診療の学びが凝縮された空間といっても良いかと思います。赤ちゃんからお年寄りまでの幅広い年代の方が、軽い風邪から生命に関わる心筋梗塞まで重症度の異なる病気について、うつ病のようなメンタルの問題から関節に注射が必要な膝の問題まで様々な臓器に関係する、実に多様な健康問題が持ち込まれます。

しかも「○○○病です」と相談する方はいませんから、「めまい」「胸の痛み」などあいまいな訴えが中心となります。そこから診断をつけ、自ら治療するか、あるいは臓器別の専門の医師に紹介するかの判断が求められます。

また、患者さんの診療には病気をただ診て治すだけでなく、それに伴う不安や診療への希望をくみ取りつつ、その方の生活の背景にある家族の問題や地域の問題にも気を配りながら、納得し満足できる医療を提供することが求められます。そうして患者さんから得た信頼を基盤に、長いお付き合いを続ける中でより一層その方の全体像が見えてくることとなり、「○○さん」「□□先生」と気軽に声を掛け合う関係が生まれてくるでしょう。そして、地域に根付いて診療する中で、診療所に持ち込まれる相談の背景にある地域の課題が見えてきます。高齢者の交通アクセスの問題、地域全体の食生活の問題、予防に関する意識の問題など、地域の他の医療職の方や医師会、市区町村の保健師などと共に課題に取り組むことも自然と求められるかもしれません。

国は２０１３年４月に発表された「専門医の在り方に関する検討会」の報告書で総合診療専門医の必要性を以下のように説明しています。

①特定の臓器や疾患に限定することなく幅広い視野で患者を診る医師が必要であること
②複数の疾患等の問題を抱える患者にとっては、複数の従来の

領域別専門医による診療よりも総合的な診療能力を有する医師による診療の方が適切な場合もあること

③地域では，慢性疾患や心理社会的な問題に継続的なケアを必要としている患者が多いこと

④高齢化に伴い，特定の臓器や疾患を超えた多様な問題を抱える患者が今後も増えること

まさに，この必要性を満たす診療所での研修をいかに充実させるかが，総合診療専門医を目指す皆さんのためには重要になるでしょう。

一見すると，病院での慌ただしく刺激的な研修に比べて退屈に思えるかもしれませんが，総合診療の醍醐味を味わう貴重な時間として楽しみながら大いに学んで欲しいと思います。

［草場鉄周］

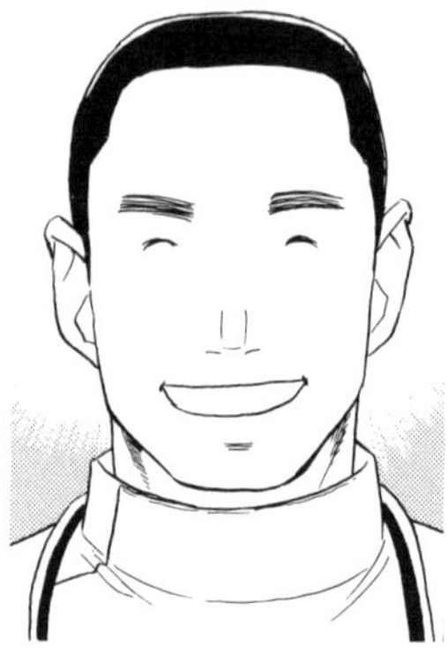

Chapter 11

専門医試験

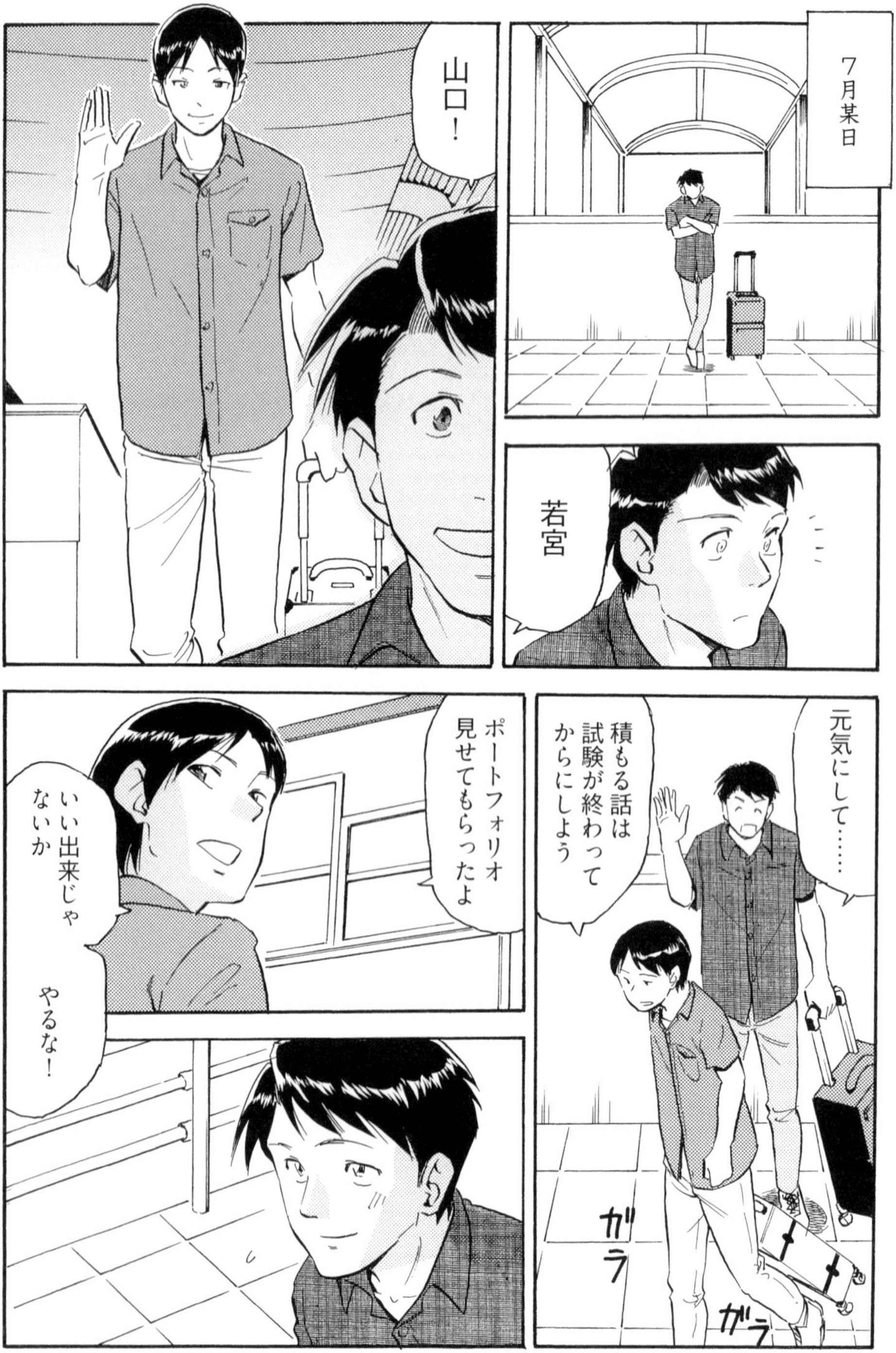
7月某日
若宮
山口！
元気にして……
積もる話は試験が終わってからにしよう
ガラ
ガラ
ポートフォリオ見せてもらったよ
いい出来じゃないか
やるな！

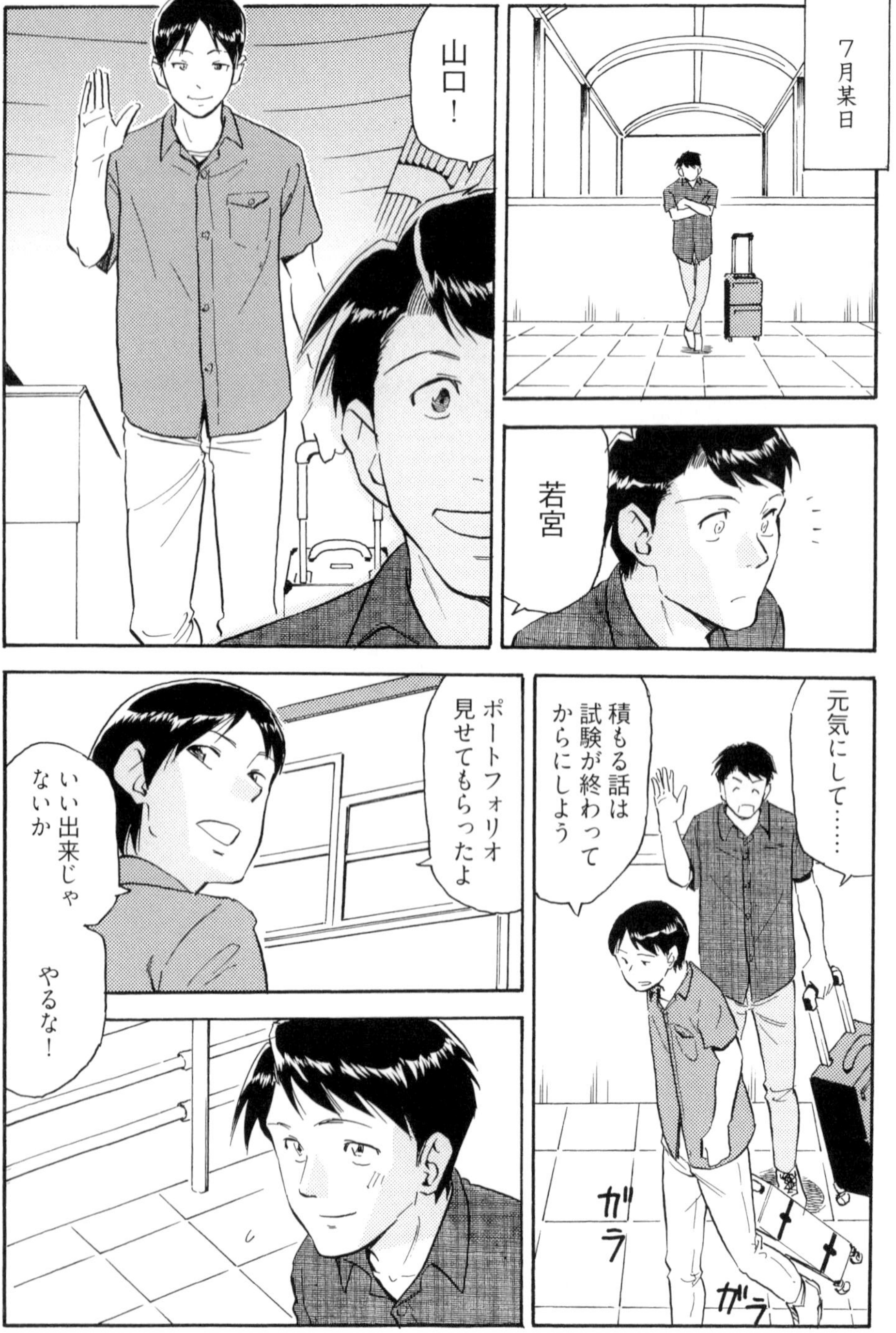

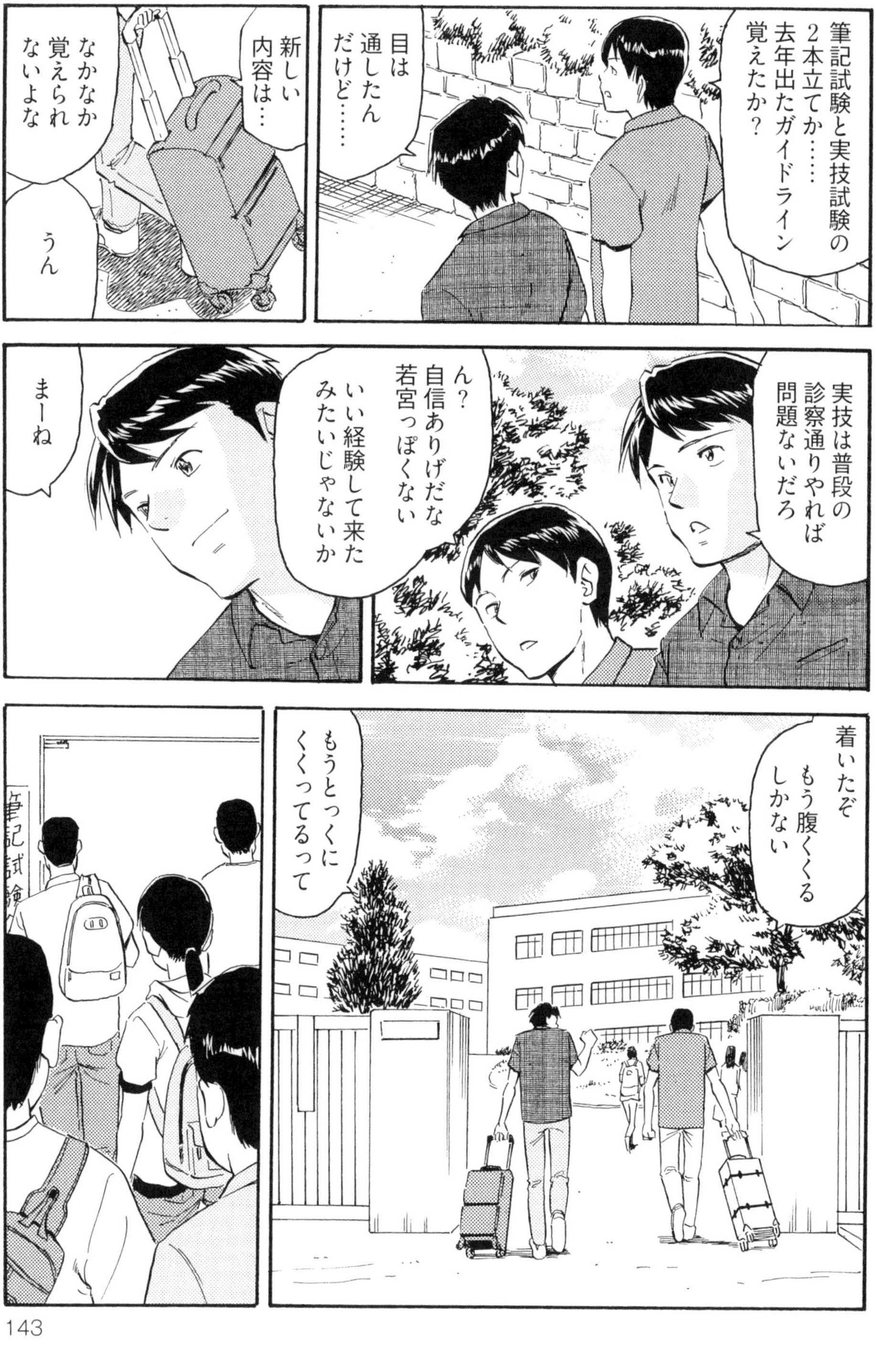
筆記試験と実技試験の2本立てか……去年出たガイドライン覚えたか?
目は通したんだけど……
新しい内容は…
なかなか覚えられないよな
うん
実技は普段の診察通りやれば問題ないだろ
ん? 自信ありげだな 若宮っぽくない
いい経験して来たみたいじゃないか
まーね
着いたぞ もう腹くくるしかない
もうとっくにくくってるって
筆記試

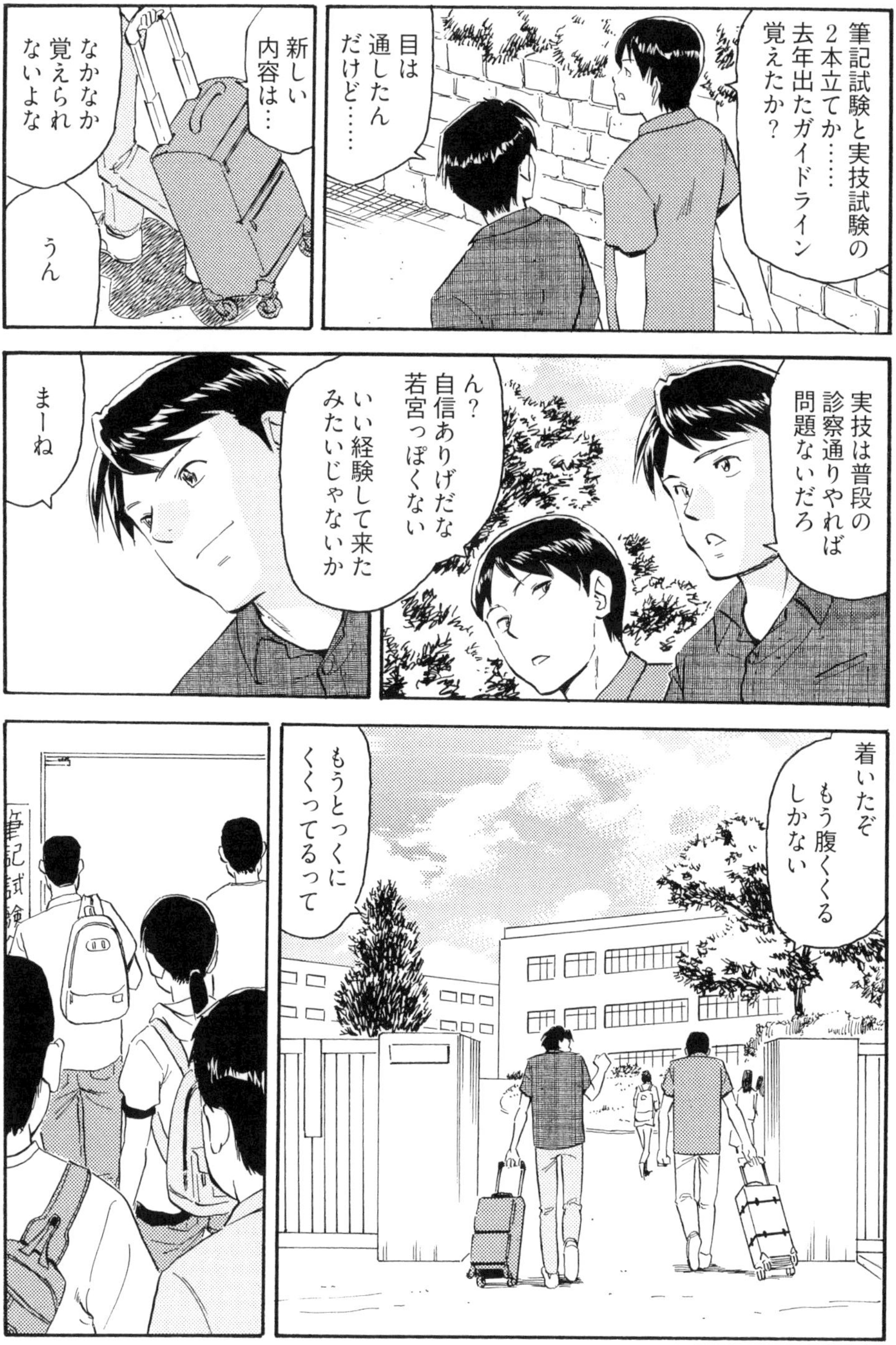

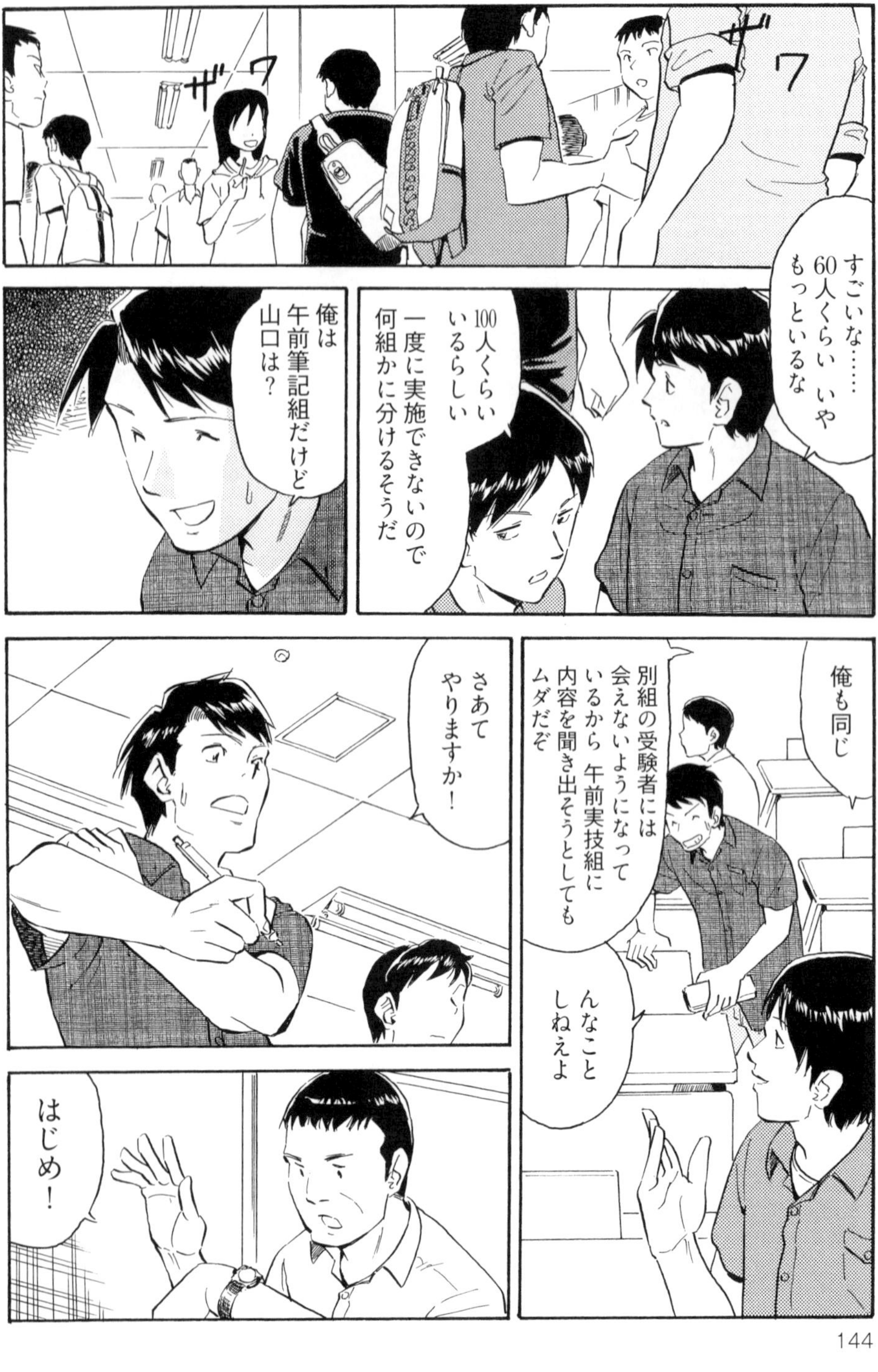
ザワ
ザワ
すごいな…… 60人くらい いや もっといるな
100人くらい いるらしい 一度に実施できないので 何組かに分けるそうだ
俺は 午前筆記組だけど 山口は？
俺も同じ
別組の受験者には 会えないようになって いるから 午前実技組に 内容を聞き出そうとしても ムダだぞ
んなこと しねえよ
さあて やりますか！
はじめ！

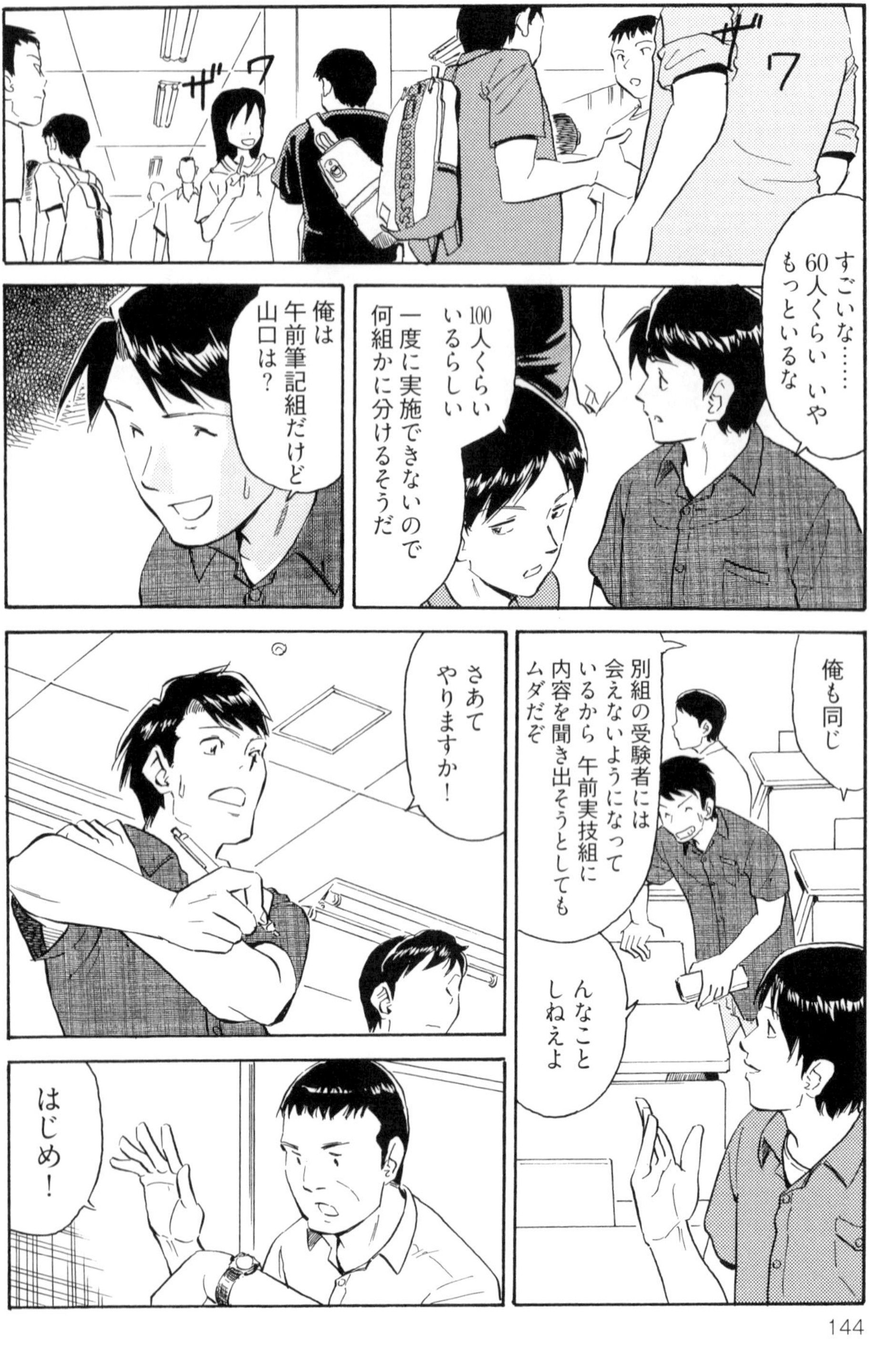

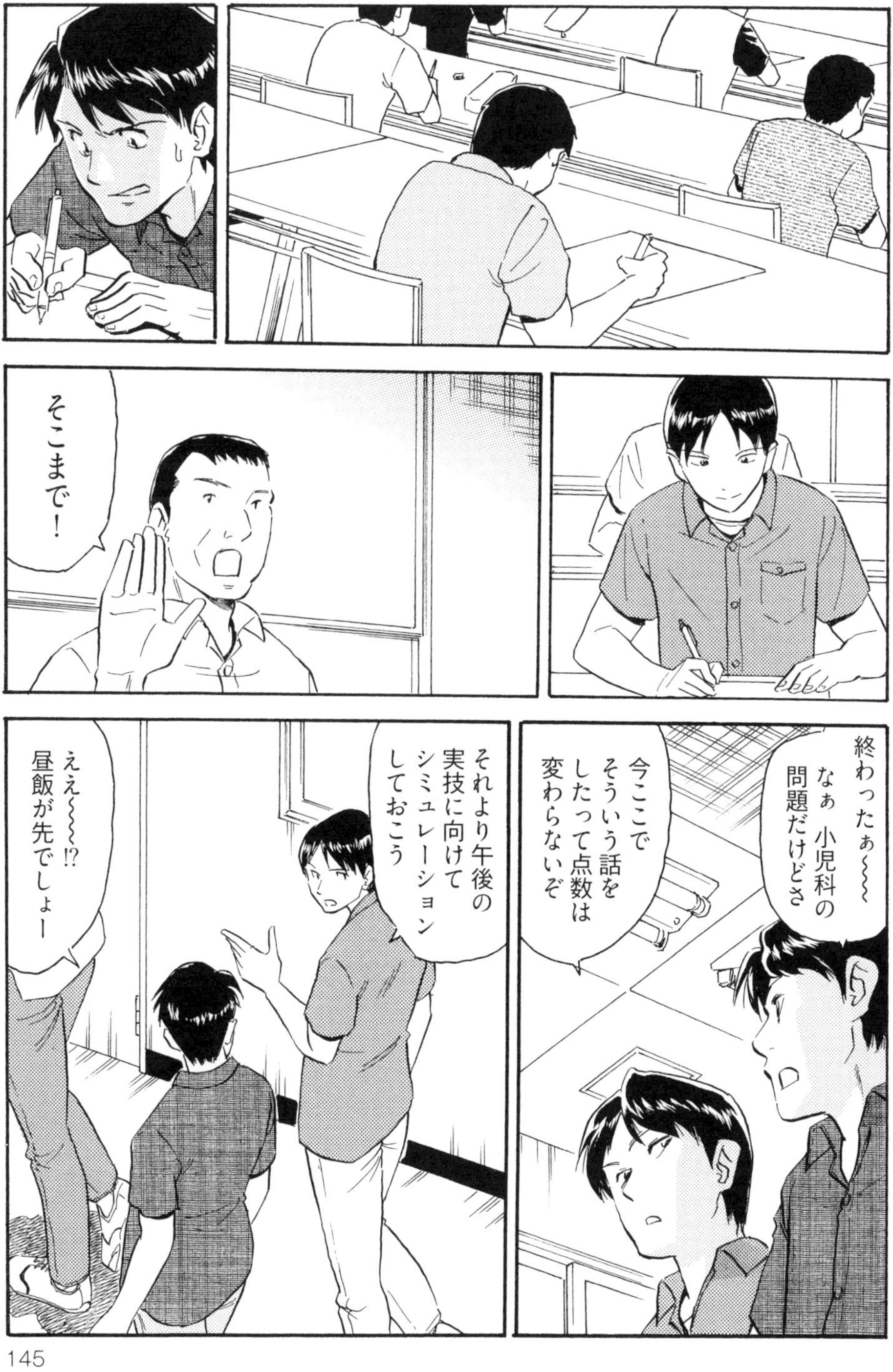
そこまで！
終わったぁ〜〜〜 なぁ 小児科の問題だけどさ
今ここでそういう話をしたって点数は変わらないぞ
それより午後の実技に向けてシミュレーションしておこう
ええ〜〜〜!? 昼飯が先でしょー

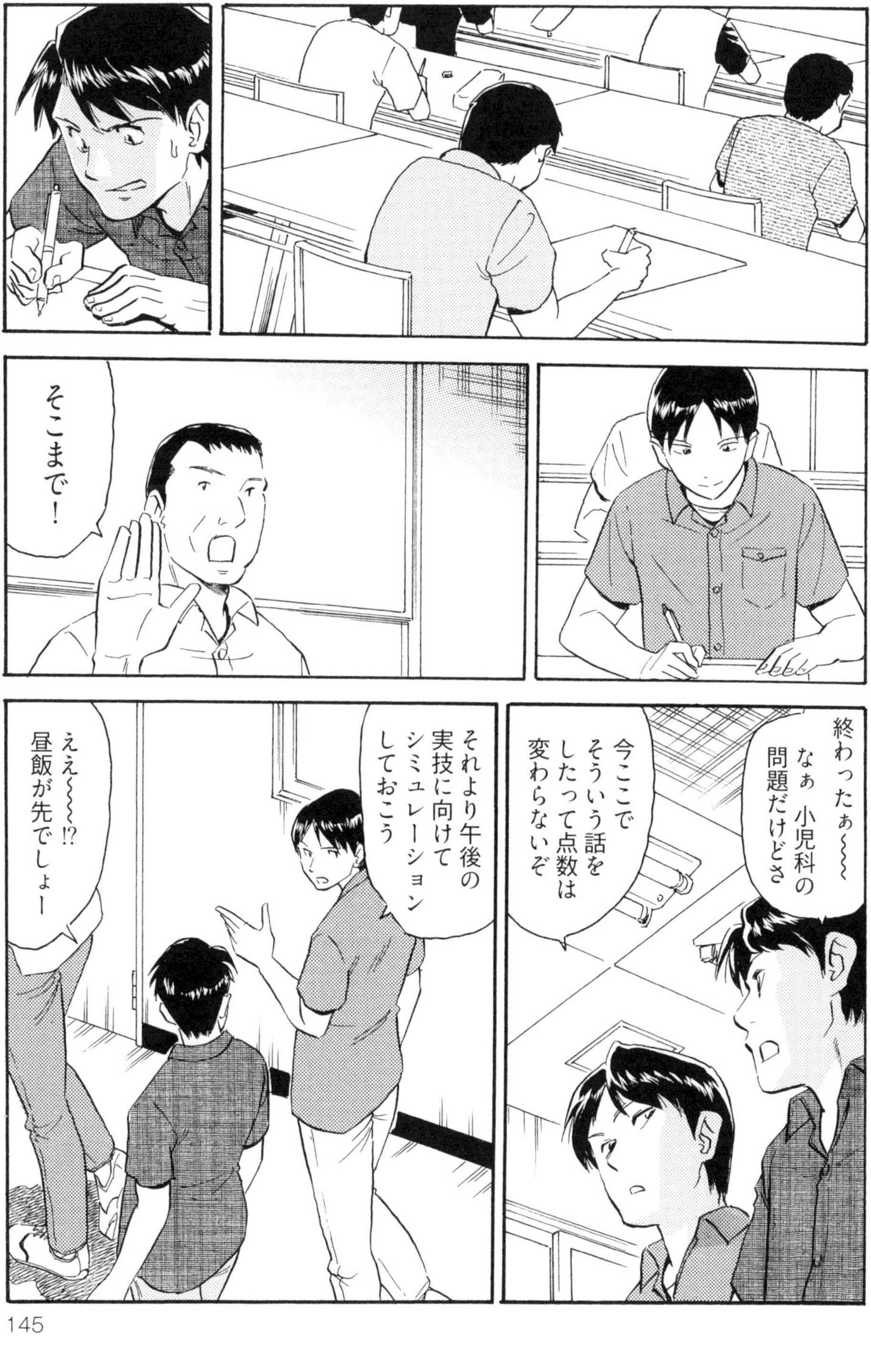

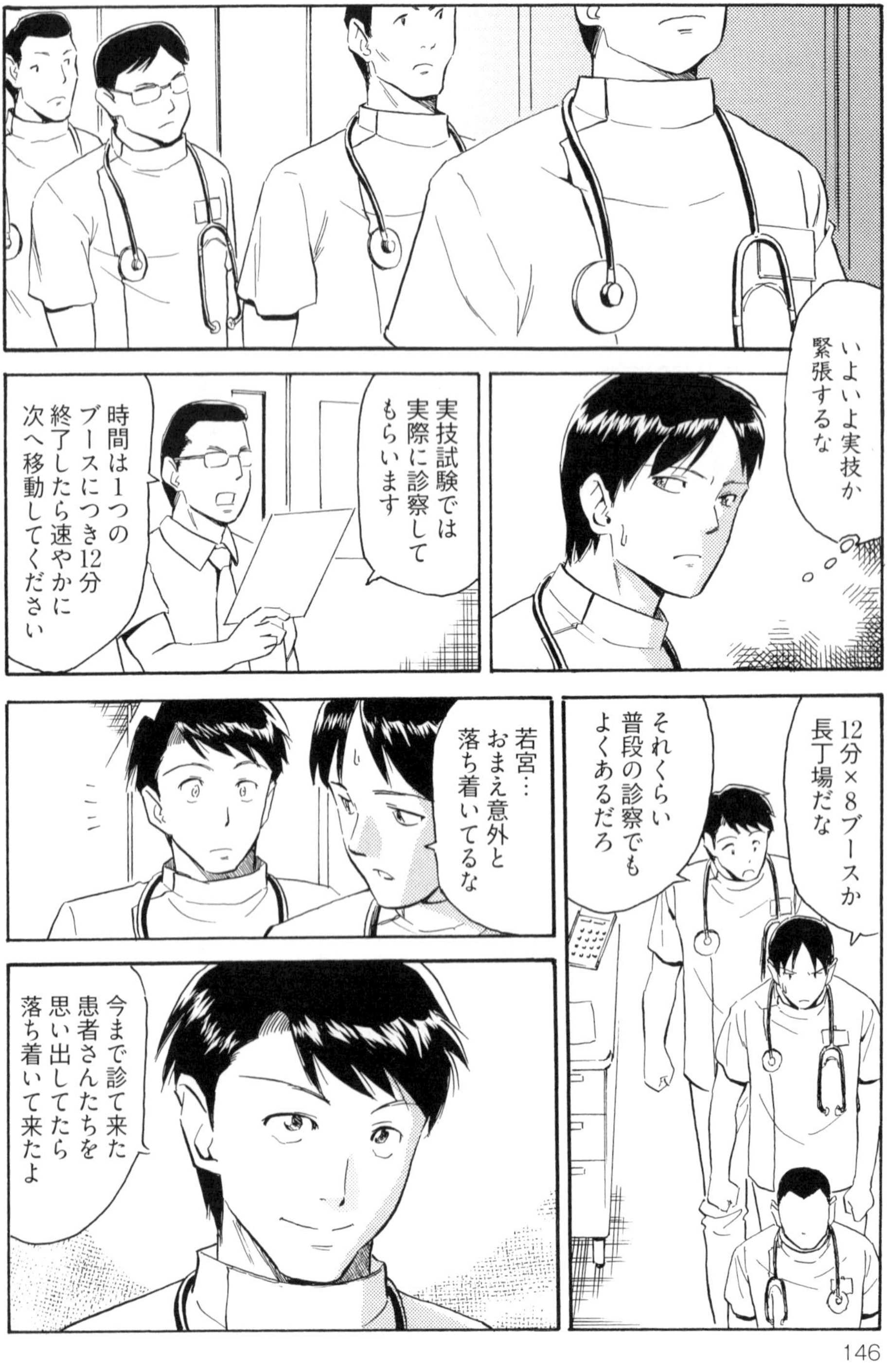

いよいよ実技か
緊張するな
実技試験では
実際に診察して
もらいます
時間は1つの
ブースにつき12分
終了したら速やかに
次へ移動してください
12分×8ブースか
長丁場だな
それくらい
普段の診察でも
よくあるだろ
若宮…
おまえ意外と
落ち着いてるな
今まで診て来た
患者さんたちを
思い出してたら
落ち着いて来たよ

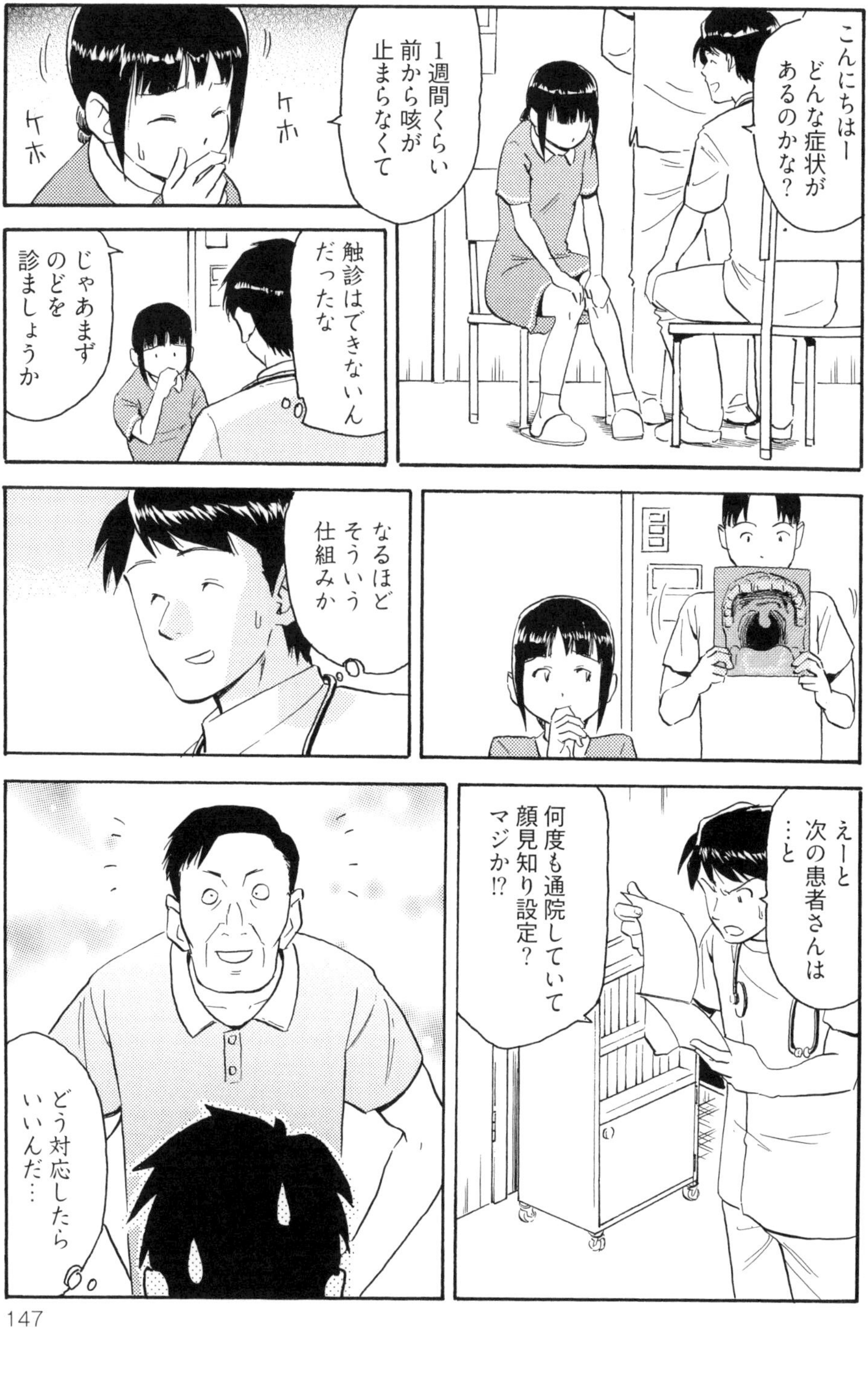
こんにちはー
どんな症状があるのかな？
1週間くらい前から咳が止まらなくて
ケホ
ケホ
触診はできないんだったな
じゃあまずのどを診ましょうか
なるほどそういう仕組みか
えーと次の患者さんは…と
何度も通院していて顔見知り設定？マジか⁉
どう対応したらいいんだ…

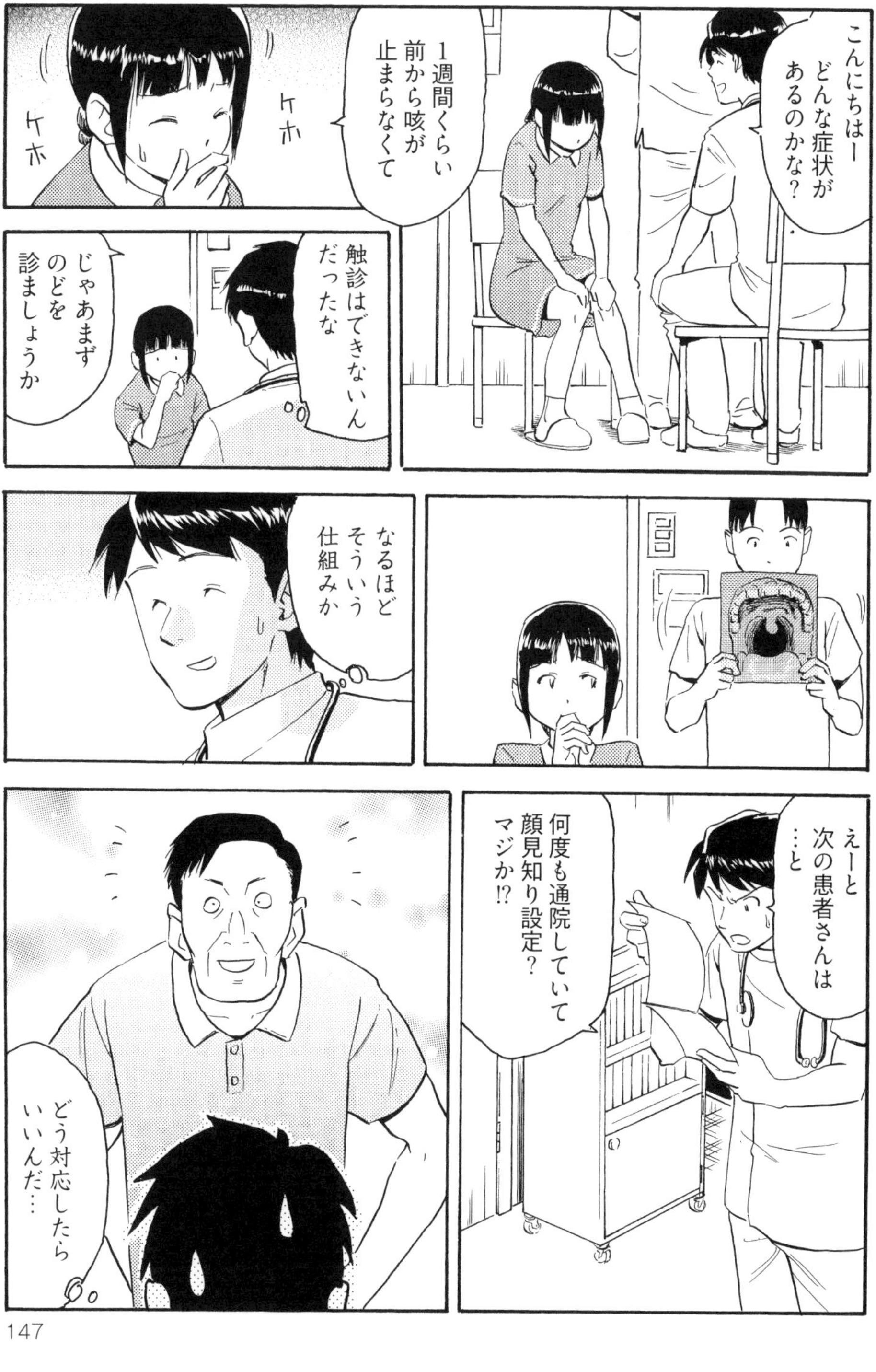

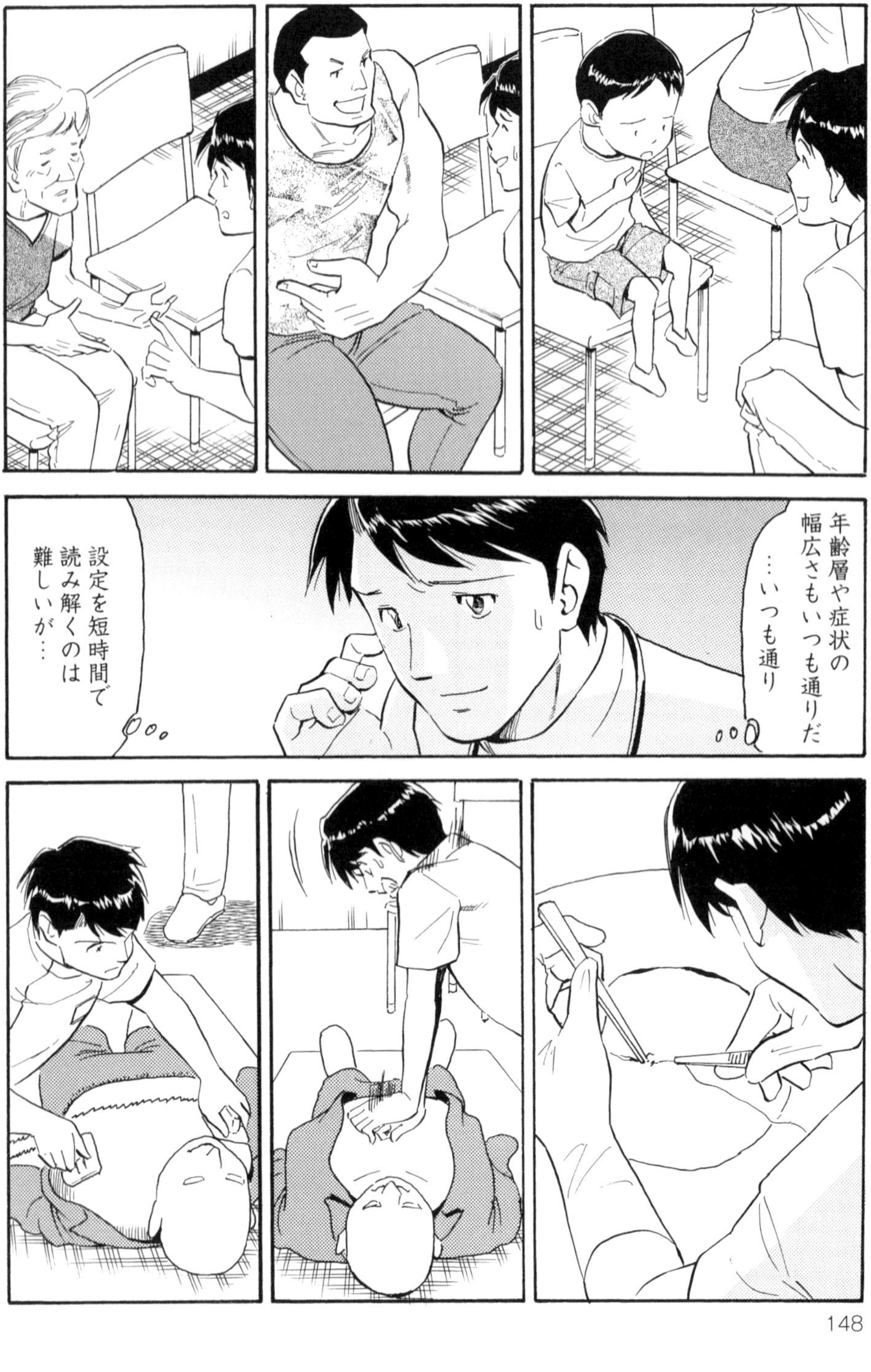
年齢層や症状の
幅広さもいつも通りだ
…いつも通り
設定を短時間で
読み解くのは
難しいが…

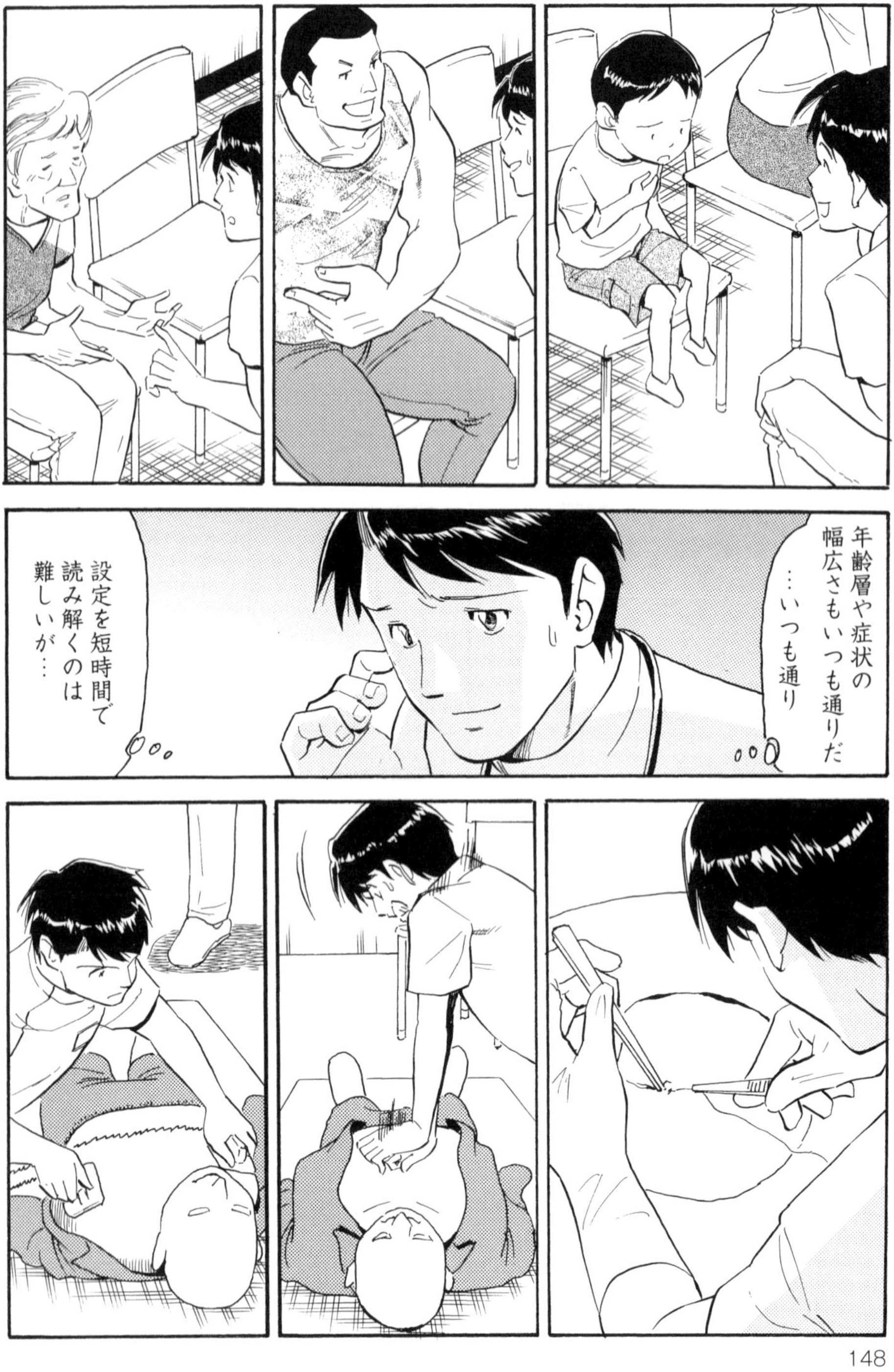

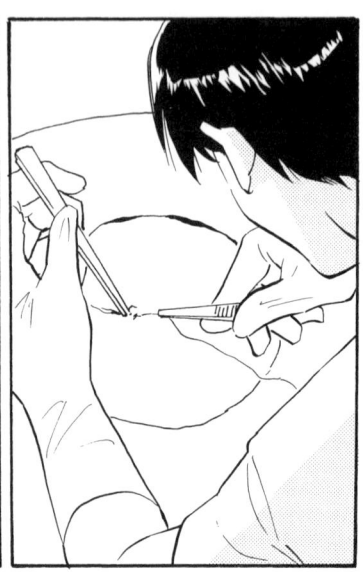

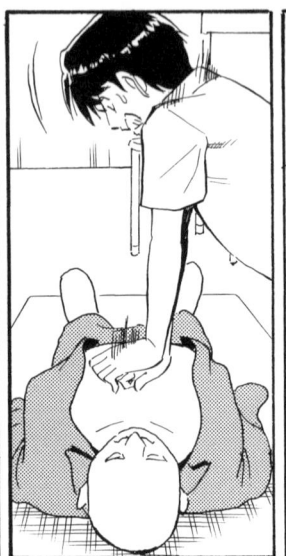

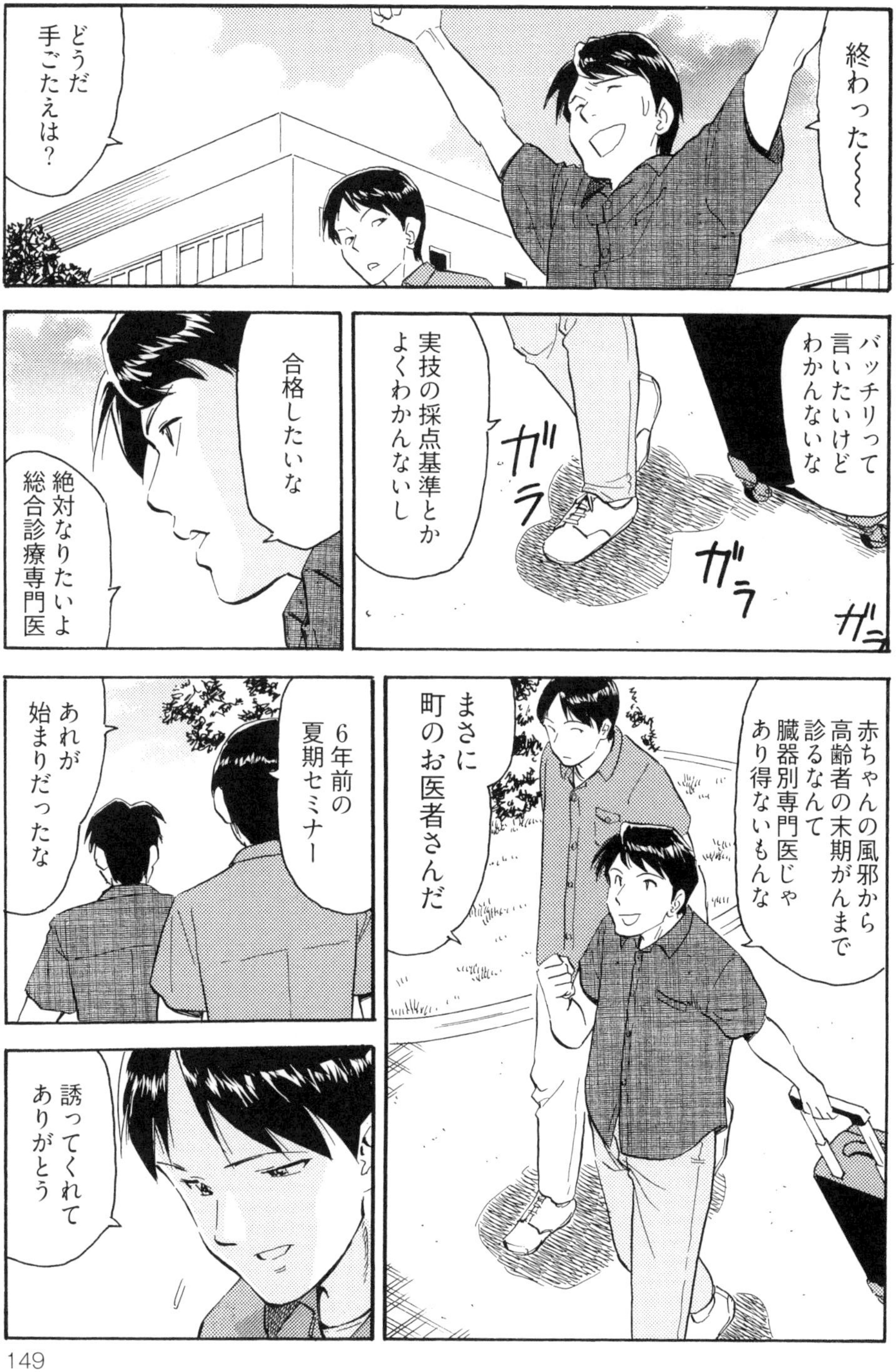
終わった〜〜〜
どうだ手ごたえは？
バッチリって言いたいけどわかんないな
実技の採点基準とかよくわかんないし
ガラ
ガラ
ガラ
合格したいな
絶対なりたいよ総合診療専門医
赤ちゃんの風邪から高齢者の末期がんまで診るなんて臓器別専門医じゃあり得ないもんな
まさに町のお医者さんだ
6年前の夏期セミナー
あれが始まりだったな
誘ってくれてありがとう

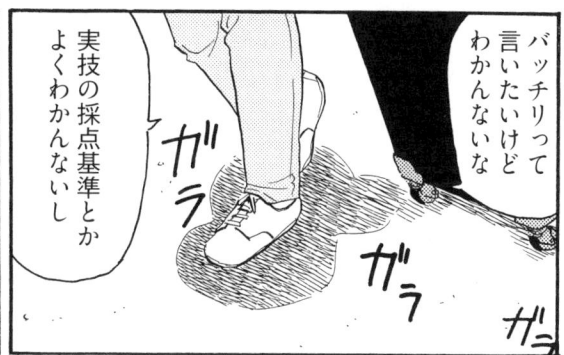

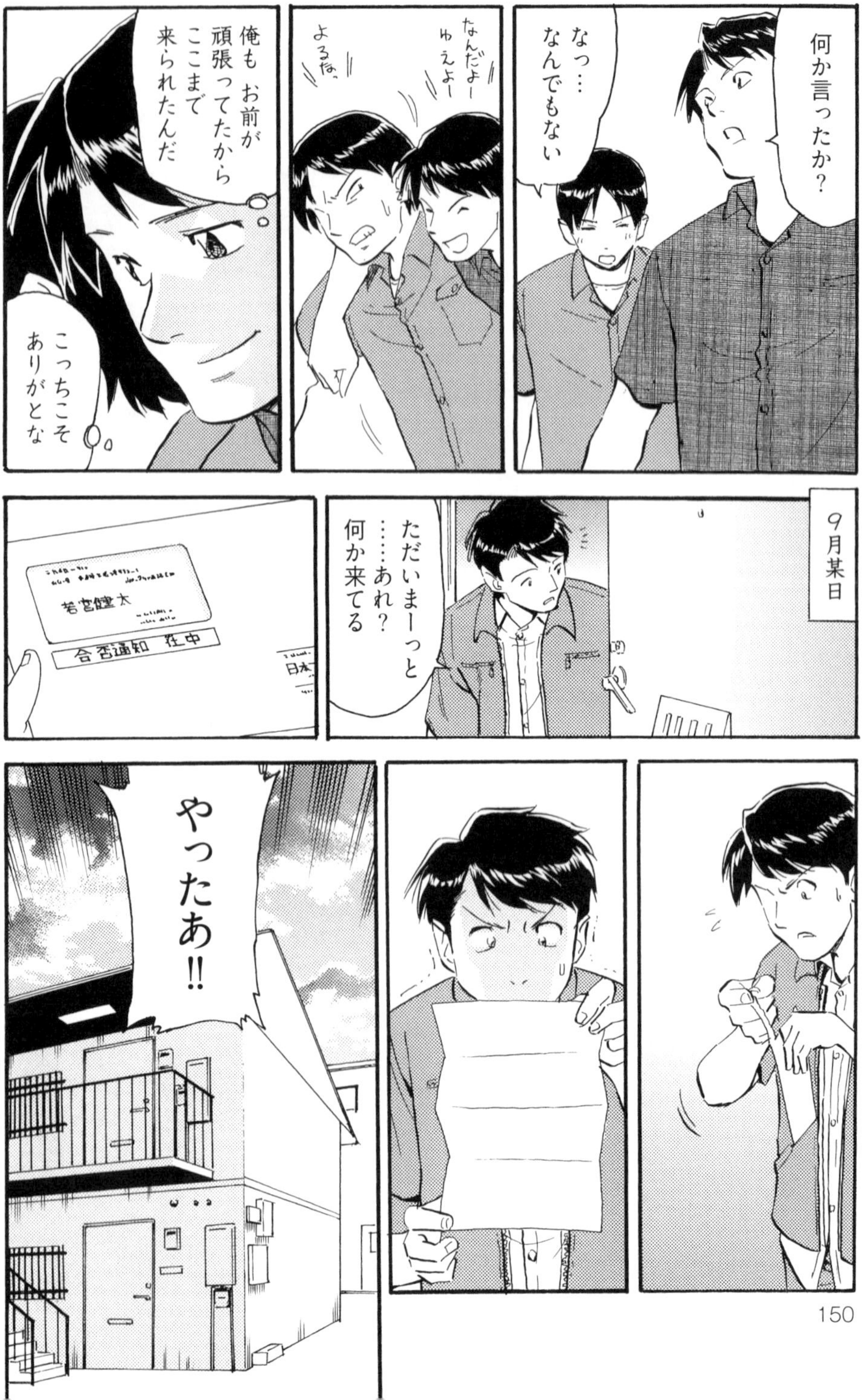
何か言ったか？
なっ…なんでもない
なんだよー ゆえよー
よるな、
俺も お前が頑張ってたからここまで来られたんだ
こっちこそ ありがとな
9月某日
ただいまーっと ……あれ？ 何か来てる
若宮健太
合否通知 在中
やったあ!!

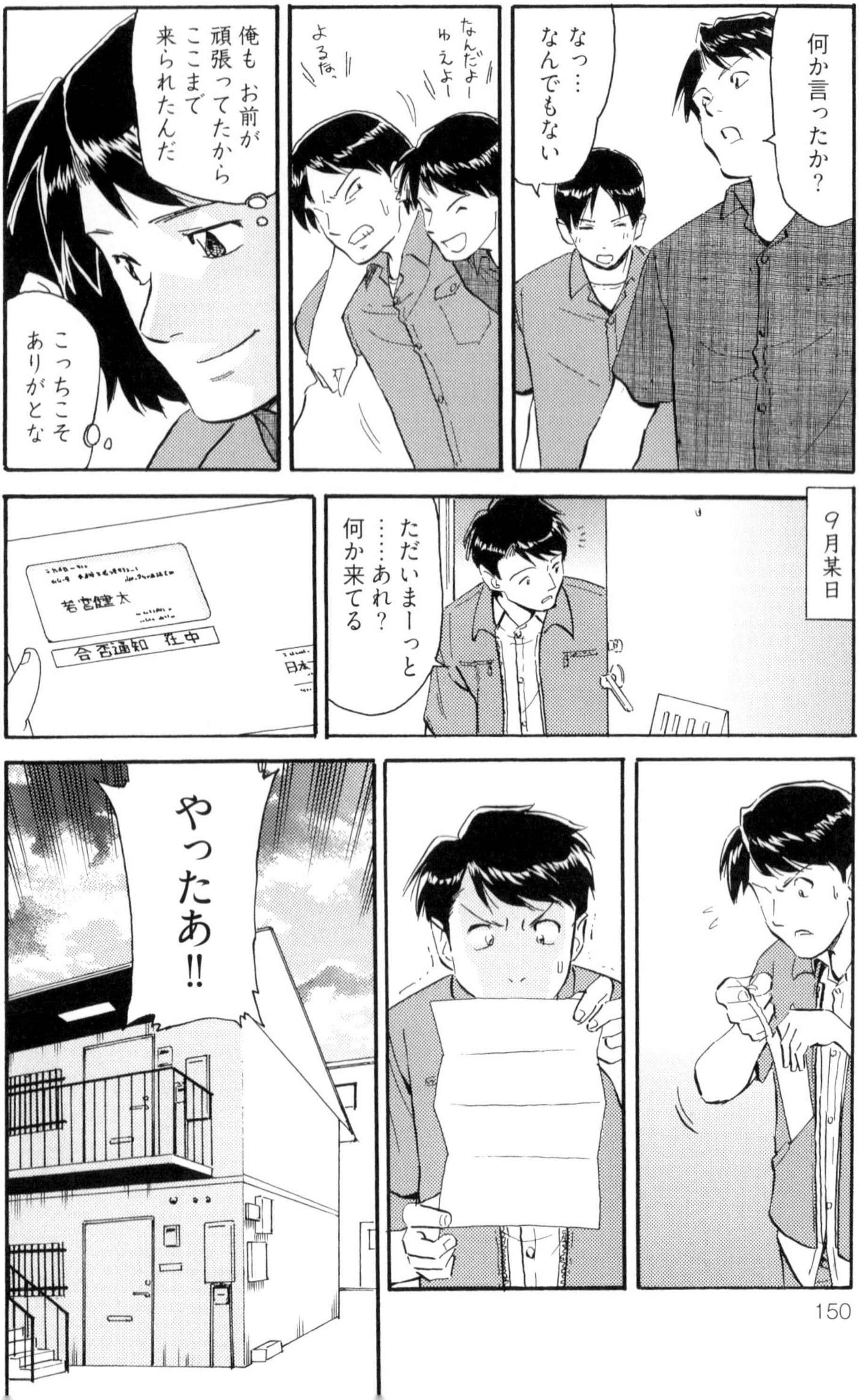

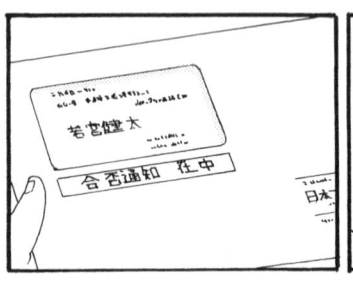

One Point Lesson

専門医試験

専門医取得はこれから始まる未来に向けての出発点である

本書を手にする多くの人にとって、専門医試験というものはこれからの道のりにおける大きな目標になるのだと思います。どんな試験もそうですが、試験の結果は合格か不合格か、そのどちらかしかありません。そして、この分野に進んだ以上は試験に合格し、晴れて専門医を取得する、そのことを励みにして日々の経験を積み重ねていくことになるのかと思います。

医師を目指して数々の難関を通過した上で医学部に入学してきた皆さんのことです。これまでにもすでに数多くの深い学びと価値ある経験を重ねてきていることと思います。そして同じように、これから経験することすべてが、あなたという個人を作っていき、専門医試験は未来のあなたを試す場となる。そのように捉えていたとしても、間違いではありません。しかし、専門医制度の黎明期からその制度設計・運営に携わってきた私にとって、専門医というものに対する見方は少し違っています。

私にとっての「専門医」は、個人という「単数形」の存在ではなく、より大きな概念である「複数形」の存在です。専門医という考え方がなぜ生まれてきたのか。その考え方を可視化するには、何が必要なのか。その信頼性と妥当性を担保するために、どのような方法がふさわしいのか。果てしない議論と、絶え間ない関係者の努力――その多くはボランティア精神に満ちあふれたものです――が、これまで積み重ねられてきました。それらの議論と作業を経て、現在の専門医制度が存在しています。特に、一般の人々に対する責務を果たすためには何が必要なのか。すなわち「専門医試験」というプロセスを経た医師は、将来の社会に対してどのような貢献をしていくべきなのか……。これは、現時点ではまだ答えの出ていない重要な問いかけです。

私を含む多くの地域の医師たちは、これまで専門医資格の有無とは関係なく、地域の人々の健康とくらしを守るための計り知れない努力をしてきました。それ故に、複数形としての「専門医」たちの、未来における位置づけがどのようなものになるか、不安と期待が混ざった複雑な気持ちでいます。そして、前記の問いかけに対しては、これからの社会を築いていく皆さんが答えを出すべきものになるでしょう。

専門医を取得するということは、その個人がある基準に達しているという条件を満たすための、一定の手続きを終えたことを公的に認めるにすぎません。もちろん、日頃の診療を通じた経験と努力の成果が、出来る限り反映されるように工夫を凝らしてはいますが、すべてを満足させるようなものではありません。単に私たちが示した手順を踏んだ医師であること、イコール私たちの専門性のすべてを担保するものではありません。

では、これからの私たちの専門性が果たすべき役割とはなんでしょうか？　私たちがその専門性の中心に掲げるプライマリ・ケアという理念には、地域における活動を通じて多くの人々と関係性を形成するという、ローカルな実践が求められています。その実践を長年継続させ成し遂げた時に、はじめて私たちの専門性は完成するのです。わずか数年の断片的な経験で、プライマリ・ケアという私たちの専門性のすべてを示すには不充分です。専門医を目指す皆さんは、専門医を取得したあとも、地域の人々と協力して地域の健康に寄与していく。そして「専門医」の一員として地域の人々から尊敬される働きをする。それがみなさんの未来に課せられた、果たされるべき約束なのではないでしょうか。

　専門医取得は、これから始まる未来に向けての出発点である。そう、私は思っています。

［松村真司］

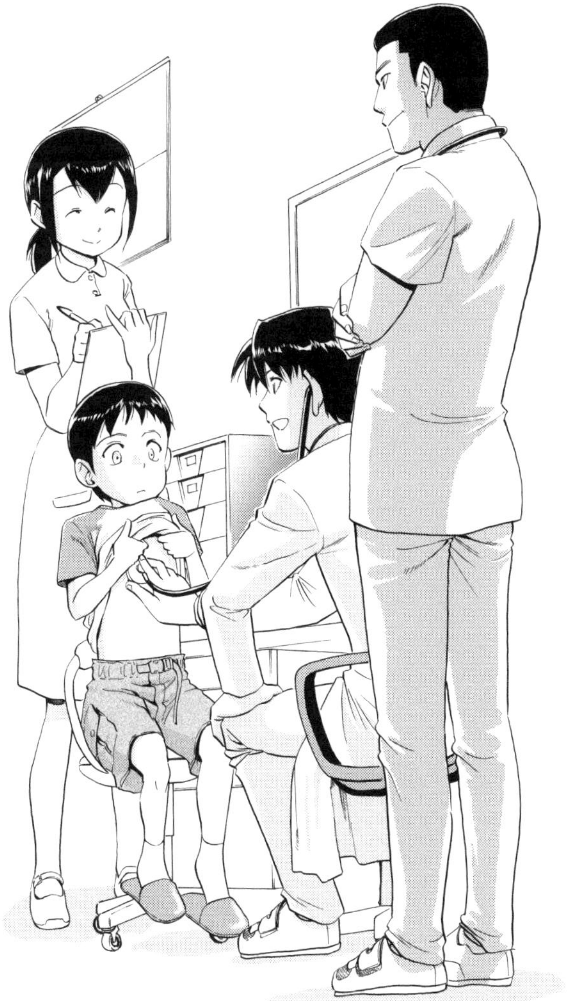

あとがき

総合診療専門医シリーズの第2回編集会議は、いつものようにアイディアがわき上がり盛り上がっていました。既存の教科書とは全く違う本を作ろう！　総合診療医の頭でしか作れない本にしよう！　と知恵を出し合っているとき、「総合診療や家庭医療学の理論的基盤には、臓器別医学ではなじみのない言葉が多いから、解説が必要ではないか」という意見が出されました。各巻に出てくる専門用語の解説本を別冊にしよう。しかし読み物としては取っつきにくいなあ……。その時、横林先生の突拍子もない案が。「まんが！」。一瞬びっくりして、一同「いいねえ」。「まんがで学ぶ総合診療。みたいな感じ？」「それ。それで行こう」「で、誰が編集？」「そりゃ、西村先生でしょ」って、とんでもないことになってしまったのでした。本の編集はおろか、ましてやまんがなんて経験ゼロですよ、私。こうして中山書店さんも前代未聞のまんが出版という初挑戦が始まったのでした。

そこからが大変でした。みんなも経験ゼロのまんがのシナリオ作り。「登場人物は他科からの転向組の人も入れたい」「子育て中のイクメン研修医も」「総合診療に理解のないちょっと意地悪な内科指導医が総合診療に目覚めるとか」。話がまとまらず編集会議が繰り返されました。しかしまんが作りの本当の山はここからでした。回想や想像でシナリオを作るのは容易ではありません。まんが家の先生は、生の会話やエピソードを求めてらっしゃいました。当初作画をしてくださることになっていた西野つぐみ先生は、診療所の見学もなさいました。研修医に一日密着。たとえば昼休み、

「昼食取ってください」と言うのか、「さ、お昼にしよ」と言うのかなど、細かくチェックなさっていました。そのような細かいチェックの繰り返しで、思いの外時間がかかってスケジュールが合わなくなり、作画は西野先生からかぢばあたる先生へと引き継がれました。かぢば先生と私は湯河原の夏期セミナーを取材し、家庭医療を熱く語り合いました。

このように私にとってまんがの制作に関わるという経験は、大きな学びになりました。そして私たち編集委員の勝手気ままな思いつきが形になり、まんが家の先生は総合診療医の魅力を伝えたいという私たちの熱い思いをみごとに表現してくださりました。若宮くんは架空の人物ですが、私はまんがを作りながら実在の研修医を教育している錯覚に陥りました。

最後になりますが、お礼を述べさせていただきたいと思います。このまんがは、多くの総合診療に携わる先生や学生さんのご協力のおかげでできあがりました。川崎市立多摩病院の土田知也先生、東京医療センターの杉谷真季先生、川崎セツルメント診療所の遠井敬大先生、亀田総合病院の山下洋充先生、あさお診療所の勝又聡彦先生、東京大学医学部の金久保祐介様、菊池瑛世様。まんが家の西野つぐみ先生、かぢばあたる先生。そして何度も取材に同行してくださりこの奇抜な企画を遂行してくださった中山書店の北原裕一様。

ご協力くださったすべての皆様に心より感謝の意を表します。

2015年5月

西村真紀

総合診療専門医シリーズ 編集委員

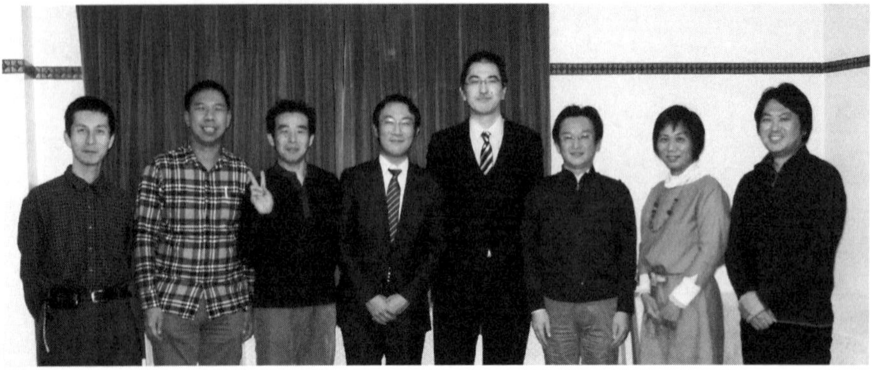

（左から）
一瀬直日（赤穂市民病院），金井伸行（金井病院 / 関西家庭医療学センター），川島篤志（市立福知山市民病院），草場鉄周（北海道家庭医療学センター），松村真司（松村医院），川越正平（あおぞら診療所），西村真紀（あさお診療所），横林賢一（広島大学病院）

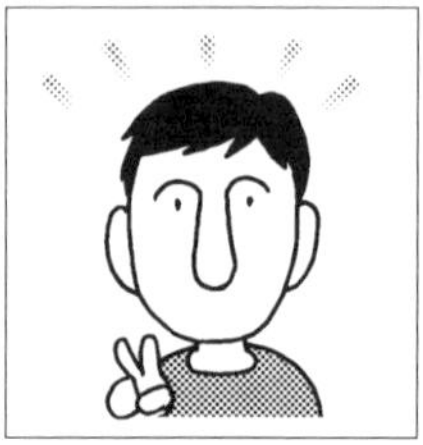

まんが／かぢばあたる
愛知県出身．作品に『ゼルダの伝説 夢をみる島』『スターオーシャン』など．現在，大学や専門学校等で若手の育成にも力を注いでいる．

中山書店の出版物に関する情報は，小社サポートページを御覧ください．
http://www.nakayamashoten.co.jp/bookss/define/support/support.html

まんが　めざせっ！ 総《そう》合《ごう》診療《しんりょう》専《せん》門《もん》医《い》

2015 年 7 月 1 日　初版 第 1 刷発行Ⓒ〔検印省略〕

監修………………草場鉄周（くさばてっしゅう）
編集………………西村真紀（にしむらまき）
作画………………かぢばあたる
発行者……………平田　直
発行所……………株式会社 中山書店
〒 113-8666　東京都文京区白山 1-25-14
TEL 03-3813-1100（代表）
振替 00130-5-196565
http://www.nakayamashoten.co.jp/
装丁………………ビーコム
印刷・製本………図書印刷株式会社

ISBN978-4-521-74187-1
Published by Nakayama Shoten Co., Ltd. Printed in Japan
落丁・乱丁の場合はお取り替え致します